张竞之　王蔚琳　主编

陈小忆

妇科临证经验及杂病验案

CHEN XIAOYI
FUKE LINZHENG JINGYAN JI ZABING YAN'AN

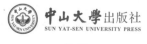

中山大学出版社
SUN YAT-SEN UNIVERSITY PRESS

·广州·

图书在版编目（CIP）数据

陈小忆妇科临证经验及杂病验案/张竞之，王蔚琳主编 . —广州：中山大学出版社，2023.3

ISBN 978 - 7 - 306 - 07462 - 1

Ⅰ.①陈… Ⅱ.①张… ②王… Ⅲ.①中医妇科学—中医临床—经验—中国—现代 ②内科杂病—医案—汇编—中国—现代 Ⅳ.①R271.1 ②R25

中国国家版本馆 CIP 数据核字（2023）第 018608 号

出 版 人：	王天琪
策划编辑：	谢贞静
责任编辑：	谢贞静
封面设计：	曾 斌
责任校对：	廖翠舒
责任技编：	靳晓虹
出版发行：	中山大学出版社
电 话：	编辑部 020 - 84110776，84113349，84111997，84110779，84110283
	发行部 020 - 84111998，84111981，84111160
地 址：	广州市新港西路 135 号
邮 编：	510275 传 真：020 - 84036565
网 址：	http://www.zsup.com.cn E-mail：zdcbs@mail.sysu.edu.cn
印 刷 者：	佛山市浩文彩色印刷有限公司
规 格：	787mm×1092mm 1/16 12.5 印张 320 千字
版次印次：	2023 年 3 月第 1 版 2023 年 3 月第 1 次印刷
定 价：	58.00 元

如发现本书因印装质量影响阅读，请与出版社发行部联系调换

本书编委会

主　编　张竞之　　王蔚琳

编　委　梁嘉恺　刘　彬　李华锋　区鸿斌

　　　　张双伟　逄　蓬　谭永振　谭章斌

　　　　邓　波　周　尧　刘吉昌　吴伟伟

　　　　曾柳苑　谢俊娣　陈俊邦　陈婷芳

　　　　陈　思　曾科峰　陆思敏　王惠娟

　　　　杨　博　谢梦婷　江伟豪

序

　　陈小忆是我的大学同学，我们既是同桌又是室友，在四年的大学生活中结下了深厚的友谊。在大学里，我感受到她高涨、积极、自觉的学习热情，对生活的乐观态度，对同学的友善和热心，与她志同道合者甚多。大学毕业后她被择优留校，分到了妇科教研室。而我被分配到了心仪的杭州市中医院妇科。我们又成了事业上的同道，经常有一起开会学习交流的机会，我也渐渐地了解到她对妇科事业的执着和热爱。浙江中医药大学妇科教研室有一批名老中医及浙江省的妇科大咖，她可以博采众长，汲取各种流派的精华，为后来从事妇科专业工作打下坚实的基础。1996年，我得知她去了广州医科大学，从事临床教学工作。立足新起点，坚守初心，砥砺奋进，十年后的她成了学科带头人，获得了各种荣誉，令人为她感到骄傲。

　　陈小忆重视读书与思考，熟记了中药的药性、归经、功效、主治。她一直重经方，求精方。学术上，她强调扶正祛邪，重在脾胃：脾为后天之本，气血生化之源；无论是疾病的恢复还是药物的吸收，健脾都是重要的一环。她还重视防患于未然，预防为先：各种慢性病的治疗，临床治愈不难，难的是防止复发；需针对不同的患者制订后期调理方案，争取疾病少发或者不发。在选方用药时，她注重轻重缓急，守方不拘；她主张主方不变，剂量改变，主次可随证灵活变动。在面对患者时，她做到了"七分治疗，三分关怀"：她善于倾听，打开病患的心结，为患者排忧解难。

　　本书作为陈小忆多年临床经验和学术研究的成果，深入浅出，案例丰富，可为妇科、内科的中医从业者及爱好者提供学术参考，希望有助于培养更多如陈小忆这样优秀的中医人才。

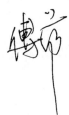

前　　言

　　妇科病是临床常见病种，由于其病因繁多、证型复杂，临床治疗绝非易事。要取得好的疗效，首先要明确病因，治病求本。因此，整理、总结名中医关于妇科的学术思想以及临证诊治经验，并编撰为书，有助于中医临床从业人员快速提高临床诊治水平，造福人民。

　　30余年来，广东省名中医陈小忆一直致力于中医临床及相关的教学、科研工作，其在临床诊治上以中医内科、妇科专科为长，擅长治疗：妇科疾病，如月经失调、闭经、不孕症、带下病、更年期综合征等；脾胃病，如急慢性胃脘痛、急慢性腹泻、便秘、营养不良等；肺病，如外感、急慢性喉痹、咳嗽、哮喘、肺胀等；老年病，如腰腿关节疼痛、骨质疏松、高血压、高脂血症等；肿瘤治疗及肿瘤术后、化疗后调理等疾病。在深厚的中医基础理论基础上，陈小忆重视扶正祛邪，并以补肾、补气、补阳之法为其个人特色；尤其在月经失调（中药建立人工周期）、不孕、不育、盆腔炎、绝经期综合征等生殖相关疾病方面的诊治经验丰富。

　　本书是一本全面介绍陈小忆临床学术思想及其在妇科、内科杂病临证方面经验的医学专著。书中收集整理并总结了陈小忆在临床诊治过程中所展现的独特学术思想，详尽地叙述了陈小忆的中医学术理念及其在妇科与内科杂病方面的临证经验和验案，还总结了其从医数十年来使用的经验药对，以传承名中医的学术经验，扩大名中医的社会影响力，为妇科、内科临床医务工作者的临床工作提供实质性的帮助。本书内容翔实，实践性强，可供中医临床相关从业人员参考使用。

目 录

第一章 学术思想

第一节 主要学术理论

一、肾虚无源致病论

肾是中医藏象学说的一个重要内容；具有藏精，主生长发育、生殖与脏腑气化，主水，主纳气，主骨，生髓，主蛰守位，肾气上升等生理功能及生理特性；被誉为"先天之本""水火之脏""封藏之本"等。肾生理功能的发挥以肾藏精为基础，肾精是先天之精和后天之精的总称，为生命产生之本源，决定人体的生长发育与生殖，并能化髓充骨通脑；肾气由肾精化生，能推动和调控人体的生长发育，使人具备生殖能力，促进与调节全身津液的代谢，并使肺吸入的清气下纳于肾以维持呼吸的深度，肾气还是人体防御机能的根本；肾阴又称为"元阴""真阴""肾水""真水"，是人体生长发育的基本物质，为全身阴液的根本，对机体各个脏腑器官起着滋润和濡养的作用；肾阳又称为"元阳""真阳""真火"，是人体生命活动的基本动力，为人体阳气的根本，对人体各脏腑组织的功能起着推动、温煦作用。

女性在生理和病理方面主要表现为经、带、胎、产、杂病5个方面，范围广泛，内容复杂。但在中医整体观念和辨证论治的思想指导下，经过几千年的发展，中医妇科学理论体系逐渐趋于完善、成熟。在诸多论述当中，肾与妇人生理和病理的关系最为密切，阐释得也最多，应当引起我们足够的重视。祖国医学早就认识到人体从生长发育伊始到衰老的过程，是肾气从盛到衰的过程，故古人有"肾为先天之本，生命之根"之说。肾在人体生命活动以及疾病的发生发展过程中都占有极其重要的地位和作用，尤其是肾的生理功能以及病理变化与妇女的生长发育及经、带、胎、产诸症密切相关。

（一）肾与妇女生理

1. 肾藏精

肾藏精是指肾具有封藏和贮藏人体之精气的作用。《黄帝内经·素问·六节藏象论》①曰："肾者主蛰，封藏之本，精之处也。"精是构成人体的基本物质，也是生殖的基础。《灵枢·决气》指出："两神相搏，合而成形，常先身生，是谓精。"此为先天生殖之精，男女皆有，为元精和元阴。《素问·上古天真论》曰："肾者主水，受五脏六腑之精而藏之，故五脏盛，乃能泻。"此为后天水谷之精。先天生殖之精与后天水谷之精皆藏肾，故肾为先天之本、元气之根，是元阴、元阳之宅。

2. 肾促进生长发育

"生长壮老已"是人类生命的自然规律，人以五脏为中心，而肾为五脏之根本，肾所藏之精为生命之本，在人的"生长壮老已"的过程中起主导作用。妇女一生的最大特点为行经与孕产。中医认为，这与肾的作用息息相关。《素问·上古天真论》曰："女子七岁，肾气盛，齿更发长；二七而天癸至，任脉通，太冲脉盛，月事以时下，故有子；三七，肾气平均，故真牙生而长极；四七，筋骨坚，发长极，身体盛壮；五七，阳明脉衰，面始焦，发始堕；六七，三阳脉衰于上，面皆焦，发始白；七七，任脉虚，太冲脉衰少，天癸竭，地道不通，故形坏而无子也。"这一段经文，系统地叙述了女子一生的发育过程：十四岁左右月经始潮，二十岁左右发育完全，三十岁左右是体力最充沛的时候，四十岁左右开始衰退，五十岁左右月经停止。在月经初潮的同时，生殖功能也随之成熟，"天癸至"，开始可以受孕；在月经闭止的同时，生殖机能衰退，一到"天癸竭"阶段，生育也随之停止。

3. 肾主生殖

妇女月经的产生与调节，有赖于脏腑、气血、经络的功能正常和它们之间的互相依附、互相协调、互相制约。脏腑之中，肝藏血，主疏泄；脾统血，主运化；肾藏精，主封蛰。因肾为先天之本、藏真阴而寓元阳。真阴即肾阴，元阳即肾阳。它是禀赋于父母，而靠后天水谷饮食化生之精以营养的一种物质。肾精是胚胎发育的原始物质，天癸是源于先天，由肾中之真阴所化生，在肾气的推动下趋于成熟。《灵枢·本神》曰："故生之来谓之精，两精相搏谓之神。"所指的"天癸"，张景岳认为"盖天癸者，言后天之阴气，阴气足而月事通，是即所谓月经也"。天癸与月经不能混为一谈。因《内经》原文既称"天癸至"，又称

---

① 《黄帝内经》简称《内经》，分为《黄帝内经·素问》和《黄帝内经·灵枢》两部分。为使行文简练，后两者在后文中分别简称《素问》和《灵枢》。

"月事以时下"，并且男子也有天癸，即证明天癸与月经是两种物质。我们可以将天癸理解为生殖机能成熟时身体内产生的一种物质，是与生殖功能有关的主要物质。只有肾气盛，天癸至才能出现月经，具备受孕的能力。一旦肾气虚，天癸衰，则生殖机能逐渐衰退，最终导致月经停闭而进入不孕期。肾不仅为先天之本，主生殖，也为生命之源。张景岳言："命门为精血之海，脾胃为水谷之海，均为五脏六腑之本。然命门为元气之根，为水火之宅。五脏之阴气，非此不能滋。五脏之阳气，非此不能发。而脾胃以中州之土，非火不能生。"这说明肾又有协调其他脏腑的功能。此外，胞脉系于肾、冲脉循会阴至气街即与足少阴肾经相会。故肾与冲任二脉之经气相通。冲为血海，任主胞胎。当肾中经气旺盛，天癸成熟，则促使任脉通，太冲脉盛。此时则月经来潮，有了孕产的能力。女子生殖功能的成长和衰退，都有赖冲任二脉的旺盛和虚衰，和男子生理的不同就在于这二支经脉上。因为冲任之脉，皆起于胞中，上行会于咽喉，别而络唇口。女子月月行经，冲任之脉，不荣唇口，所以不生胡须。故肾为根本，肾气在妇女整个生长发育的过程中起关键的作用。肾为冲任之本，冲任之气上行为乳，下行为经。

4. 肾主胞胎

胞宫是孕育后代的场所，胞宫的正常发育是孕育后代的先决条件，而胞宫这种正常的生理功能的发挥有赖于肾气的充盛。正如《素问·奇病论》所说："胞脉者多于肾。"肾气充足，胞宫便可以得到充足的濡养和温煦，则能气血充盈，才能具备种子育胎的能力。如果肾气弱，不仅会出现"五迟""五软"之象，还会直接影响到胞宫的成熟乃至发育畸形或不良；同样，导致胞宫过早衰退的原因通常为肾气不足、肾精亏虚，出现"地道不通，故形坏而无子也"等现象。肾的盛衰不仅关系到经水的正常与否，而且与胎元的形成关系密切。如《灵枢·本神》言，"故生之来谓之精，两精相搏谓之神"，说明来自父母的先天之精共同构成了胎元。《素问·平人气象论》言："妇人手少阴脉动甚者，妊子也。"这说明少阴脉动（不同于平常的沉伏平稳之象）是胎元形成的标志。后世也有诸多理论，如《傅青主女科》所载"胎虽'本精与血之相结而成……其实均不离肾水之养，故肾水足而胎安'"。以上内容都表明胎元发育的正常与否与肾水的充盈程度密切相关。如果肾精不足，精血不荣，胎元将不能得到充养，轻则胎动不安，重则胎死腹中。

5. 肾与任脉、督脉、冲脉相辅相成

《素问·骨空论》言："任脉为病，男子内结七疝，女子带下瘕聚。冲脉为病，逆气里急。督脉为病，脊强反折……其女子不孕，癃痔遗溺嗌干。"由此可见，任脉、督脉、冲脉三脉发病，均可影响妇人的经、带、胎、产，而这一切与肾的功能状态密切相关。

督脉为阳脉之海，总督一身之阳气。阳主动，起到温煦五脏六腑、四肢百骸的作用，并维系着人类的生命活动。督脉受累，阳气失司，势必会影响胞宫的功能。另外，《素问·骨空论》言："督脉者，起于少腹以下骨中央，女子入系廷孔，其孔，溺孔之端也，其络循阴器合篡间，绕篡后，别绕臀，至少阴与巨阳中络者，合少阴上股内后廉，贯脊属肾。"这说明督脉在身体中的循行和女性生殖系统以及足少阴肾脉联系紧密，但最终都络属于肾。任脉、督脉、冲脉都出于胞宫，即"一源三歧"，它们共同维系着胞宫的生理功能，而胞脉属于肾。所以归根结底，肾为主导，并与任脉、督脉、冲脉三者相辅相成。

（二）肾与妇女病理

1. 肾与月经病

月经是由天癸、脏腑、气血、经络协调作用于胞宫而产生的。月经最根本的物质基础是气血，而气血又是脏腑功能活动的综合产物，气血充足，经脉通畅，下达胞宫口而后溢，则"月事以时下"。但月经（期、量、色、质）要保持正常，又有赖于冲、任、督、带四脉的调节，而冲、任、督三脉皆起于胞宫，肾以系胞，"冲为血海，任主胞胎""冲任之本在肾"，所以冲、任、督三脉的正常与否，又取决于肾，故《傅青主女科》言"经水出诸肾"。

《医宗金鉴》曰："经曰：女子一七而肾气盛，谓肾间动气盛也。二七而天癸至，谓先天癸水中之动气，至于女子胞中也。"《女科经纶》载："李氏曰：妇人以血为主，天真气降，壬癸水合。肾气全盛，血脉流行，尝以三旬一见，以象月盈则亏，故曰月经。"这说明月经的产生与调节以肾为主导，肾为经水之源，肾气充沛，则月经按期来潮；反之，肾气不足，则导致各种月经病的发生。肾病以虚为主，于《妇人归》中可见"妇人因情欲房室，以致经脉不调者，其病皆在肾经。此证最多，所当辨而治之……而肾气日消，轻则或早或迟，重则渐成枯闭"。《女科经纶》亦曰："况月水全赖肾水施化，肾水既乏，则经水日以干涸，或先或后，淋漓无时。若不早治，渐至闭塞不通，而必为劳极之证，不易治也。"故肾阴虚、阳虚及阴阳两虚可致闭经、月经先期、月经迟发、月经过少、崩漏等诸多月经病。《竹泉生女科集要》有云："妇人有每月必先腹痛数日，而后经水始行者，其色多紫黑而成块，此肾虚火炽而肝郁所致也。"《傅青主女科》曰："经水出诸肾，而肝为肾之子，肝郁则肾亦郁，肾郁而气必不宣，前后之或断或续。"这指出肾虚肝郁可引发痛经、经水先后无定期等。《傅青主女科》又载："妇人有先期经来者，其经甚多，人以为血热之极也，谁知是肾中水火太旺乎！"由此可见，肾封藏失职可致月经先期、月经过多。肾亦影响月经前后诸证，如《女科秘要》曰"经动之时，五更泄泻，如乳儿屎，此乃肾虚"，《女科指要》曰"肾水不足，相火上炎而血不能藏，故鼻衄淋漓，经血渐少，将成损疾焉"。

故肾在病理上多为虚证，表现为阴虚、阳虚或阴阳两虚。肾阴虚又称"肾水不足"，因阴虚生内热，则表现为月经量多或少、月经先期或后期、崩漏、绝经前后诸症、流产、先兆子痫或子痫等，可能出现形体虚弱、头晕耳鸣、五心烦热、咽干口燥、夜寐不安、盗汗、舌质偏红、少苔、脉细或细数等全身临床表现。肾阳虚又称"下元亏损"，命门火衰，或导致脾阳不振；表现为月经后期、色淡质稀、量少或闭经、崩漏、习惯性流产、不孕、白带清稀量多等；可能出现面色淡白、神疲乏力、怕冷、四肢不温、腰膝酸软、小便清长或夜尿多、便溏或五更泻、性欲减退、舌质淡、苔白、脉细弱或沉迟等全身症状。至于阴阳俱虚，则血海蓄溢失常，直接影响冲任，使月经失调。

2. 肾与带下病

生理性带下是由任、带二脉所约束而润泽于阴户的一种无色、质黏、无臭的阴液。带下量明显增多，色、质、味异常，或伴全身及局部症状者则属带下病。带脉络腰而下，腰乃肾之府，是少阴肾经之分野。唐容川曰："带脉出于肾中，得先天之精灌注，后天之水濡养，则脉体冲孕，弛张有度，何致发生带下？"

生理性带下，由肾精所化，禀肾气藏泄，布露于子宫，润泽于阴道。带下是否正常取决于肾气的蒸化是否正常。带下的病变与湿有很大的关系，水湿的产生在很大程度上取决于肾阳的温煦功能，而肾为阴阳之根、水火之宅，有肾者水脏，主津液，故肾影响带下的异常。《女科秘要》曰"妇人带下一证，从腰间带脉而来，故名曰带。虽有赤白二色，终属肾虚"，亦有云"带下者…… 色黑属肾，为寒湿也"。若肾阴不足，相火偏旺，损伤血络，或复感湿邪，损伤任带致任脉不固，带脉失约，则带下量多，色黄或赤白相兼，质稠，有气味；肾阴亏损，阴液不充，任带失养，不能滋润阴窍，发为带下过少；阴虚内热，灼津耗液，则带下更少。若肾阳不足，命门火衰，封藏失职，精液滑脱而下，则带下量多，绵绵不断，质清晰如水。

《素问·痿论》曰："思想无穷，所愿不得，意淫于外，入房太甚，宗筋弛纵，发为筋痿，及为白淫。"王冰谓"白淫"即"白物淫衍，女子阴器中绵绵而下者"。马莳则明确指出白淫在女子为白带。究其机理，大概为"所愿不得""入房太甚"，以致肝郁肾虚。肝木郁而客土，脾虚不固，带下不止；肾主司前后二阴，肾虚不守，白淫淋漓不断。由此可见，肾虚也是导致妇人白带异常的重要原因之一。更值得一提的是，《内经》中提出房事有度是防止肾虚的法则之一，这为后世养身保健奠定了理论基础。

故带脉与肾关系密切。若先天不足，或房事不节，早婚多产，可致肾阴阳两虚。肾阴不足，相火灼伤胞脉，可致赤带；肾气虚弱，下焦寒冷，既不能温煦升腾津液以敷布，又不能闭藏以固本，可致形成水精不化，肾精滑脱，而为带下；肾阳虚衰，不能温煦脾土，脾阳不足，运化无权，水湿内停，流注下焦，伤及任、带二脉，而为带下。

3. 肾与妊娠病

受孕的机理，在于肾与冲、任、督、带四脉，尤以冲任二脉最为重要。《素问·上古天真论》王冰注云："肾气全盛，冲任流通，经血渐盈，应时而下……冲为血海，任主胞胎，故能有子。"盖肾气全盛，冲任通，盛则胎孕正常。

肾的功能状态影响着妊娠的成功与否，而胎孕的牢固依赖于肾的封藏。《傅青主女科》曰："肾水足而胎安，肾水亏而胎动。"《景岳全书》曰："况妇人肾以系胞，而腰为肾之腑，腰痛则坠，不可不防。"《钱氏秘传产科方书名试验录》谓："妇人阴胎半途而坠者，皆因母血衰，肾弱不能养胎。"故肾气虚，胎失所系，冲任不固，胎元不实，可致胎漏、胎动不安、堕胎、小产、滑胎等。肾的功能异常可致妊娠诸疾，《喘急论》曰，"妊娠气喘不得卧……肾虚，腰酸短气，不能行步""或因胎系于肾，胎窃其气以拥护，而肾气既弱，命门火衰，不能上蒸脾土，此皆妊娠泄泻之由也"。《女科秘要》中有"哑胎"之说，谓"声出于肾，胞络贯肾，故不能言；有云子淋乃肾与膀胱虚热不能治水，然妊妇胞系于肾，肾间虚热而成"，亦有"如妊妇多溺，肾经虚寒故也"。孕后血去荫胎，不能养肾，肾水枯，以致腰痛。肾阴虚，孕后阴血下聚冲任以养胎元，致令阴虚益肾，肝失所养，肝阳上亢，发为妊娠眩晕，甚或子痫。肾阳虚，命门火衰，可致子肿、子满。

4. 肾与产后病

产后病的病因病机中有亡血伤津和元气受损，若素体肾气不足，产时耗血伤津，则肾虚更甚。薛己认为，产后胸胁胀满属肾水不足，不能生肝，致肝经血虚；产后下痢、夜间口渴属肾水弱而不能濡润；产后遗尿亦属脾肾虚弱，肾气不固。傅青主认为"产后之妇，气血大亏，自然肾水不足，不能养肝，木中乏津，木燥火发，而下克脾土，土受木刑，力难制水，而四肢浮肿之病出焉"，指出了肝肾不足可致产后四肢浮肿。《妇人良方大全》载"肾主腰脚，产后腰痛者，为女人肾位系于胞，产则劳伤。肾气损动胞络虚，未平复而风冷，客之冷气乘腰，故令腰痛也"，又云"肾之别脉，上入于心，系舌本，虚则不能言"，指出心肾气虚或肾虚风热皆可致产妇不语。

5. 肾与妇科杂病

妇人杂病方面，《内经》最早的记载为"孕妇失音"。《素问·奇病论》言："黄帝问曰：人有重身，九月而喑，此为何也？岐伯对曰：胞之络脉绝也。帝曰：何以言之？岐伯曰：胞脉者，系于肾，少阴之脉贯肾，系舌本，故不能言。帝曰：治之奈何？岐伯曰：无治也，当十月复。"妊娠九月，妇人体虚，肾中精气不足，而肾少阴之脉贯脊系舌本，若肾阴不足，不能濡养舌系，则不能言语，所以胞之脉络绝也是肾阴亏虚之极的表现。待到妇人产后，精气渐复，舌系重新得到滋养，功能即可恢复。值得注意的是，上文所言的"九"和"十"当为虚数，从肾精虚实的角度理解更为贴切。

《圣济总录》曰："妇人所以无子，由冲任不固，肾气虚寒故也。""肾虽属水，不宜太冷，精寒则难成孕。"《傅青主女科》曰："盖胞胎居于心肾之间，上系于心，而下系于肾。胞胎之寒凉，乃心肾二火之衰微也。故治胞胎者，必须补心肾二火而后可。"故肾气虚及冲任虚衰，则不能摄精成孕；肾阳不足，命门火衰，阳虚气衰，肾失温煦，不能触发氤氲乐育之气以摄精，则不孕；肾阴亏虚，精血不足，冲任血海匮乏，阴虚血少，不能摄精则婚久不孕；阴虚生内热，冲任胞宫蕴热，不能摄精凝孕，亦不孕。肾为水，主胞，乃溺门，热则不通，冷则多溺，致妇人小便失律。心肾不交养、水火不升降，或因劳伤于肾，肾气虚冷，可致妇人小便白浊白淫。《女科指要》曰："肾虚湿热乘注，则玉门漫肿，名曰阴肿。……肾虚肝火凌脾，不能统摄津血而交接出血，名曰阴蚀。"

更年期与肾气衰弱、阴阳不合、冲任亏损有关。《素问·上古天真论》提出："女子七岁，肾气盛，齿更发长……七七，任脉虚，太冲脉衰少，天癸竭，地道不通，故形坏而无子。"肾为先天生殖之本，经血之源，是人体生长衰弱之根源。肾气旺盛，则天癸以时而至，冲脉能主血海，任脉能主诸阴，月经依时而下。七七之年，则肾气衰退，阴亏血少，冲任失养，阴阳失调，而出现绝经前后诸症。

由于肾为先天之本，影响着妇女一生的生理病理变化，妇女的经、带、孕、产、乳等都是肾的功能规律变化作用于胞宫的体现。若肾的功能失常，则胞宫、胞脉、胞络随之发生病理变化，从而出现经、带、胎、产、杂等妇科疾病。故妇科疾病的辨证应从肾入手，从复杂的疾病中抓住病机的关键，从而指导临证施治。

（三）补肾法在妇科中的运用

"从肾论治"是妇科临床治疗中的一项重要法则。祖国医学早就认识到人体的生长发育到衰老的过程，是肾气从盛到衰的过程，故古人有"肾为先天之本，生命之根"之说。由于肾在人体生命活动以及疾病的发生发展过程中都占有极其重要的地位和作用，尤其是肾的生理功能以及病理变化与妇女的生长发育及经、带、胎、产诸症密切相关，因此，固肾是防治妇女疾病的重要环节。

中医学对肾的生理和病理的认识，主要表现在肾阴与肾阳两个方面，而肾阴与肾阳同居于肾，火为水之主，水为火之源，二者相互依存，相互制约，即所谓"阴阳互根"。所以，在治疗中必须阴阳兼顾，正如《景岳全书》曰"善补阳者，必于阴中求阳，则阳得阴助而生化无穷；善补阴者，必于阳中求阴，则阴得阳升而泉源不竭"。妇女经、孕、产、乳都是以精血为用，治疗中要处处照顾精血，除命门火衰者，临床用药在补阳时少用附子、肉桂等辛热刚燥之品，而多用温而不燥之味。此外，补肾还要注意平补、滋补、清补、温补之不同。平补法方中以益气填精药物为主，药物大都性味平和，无寒热之偏，适用于肾气虚而无明显阳虚或阴虚的证候。滋补法方中以峻补肾精血肉有情之品为主，再酌加滋肾阴之品，适用于肾精亏损的证候。清补法是在补肾方中加入滋阴清热泻火的药物，性味偏于甘寒或苦寒、咸寒，具有滋阴生津、清热泻火的作用，适用于阴虚津亏、阴虚火旺、阴虚阳亢的证候。温补法方中在益肾气、填肾精的基础上再加入温助肾阳的药物，适用于肾阳不足、命门火衰的证候。

二、阳虚不温致病论

"人生有形，不离阴阳"（《素问·宝命全形论》），"然就二气而权衡之，阴承阳，阳统阴，……人自当以阳气为重"（《医原·阴阳治法大要论》）。《素问·生气通天论》曰："阳气者，若天与日，失其所，则折寿而不彰，故天运当以日光明"，说明"人生全赖乎阳气也。日不明则天为阴晦，阳不固则人为夭折，皆阳气之失所者，……在于人者，亦惟此阳气为要"（《内经知要·阴阳》）。

阳气是"人之大宝"，"而凡通体之温者，阳气也；一生之活者，阳气也；五官五脏之神明不测者，阳气也。及其既死，则身冷如冰，灵觉尽灭，形固存而气则去，此以阳脱在前，而阴留在后……凡万物之生由乎阳，万物之死亦由乎阳，非阳能死物也，阳来则生，阳去则死矣"（《类经附翼·大宝论》）。阳气是生命力的象征，从人之始到人之终的生命全过程，皆以阳气为根本。

阳气之于人体"若天与日"，"阳气一分不到即病，阳气一分不尽不死"（《医原·阴阳治法大要论》）。然今时之人恣啖生冷，短衣薄衫，不分冬夏，夜卧之时，冷风直吹，凡此种种无一不戕伐人之阳气。兼之过用辛寒发散、苦寒泻下之药，不知持满、房劳过度等均损伤阳气，故现今之时阳虚病证极其多见。

妇科阳虚证在临证中并不少见，在经、带、胎、产的各环节均可能因阳虚证而产生各种病证，导致疾病复杂多变、迁延难愈。妇科阳虚证常见病有月经后期、闭经、崩漏、经行腹泻、痛经、不孕症、妊娠腹痛、胎漏胎动不安、癥瘕、子肿、产后身痛等。在临床中多可见形寒肢冷、头身肢节疼痛、脘腹冷痛、经脉拘挛、痛喜温按、大便溏泄或小便清长、经色暗淡、舌淡、胖、脉沉、紧或迟等症状。从辨证分型来看，总体归属在冲任阳虚、阳虚寒凝、脾肾阳虚、阳虚气弱、阳虚血瘀、阳虚水湿等辨证中。

具体到妇科领域，妇人特有的生理活动包括月经、妊娠、分娩、哺乳，均以血为本，皆以血为用。这些以血为本、为用的生理活动均耗伤阴血，故其生理病理特点之一为"阴常不足"。然"阴阳相济，阴基阳主"，阴血的生成和盛衰、输布都以阳气的功能为主导，故临证时不可片面强调阴血的重要性，而忽视阳气的作用。陈小忆指出，妇女一生会经历青春期、育龄期、绝经期等重要阶段，在各个时期一系列生理功能都需要有充足的阳气来促进完成，妇女特有的经、带、胎、产、乳等生理活动虽以阴血为基础，但仍以阳气为主导。以月经为例，月经以阴血为物质基础，但月经的产生及排出依赖于脏腑、气血、经络等功能活动的协调平衡，即阳气的作用，正常的月经每月一潮，不仅表现了阴血的满溢盈亏，也是阳气功能正常与否的体现。从脏腑的角度分析，脾肾二脏的阳气最为关键。肾为先天之本、生殖之本。肾阳是人身之元阳、命门之火，女性特有之生理活动与肾关系最为密切。脾为后天之本、气血生化之源，后天以养先天，脾肾的关系极为密切，共同构成了月经之本，故陈小忆倡导当今妇人之体"阴常不足，阳亦常虚"之说。

陈小忆强调辨证是中医诊断学的精髓，是中医治疗学的核心。只有辨证准确，方能遣方合理，选药精当，效如桴鼓。中医诊断以司外揣内、知常达变为原理，欲在真假错杂的临床症状抑或无症可辨的情况下，辨别出证候的本质，需要四诊合参，详辨细微。陈小忆强调辨证时要善于识别阳虚之证，尤其是真寒假热证，如阳虚阴寒内胜、虚火上炎导致的口舌生疮，不可被口舌生疮的假热象所迷惑，需要仔细观察，洞察其阳虚里寒之本质，方可取得良好的临床疗效。对于阳虚证的辨证，《内经》曰："阴盛则身寒，汗出，身常清，数栗而寒，寒则厥，厥则腹满死，能夏不能冬。"郑钦安在《医理真传》中对此的具体阐释为："凡阳虚之人，阴气自然必盛。外虽现一切火症，近似实火，俱当以此法辨之，万无一失。阳虚病，其人必面色唇口青白无神，目瞑倦卧，声低息短，少气懒言，身重畏寒，口吐清水，饮食无味，舌青滑，或黑润青白色，淡黄润滑色，满口津液，不思水饮，即饮亦喜热汤，二便自利，脉浮空，细微无力，自汗肢冷，爪甲青，腹痛囊缩，种种病形，皆是阳虚的真面目，用药即当扶阳抑阴。"

（一）阳虚与妇女病理

1. 阳虚与不孕

张景岳曰"天之大宝，只此一丸红日；人之大宝，只此一息真阳"（《类经附翼·大宝论》），认为阳气是人身赖以立命的根本，阳气是维持一切生命活动的根源，阳虚体寒则百病簇生。历代医家认为子宫阳虚是导致不孕的重要病机。《神农本草经》中记载，紫石英久服可以温中，能治疗"女子风寒在子宫，绝孕十年无子"。张仲景以温经汤治疗"妇人少腹寒冷，久不受胎"。巢元方在《诸病源候论》中阐述，女子"风冷之气趁其经血，结于子脏"会导致子脏阳虚寒冷而无子。王叔和在《脉经》中多次强调了"寒"与不孕发生的关系。如："恶寒久""阴中寒""少腹寒"等，"妇人少腹冷，恶寒久，年少者得之，此为无子；年大者得之，绝产"，意在表明素体阳虚恶寒日久的女性不易怀孕；"肥人脉细，胞有寒，故令少子。其色黄者，胸上有寒"，认为肥胖脉细，素体阳虚内寒的女性，不容易怀孕。《太平惠民方》记载了紫石英丸治疗"久冷无子，及数经堕胎"。张景岳是温补派的代表人物，他通过毓麟珠加附子、干姜治疗"子宫虚冷阳气不能化生"导致的不孕。《备急千金要方》和《妇人大全良方》均记载了诸多治疗不孕的内服或者坐导方，其方剂中大多包含桂枝、干姜、蜀椒、紫石英、蛇床子等温里类中药。孙思邈还记载了灸法在不孕治疗中的运用，旨在通过灸法以达到温阳散寒的目的。陈士铎在《辨证录》中强调了阳虚宫寒与不孕的关系，认为"寒冰之地，不生草木，重阴之渊，不长鱼龙，胞胎寒冷，何能受孕哉"。《傅青主女科》又有"妇人有下身冰冷，非火不暖……夫寒冰之地，不生草木；重阴之渊，不长鱼龙，今胞宫即寒，何能受孕"之论述，并运用温胞饮以补肾助阳，暖宫助孕。古今治疗阳虚不孕的名方主要包括温经汤、温胞饮、艾附暖宫汤、金匮肾气丸、右归丸等，用药以桂枝、肉桂、吴茱萸、干姜、炮姜、艾叶、小茴香等为主。

2. 阳虚与月经病

《内经》言："正气存内，邪不可干；邪之所凑，其气必虚。"人体的五脏六腑九窍十二节都通于天气，靠阳气主导固密。阳气不足或虚衰，则卫外不固，虚邪贼风易入，继而不能养神柔筋；阳气不足，则气血生化无基，脏腑功能减弱，久则肌肉筋脉失荣；阳气不足，则推动气化无力，聚湿生痰成瘀。所以，阳气是人身安身立命之本。正如《素问·生气通天论》云："阳气者，若天与日，失其所，则折寿而不彰，故天运当以日光明。"

（1）补肾温阳。《素问·上古天真论》云："女子七岁，肾气盛，齿更发长。二七，而天癸至，任脉通，太冲脉盛，月事以时下，故有子。"阳气虚衰，不能固摄冲任二脉，月事先期而至，或时下而不能自止，或非时而至，故见月经先期、经间期出血、月经过多、经期延长、经断复来、崩漏等症。上症法当补肾温阳，固摄冲任，如张静以温肾调经汤治疗月经先期，方用淫羊藿、巴戟、寄生、杜仲、阿胶、川续断、菟丝子、当归、白芍、甘草等，补肾温阳，疗效确切。

（2）温阳散寒。阳气不足，寒邪内生，瘀血内停，阻滞经络，多表现为痛经、经行头痛，甚至闭经等。如成都中医药大学的卢崇汉教授用扶阳温通汤治疗痛经，方用制附片、小茴香、苍术、吴茱萸、当归、青皮、生蒲黄、乌药、艾叶、炙甘草、生姜、干姜等，温阳散寒，祛瘀止痛，效果很好。

（3）温阳利水。阳气不足，命门火衰，上不能暖土，水湿内停，寒湿生于内，故见经行腹痛，湿邪下注，留于四肢，则表现为经行浮肿、经行泄泻等。法当补肾健脾，温阳利水，如宋文武选附子理中汤合四神丸治疗经行腹泻。

（4）益气温阳。阳气不足，不能化生阴血，气血生化无源，血海空虚，任脉虚，月事不能以时下，经血稀少，则表现为月经量少、闭经等症。法当益气温阳、兼顾阴血，以求阳生阴长，气血兼补。如范中林运用茯苓四逆汤加味治疗闭经，方用茯苓、潞党参、炙甘草、干姜、制附片、桂枝、炒白术、血余炭等。

（5）温阳散火。《内经》云："火郁发之。"阳气衰微，寒邪内格，虚火上浮，则行经发热，潮热汗出，失眠烦躁，头晕耳鸣。法当下温肾阳，上清郁热。从肾论治，吕长城运用二仙加味治疗更年期综合征，方用仙茅、淫羊藿、巴戟、当归、黄柏、知母等，以补肾壮阳药与泻火药同用，共奏"补肾泻火，调理冲任"之功，疗效确切。

（6）理气通阳。以肝郁为表现。肝藏血，主疏泄，司血海；肝气条达，疏泄正常，血海按时满溢，则月经周期正常。若情志抑郁，或急怒伤肝，以致疏泄失调，血海蓄溢失常。疏泄过度，则月经先期而至，疏泄不及，则月经后期而来，遂使月经先后无定期，肝气瘀滞，克伤脾土，必致脾胃虚弱。故以疏肝气、健脾土为主，肝气舒畅，气机调达，则月事正常；疏肝之法，应属通阳之法，为扶阳法之一。冯梦阳、任永忠、刘艾以疏肝理气、健脾补肾调经为法，针药并用治疗月经先后无定期74例，方用定经汤加减。

3. 阳虚与妊娠

"肾主先天"，人体最初的基础物质是由父母之精血相组合形成的。精藏于肾，而胞脉系于肾。中医学认为妊娠之机理，主要在于男女肾气的盛实，使男精"女血"（卵子）得到有机的结合。反之，如肾气虚衰，则难成孕。而长养胎儿，又赖母体后天脾胃生化的气血所滋养，故妊娠与脾肾阳虚有密切的关系。《素问·上古天真论》曰："女子七岁，肾气盛，齿更发长。二七，而天癸至，任脉通，太冲脉盛，月事以时下，故有子……今五脏皆衰，筋骨解堕，天癸尽矣，故发鬓白，身体重，行步不正，而无子耳。"这段文字阐述了女子从少壮到衰老，从有生殖能力到丧失生殖能力，均以肾阳气之强弱盛衰为主导。在临床上，脾肾阳虚同时出现。脾肾阳虚，肾虚不能载胎，脾虚气血不足，胎儿失养，常导致流产。多以妊娠期阴道少量下血，色淡暗，腰酸腹坠痛，面色白，形寒肢冷，食后腹胀，甚则头晕耳鸣，小便频数，夜尿多，舌质淡胖或淡暗，舌苔白，脉沉滑迟弱或沉细滑，或有反复自然流产史，孕后又出现上述诸症，眼眶暗，面斑暗黑，或环唇暗等表现为主。肾气亏损，不能固摄胎元，故孕后阴道少量下血；脾肾阳虚，运化无力，形体失养，则食后腹胀，面色白，形寒肢冷；肾阳气不足，故腰酸腹坠痛，甚则头晕耳鸣等；虚寒内盛，阳气不能上荣，故舌淡；阳虚生寒，故舌苔白；肾阳不足，阳气鼓动无力，故脉沉细；虚寒内盛，则脉沉迟。

（二）温阳法在妇科中的运用

陈小忆重视用温阳法治疗妇科疑难杂症，尤其是阴阳互根互用的关系，推崇张景岳提出的"善补阳者，必于阴中求阳，则阳得阴助，而生化无穷"（《景岳全书》）之理。每于补阴的基础上温阳，结合女子特有的月经周期节律之阴阳气血变化，顺阳气消长之规律温阳、护阳，使阳旺而阴充，温阳而不伤阴，补阳而助阴长，阴阳充盈平和，则疾病向愈。

"阴阳相济，阴基阳主"，妇人之体"阴常不足，阳亦常虚"，故在认识妇科疾病时，要重视阳气，尤其是肾阳在其中的重要作用。阳气是推动生长发育的动力，阳气是妇女经、带、胎、产、乳等特有生理活动的主导，阳气虚衰，尤其肾阳虚是多种妇科疾病发生的主要原因之一。

对于阳虚证的辨证，陈小忆在临床中善于通过触诊来完成。《素问·平人气象论》曰："平人者，不病也。常以不病调患者，医不病，故为患者平息以调之为法。"陈小忆认为，此虽言脉诊之大法，放之四诊亦然，妇科之病多为内伤，非一时之患，患者久处非常之态而不以为异。对于此类患者，通过问诊往往不能得到真实的答案而影响辨证的准确性。医者通过自己的手去感知患者的状态往往可以得到比较真实的情况，故临诊时要善于通过触摸患者之"鼻准头"、手足及腰腹等来测知疾病的寒热属性。鼻准头即鼻部前下端尖部高处，触诊时多以四指背面从鼻根部下滑轻触至鼻准头，热者为热证、实证，凉者为寒证、虚证。陈小忆认为，鼻准头凉是应用温热药附子、川椒等的重要指征。"四肢者，诸阳之本也"（《内经》），手足的寒热，可以反映人体阳气的盛衰。一般手足俱冷者是阳虚阴盛，属寒；手足俱热者，多为阳盛或阴虚，属热。触手足，尤其是触手，因其简便易行，在临床上最为常用。触腰腹，包括触胃脘、脐腹、少腹及腰骶部，主要用于了解凉热、软硬度、胀满、肿块、压痛等情况，以协助疾病的辨证诊断。通常触之不温或清冷为寒证，喜暖喜按为虚寒证；触之热甚而灼手为热证，喜冷拒按为实热证。

三、阴血亏虚致病论

（一）生理特点

血是人体赖以维持生命活动的主要物质。张景岳言"凡为七窍之灵，为四肢之用，……凡形质所在，无非血之用也"，指出血对全身组织器官有营养和滋润的作用。在《景岳全书·妇人规》中，张景岳对阴血与妇科疾病的关系进行了精辟的论述，认为"正以女体属阴，其气应月"，又曰"故治妇人之病，当以经血为先"，再谓"欲察其病，惟于经候见之。欲治其病，惟于阴分调之。盖经即血也，血即阴也"，"肾为阴中之阴，肾主闭藏；肝为阴中之阳，肝主疏泄"。命门在肾，为精血之海；肝藏血，可调理冲任，所以肾和肝又是调理阴血之主要脏腑。女子更是以血为本，其特殊的经、带、胎、产、乳均以血为用。经者，经血即为阴血，气血充实，下注冲任，血海盈溢，促使月经来潮，"其血上应太阴，下应海潮。月有盈亏，潮有朝夕，月事一月一行"（《本草纲目》），故女子月月失血。带者，"五谷之津液，和合而为膏者，内渗入于骨空，补益脑髓，而下流于阴股"（《灵枢·五癃津液别》）。如《沈氏女科辑要》引王孟英所述"女子生而即有，津津常润"，于氤氲之时，可稍有增加，且于妊娠期血聚冲任以养胎元之间，如雾露之溉，润泽丰厚，量亦可增多。其液为肾精所化，"精血同源"，病理情况下带下量多，阴精、津液滑脱，精血亦失；或肝肾亏损、血枯瘀阻，任带失养，阴津不得输布引起的病理情况带下过少。胎者，女子"血旺则经调子嗣"。若其孕育，赖精血聚而养胎，《妇人大全良方·产难门》云"肝之血必旺。自然灌溉胞胎，合肾水而并养胎力"。故而胎者，血聚于下，母体即"血感不足"。胎者，分娩时用力汗出及产创出血，加之产后血性恶露流出，损伤阴液，致使"阴血骤虚"，而处于较为严重的失血状态。乳者，产后泌乳，乳汁由精血所化生，"无血则乳无以生"，女子哺乳，精血"上为乳汁"，自身偏处于气血不足的状态。综上而述，女子一生月经、带下、胎、产皆依赖精血之供奉，《灵枢·五音五味》所说"妇人之生，有余于气，不足于血，以其数脱于血也"是对女性血虚体质的高度概括。

《内经》云"中焦受气取汁，变化而赤，是谓血"，此乃水谷精微化生营血之义。脾胃化生的水谷精微是生成血的最基本的物质，故有脾胃为"气血生化之源"之说。脾胃纳运功能的强弱、饮食营养的优劣直接影响血液的生成。"盖饮食多自能生血，饮食少则血不生"（《医门法律·虚劳论》）。若饮食营养摄入不足，或脾胃纳运功能失调，不能化水谷为精微，均可影响血液的化生，而致血虚。故脾胃健旺，则血循以常道，血旺而经调。且阳明胃乃水谷之海，属多气多血之腑。阳明经与冲脉会于气街，而有"冲脉隶于阳明"之说。胃中水谷盛，则冲脉之血盛。冲为血海，为妇人血之要冲，通盛则月事以时下，经、带、胎、产正常。

《景岳全书·血证》云"人之初生，必从精始……而血即精之属也"，说明肾精也是化生血液的基本物质。肾者主骨，生髓藏精，精血互化。《素问·平人气象论》云"脏真下于肾，肾藏骨髓之气"，揭示了骨髓受养于后天，以其所藏，俸其所生，故脾之精微与肾之精不竭，则合化为血而无穷。此说法也阐明了肾精可以化血，如少阴病，肾发生病变，则必致血生障碍，故《素问·刺腰痛》指出"足少阴令人腰痛，痛引脊内廉……春无见血，出血太多，不可复也"，正是此意。《张氏医通·诸血门》云："气不耗，归精于肾而为精；精不泄，归精于肝而化清血；血不泻，归精于心，得离火之化而为真血。""精不泄，归精于肝而化清血"也说明肾精充盈，则肝有所养，血有所充，终则归于心，心火化赤而为血，肾中所藏之精可化生髓，髓可生血；此外，肾精输于肝，在肝的作用下也可以化血。

（二）女子病理特点

阴血虚是妇科常见病因。血虚者，血的营养与滋润功能不足。导致阴血虚的成因有：一者耗血太多；二者生化不足，脾胃虚弱，血之源泉匮乏；三者肾精不足，精亏则血少。妇女一生均以血为本，以血为用。《景岳全书·妇人规》言"妇人所重者在血"，而妇人的经、带、胎、产等历程均需耗血，故妇人素体阴血易虚易损。女子以血为本，以气为用，而肝藏血，主疏泄，清代叶天士明确提出了"女子以肝为先天"。气为阳，血为阴，血亏之时气亦随之消损，致气血不足。正如《妇人大全良方》言："夫人之生以气血过耗，气随血脱，阴阳不相维系，导致气血阴阳两虚，故而治疗者补血应适当补气以互根互生。血为本，人之病，未有其不先伤其气血者。"而"阴者藏精而起亟也"，"阴在内，阳之守也"，肝脏"体阴而用阳"，肝脏疏泄功能的实现是以肝所藏精血为基本物质基础，肝血旺盛，则气得滋养而疏泄有力。女子一生数伤于血，其多为血虚体质，一者，血虚，肝所藏之精血亦虚，肝气得不到充足的血液滋养而疏泄无力，不能伸展升发，郁而为病；二者，气为阳，血为阴，气血、阴阳互根互生，血不足，阴不制阳，气偏有余，虚阳之气浮越，不能正常疏泄而为病。血虚，肝气郁结或肝阳浮越为女性发病的病理特点，其本为血，其脏在肝。妇女经、带、胎、产的病变，均直接影响肝的功能，肝的功能不好，反过来又导致妇女病的发生，两者相互影响，互为因果。治疗当从肝着手，以调肝补血为要。

1. 阴血亏虚与月经病

月经，又称月信、月事、月水，是女子肾精充盈至一定程度而产生的周期性阴道出血的生理现象。精是构成人体和维持人体生命活动的最基本物质，是生命本源，是脏腑形体官窍机能活动的物质基础。肾藏精，精化气，肾精足则肾气足，肾精亏则肾气衰。因而人体的"生长壮老已"的生命过程，以及在生命过程中的生殖能力都取决于肾精及肾气的盛衰。如《素问·上古天真论》所说："二七，而天癸至，任脉通，太冲脉盛，月事以时下……七七，任脉虚，太冲脉衰少，天癸竭，地道不通，故形坏而无子也。"天癸至，女子月经来潮，月经的产生，是脏腑经脉气血及天癸作用于胞宫的结果。胞宫的形态与机能正常与否直接影响月经的来潮。肝藏血，血养精，肾藏精，精化血，肝肾精血之间可以互生互化，故称为精血同源，或肝肾同源。五行学说将脏腑与天干相配合，认为肝属乙木，肾属癸水，水能生木，肝肾相关，故曰肝肾同源，又称乙癸同源。肝肾共居下焦，肾精能滋养肝血，使肝血充盈，并能制约肝阳；肝血能滋养肾精，使肾精充足，维持肾中阴阳平衡。女子月经来潮依赖于肝主疏泄与肾主闭藏的相辅相成的作用。正常生理情况下，肝藏血，肾藏精，精血充盈，汇于冲任，下达于胞宫，在肝的疏泄作用下，女子经血按期而至；病理情况下，若肝之疏泄或肾的闭藏失常，或二者的关系失调，皆可导致女子月经异常。肝藏血，主疏泄，为全身气血情志调节之枢，喜条达，恶抑郁。肝具有贮藏血液、调节血量和调畅气机的作用。肝主藏血，是指脏腑所化生之血，除营养全身外，则贮藏于肝。肝有贮藏血液和调节血量的生理功能，肝内贮藏血液，既可以濡养自身，制约肝阳，又可以根据人体的需要，调节全身供给。在月经的产生中，肝血下注冲脉，司血海之定期蓄溢，将血通过冲脉、任脉注于胞脉而为月经，参与月经周期、经期及经量的调节。肝藏血、主疏泄，一藏一泄、一收一散，相反相成。肝主藏血，称为血海，为女子经血之本。肝血充足，下注冲脉，血海充盈；肝主疏泄，调畅气机，肝气冲和，条达升发，气行则血行，故使冲任畅通，气机条达，既无抑郁，又无亢奋，进而气血和调，心情舒畅，月事按时而至。血赖气的推动而运行，气行则血行，若气滞或气虚，则血滞不行。肝主疏泄、主藏血，与妇科月经病有密切的关系，故有"女子以肝为先天"之说。女子以血为体，以气为用，经、带、胎、产是其具体表现形式，无不与气血情志相关，无不依赖于肝之藏血和疏泄机能。女性特殊的生理情况导致其常处于血虚的状态，肝藏血，血虚肝脏无以为藏、无以为用而致疏泄失职，临证中在疏肝理气的同时亦应重视血虚的特点而佐以养血柔肝之品，使得气血充足、肝血旺盛、藏泄有度而疾病皆无。

2. 阴血亏虚与带下病

阴血亏虚引起的带下病主要是带下过少。带下过少可见于绝经前后诸症、闭经、不孕、阴痒、阴痛等妇科病症。妇人禀赋不足，肝肾亏虚，精血不足，阴液不充，或血枯瘀阻，素体脾胃虚弱，化源不足，阴血亏虚；或大病久病，或产后血晕，阴血耗损；或经产感寒，余血内留，新血不生，均可致精亏血枯，瘀血内停，阻滞血脉，阴津不得敷布、滋润阴窍，发为带下过少。肝肾亏损，血少津乏，阴液不充，任带失养，不能润泽阴窍，发为带下过少；阴虚内热，灼津耗液，则带下更少，精血两亏。治疗应以滋阴养血为主，待阴血渐充，自能濡润阴窍。不宜滥用苦寒清热或滑利泻下之品。

3. 阴血亏虚与妊娠病

《景岳全书·妇人规》云："妊娠胎气本乎血气。胎不长者，亦惟血气不足耳。"《傅青主女科》指出妊娠后血虚的生理变化："夫血所以养胎也，温和则胎受其益"，"然则血荫乎胎，则血必虚耗"。妊娠期间，孕后阴血下聚，母血偏虚，肝脏无以为用，阴不制阳，肝气偏旺而致妊娠恶阻；孕后阴血下聚养胎，肝失血养，肝气易郁或郁而化热，肝病及心，外达肌表而致妊娠瘙痒症；孕后经血不泄，聚于胞中以养胎元，导致机体气血不足，阴血偏虚，藩篱不密，外邪侵袭而致妊娠感冒等诸症。

阴血亏虚常致妊娠腹痛、难产病、妊娠郁证和妊娠贫血等妊娠病。妊娠腹痛者，多因胞脉阻滞或失养，气血运行不畅，不通则痛或不荣则痛。《金匮要略心典·妇人妊娠病脉证治》曰："胞阻者，胞脉阻滞，血少而气不行也。"素体血虚或脾虚化源不足，孕后血聚胞宫以养胎，阴血愈亏，胞脉失养致小腹疼痛。若血虚气弱，气血运行不畅，则胞脉迟滞而作痛。《胎产心法》云："孕妇有素常虚弱……用力太早，及儿欲出，母已无力，令儿停住，产户干涩，产亦艰难。"而《医宗金鉴·妇科心法要诀》则指出："妊娠难产之由，非只一端。或胎前喜安逸不耐劳碌，或过贪眠睡，皆令气滞难产；或临产惊恐气怯……或胞伤血出，血壅产路。"这说明难产病的主要病机是阴血亏虚和气血两虚；妊娠思虑太过，忧思伤脾，脾气虚弱，气血不足，所思不遂，心阴暗伤，血聚养胎，加重其虚，心失所养，易发为妊娠郁证；或素体气血两虚，或脾胃化源不足，或久病大病，营阴耗损，均可导致气血不足，母胎失养。

4. 阴血亏虚与产后病

阴血亏虚所致之产后病：产后营虚血弱，感受外邪或感染邪毒，正邪相争之产后发热；产后气血亏虚，伤风感寒之产后头痛；产后血虚，胞宫复旧无力，或血虚感寒，血不归经之产后恶露不绝；产后气血虚弱，麻疹病毒乘虚侵袭内陷，正邪相争、气血不畅之产后麻疹；等等。

产后气血亏虚的原因：先天不足，或后天失于调养，导致气血不足；妊娠期大量的气血用于孕育胎儿，或分娩时大量出血、产程过长，气随血脱，导致气血俱亏。《胎产心法》谓："产后伤其经血，虚损不足，不能收摄，或恶血不尽，则好血难安，相并而下，日久不止。"气虚则气不摄血，或产后血瘀，血不归经，淋漓而下，加重气血亏损。现代社会，人工流产次数增多，若反复人工流产也会导致气血虚弱。

《丹溪心法》曰："产后无得令虚，当大补气血为先。虽有杂症，以末治之。一切病多是血虚，皆不可发表。"故一切寒苦并发表之药皆不可用。《产后众疾门》云，"产后以百日为准，凡百日内得病，皆从产后气血二亏，参求用药，即有伤寒、伤食等症，亦宜补气养血药中略加见症，从治一二味为正论，不可全用峻削攻伐，致成蓐劳产怯之症，尤忌寒凉酸涩之药，使瘀滞凝结；癥瘕、腹痛、寒热往来、骨蒸劳热，咳嗽所由来也""常症惊悸，虽属心血虚衰，不过忧思郁结所致，产后下血过多，心血耗极，非大补不复元""阳生则阴长，气盛则血充"。补易生滞，故应当遵守滋补不留邪的原则。

5. 阴血亏虚与妇科杂病

妇科杂病是指除经、带、胎、产以外的妇科疾病，其病因可概括为外感淫邪（主要为寒、热、湿邪）、情志因素、生活及体质因素。这些因素均可以伤及血分、气分，导致脏腑功能失调，而脏腑功能失调必会加重女子阴血的亏耗和血瘀证的形成，正所谓"今妇人之生，有余于气，不足于血""久病必瘀""五脏之伤，穷必及肾"（《内经》）。因此在妇科杂病的治疗中除予补肾之外，亦须重视补血活血，使气血调和则疾病得愈。"夫经水，阴血也""女子，阴类也，以血为主"均说明女子以血为用又须耗血的生理特点。"精不泄，归精于肝而化清血"说明精足则血旺，精亏则血虚。精血本同源，肾精不足可致气血亏虚，血液运行迟缓。肾之阴阳为人一身阴阳之本源，肾的阴阳平衡促进血液有序循行于脉中，肾之阴阳失衡可导致血瘀，所以肾虚可导致血瘀。

治疗阴血亏虚引起的各种妇科疾病时，应当把握大补血衰、滋补真阴和厚补脾胃三个原则。

张景岳在《类经附翼·真阴论》中写道："而五精皆统乎肾，肾有精室，是曰命门，为天一所居，即真阴之府。精藏于此，精即阴中之水也……"我们可以理解为，命门就是真阴所在的部位，而肾水就是命门中的精华，即真阴。张景岳又提出："所以凡补命门，则或气或血，皆可谓之补阴，而补阴之法，即培根固本之道也。"命门为真阴之所，治疗命门虚损必用补阴法，这是培根固本的重要方法。脾胃为后天之本、气血生化之源，脾胃功能的强盛是生命活动的重要保障。李东垣在《脾胃论》中指出"内伤脾胃，百病由生"，脾胃强盛，则气血生化有源。肾精充盈，阴血旺盛，妇人病自安。

四、肝郁气滞致病论

肝也是影响妇女生理病理的一个重要脏腑。肝的生理功能为主疏泄、主藏血。肝气升发、喜条达而恶抑郁、体阴而用阳等是肝的生理特性。陈小忆认为，气血失和是导致妇科病证的主要病因，以肝之疏泄失常、气机郁滞为最。肝的疏泄功能是指肝气具有疏通、畅达全身气机的作用。《类证治裁》云："凡上升之气，皆从肝出。"其论述了肝气主升发，能调节全身气机的运行，进而调畅血液与津液的运行输布，调畅脾胃之气的升降，调畅胆汁的分泌与排泄，调畅情志活动，调畅女子排卵和月经。因此，陈小忆认为治疗妇科疾患也可从肝经立论，这主要是由妇女的生理功能与病理特点所决定的。若肝之疏泄功能失职，则经、孕、产、乳之疾患丛生。

（一）肝与妇女生理

从生理上看，肝之气机通畅，维系着女子的月经和排卵，使经、带、胎、孕、产、乳得以正常进行。女子以肝为先天。此先天并非说肝为先天之本，也不是要肝代替肾的作用，而是强调了肝对女子的重要性。先天是指人体受胎之始禀受于父母的精气。肾作为先天之本，其地位无可比拟。虽然肾为先天之本，肾气的盛衰决定着天癸的来潮与衰竭，但冲任二脉是否充盈与畅通，并不是由肾单独决定的，与肝的功能正常与否的关系也十分密切。女子胞宫是通行经、带和孕育胎儿的场所。胞宫能否维持正常生理活动与冲任二脉是否通畅盛行有着直接的联系。冲任协调是月经按时来潮、胞宫孕育胎儿的重要条件。冲脉隶属于肝，冲脉之气旺盛流通，有赖于肝气疏泄，肝气疏泄有序，血脉自能流通。肝藏血，主疏泄。肝血旺盛，注于冲脉，则冲脉盛；肝气条达舒畅，则任脉通，胞宫才能保持其正常的生理活动。因此，从青春期开始，女子的生理特点、病理机制均与肝的功能密切相关。女子的生长发育，从青春期前至成熟阶段，以肾的作用为主；从月经来潮至生育期，以肝的作用为主。此外，根据《知医必读》所载"五脏之病，肝气居多，而妇人尤甚"，陈小忆认为肝气柔和舒畅、疏通条达，是肝完成各种正常生理功能的前提，也是维持和促进其他脏腑正常生理功能的重要条件。

（二）肝与妇女病理

从病理上来看，妇女常因经、孕、胎、产、乳屡伤阴血而致使血虚气盛，气盛则易郁滞。所以肝气郁滞是妇科病的一个核心病机。肝经气滞，疏泄失常，往往损及冲脉而影响血海盈亏，经、带、胎、产、乳诸疾亦随之而起。

肝气郁滞的症状主要体现在精神情志和气机失调两个方面，表现为胸胁、乳房、少腹胀痛，抑郁太息，烦躁易怒，巅顶头痛或咽中自觉有梗阻感，脉弦。以上 5 项症状中具有其中 3 项或有 1 项属于脾虚证候的方可辨证。在妇科疾病中，肝郁气滞主要表现为月经周期时提前时延后、经量时多时少、经色紫红、月经有血块、经行前后乳房胀痛、情志异常、孕后小腹胀痛、产后乳汁少或无、下腹肿块、婚后不孕等。

1. 肝与情志病

肝喜条达而恶抑郁，条达则少思寡怒，情志舒畅，脏腑和谐，情悦体健。若肝失疏泄，则全身气机不利，情绪为之失调；若疏泄无度，肝气横逆，气滞经脉，则诸证皆现。古时中医大家十分重视肝气郁滞与情绪异常及妇科疾病的关系。《灵枢·百病始生》云："若内伤于忧怒，则气上逆，气上逆则六输不通，温气不行，凝血蕴里而不散，津液涩渗，著而不去，而积皆成矣。"这开启了肝郁之证的先河。肝气中和，其疏泄及藏血功能正常，如木之枝叶伸展，根须旁达，则女子方能精神舒畅，血脉流通，经、孕、产、乳等一切正常。肝失疏泄，气机不利，则津血气化障碍，脏腑功能异常，气血痰凝滞不行，诸病将生；情志不遂，怒气伤肝，肝气郁滞，脾失健运，痰湿内生，痰瘀互阻。《碣塘医话》说道："妇人善怀而多郁，又性喜褊隘，故肝病尤多。肝经一病，则月事不调，艰于产育。妇科之症，强半由此。"《妇科经纶》有云："凡妇女病多是气血郁结，故治以开郁行气为主。"女子阴性凝结，易于怫郁，使妇人之病，多起于郁，而诸郁不离乎肝。可见，肝郁病变妇科多见。因此，陈小忆认为女子乃阴柔之体。当今社会，大部分女性均有来自社会及家庭等各方面的压力，众压之下，易造成情志过激、忧郁愤怒，肝郁不达而致肝气郁滞，使得肝之气血失调、脏腑功能失常及冲任二脉损伤，诸病丛生。临床上常见的妇科疾病大都与气血失调、脏腑功能失常及冲任二脉损伤有关，其导致妇女易多愁善感、心肝气结而气机阻滞，从而导致不同程度的焦虑、抑郁、躁怒等情志不畅之症，以及不明原因且伴随情绪异常而出现的纳差、脘腹胁胀、便秘等消化道症状。若恚怒忧思，郁结伤肝，肝失疏泄，气机不调，气血运行障碍，妇女则表现为胸胁、乳房、少腹等局部胀痛不适；若气滞痰凝，轻则胸胁刺痛，甚则痛经、闭经、生成乳癖、积聚等；若气血逆乱，又可致血液不循常道而出血。

2. 肝与月经病

肝的功能正常是维持月经正常的基础。肝主藏血，是经血之源。女子以血为本，肝藏血充足，冲脉血液充盛，是月经按时来潮的重要保证。而肝气条达舒畅则是女子行经通畅有度的重要条件。《素问·上古天真论》曰："女子……二七，而天癸至，任脉通，太冲脉盛，月事以时下，故有子……七七，任脉虚，太冲脉衰少，天癸竭，地道不通，故形坏而无子也。"《格致余论·阳有余阴不足论》云："主闭藏者肾也，司疏泄者肝也。"这说明冲脉充盈，任脉畅通，直接关系着月经来潮正常与否。肝气调畅，精神情志正常，则气畅血旺，血海蓄溢正常，月经自然正常。《医宗金鉴·妇科心法要诀》云："有暴怒伤肝，肝不藏血而血妄行者。"《血证论·脏腑病机论》说："肝属木，木气冲和发达，不致遏郁，则血脉得畅。"只有肝气舒畅柔和，血行通畅，遵循其道，其生理功能才正常。因此，陈小忆认为，肝乃月经调节的枢纽。临床若见肝气郁滞，疏泄失常，则影响到脾胃的正常运行和胆汁的正常排泄，气血生化乏源，而导致月经紊乱，出现经量过少、经期过短等症状。若肝气郁滞则血行不畅，脉络受阻，易出现痛经、闭经、月经后期、月经过少等症状。若肝气郁结，疏泄无度，可致血海蓄溢失常，而见月经先后无定期、崩漏等症状。若肝气郁结，气滞则血液运行不畅，津液代谢异常，痰湿内生，则脉道不通；且肝为风木之脏，六淫邪气均可由风引入胞宫，与血相搏结，亦可使血壅脉中，经脉受阻，则月事不能按时而下，可致月经后期。若肝气郁结，日久不解，肝失疏泄，冲任损伤，血海蓄溢失常，气滞血瘀，瘀阻胞宫，新血不守，可致崩漏。正如叶天士所说："肝经一病，月经不调。"临床上可通过调整女子肝气，促使气血正常运行，从而使经血有源，月经正常来潮。

3. 肝与妊娠病

女性的生理功能以气血为基础，而肝脉循经少腹，肝属木，木气贵乎冲和调达。因此，肝的疏泄及情志调畅影响胞脉胞络的通畅、女性的排卵及两精相合，同时也影响肝血以濡养胞胎。《妇人大全良方·产难门》提出："妇人以血为主，惟气顺则血和，胎安则产顺。"《傅青主女科·妊娠·妊娠子悬胁疼》中载："妊妇有怀抱忧郁，以致胎动不安，两胁闷而疼痛，如弓上弦……谁知是肝气不通乎！"这说明暴怒生气则伤肝，肝气上逆，气血失和，易致胎动。《医宗金鉴》云："孕妇气血充足，形体壮实，则胎气安固。……或因暴怒伤肝，房劳伤肾，则胎气不固，易致不安。"陈小忆认为妊娠病的病因有三：一是阴血下聚养胎，加重妇人体虚；二是胎儿渐长，胎体上升，影响气机升降；三是妇人素体脾胃虚弱，肝气郁滞横逆犯胃，生化乏源或是先天肾气不足，胎元不固。若肝气凝结，疏泄失职，脾胃枢机失调，可致木乘土位，脾失健运，水湿不化，症见妊娠浮肿。若肝气横逆犯胃，导致脾胃升降失常，易引起妊娠呕吐。若肝气郁滞，导致胞脉阻滞，气血运行不畅，不通则痛而致妊娠腹痛。若肝气郁滞严重，阻于冲任、胞脉、胞络，孕卵运行受阻，使孕后胎元停于脉络，不能运达胞宫体腔，易致异位妊娠。

4. 肝与产后病

产后病多虚多瘀，疾病多从气、血这两方面反映出来。不足于血则肝血易虚，有余于气则肝气易郁滞。因此产后妇女多有肝疏泄乃至藏血功能失常的病变。产后妇女易多愁善感，心肝气结而致气机阻滞，从而导致一系列情志异常之症。若肝失疏泄，气机不畅，在情志上则表现为郁郁寡欢、情志压抑；若肝之疏泄太过，则易产生精神亢奋，出现心烦易怒、失眠、惊惕等症。若情志不遂，肝气郁结体内，清浊升降失常，易致膀胱气化不利而致小便不通；若肝气郁滞日久，郁而化火，气火郁滞于下焦，移热于下焦，膀胱气化失司可致小便淋痛。若气机不畅，肝失条达，乳脉不通，易致使乳汁不行甚则无乳。若肝失疏泄，冲任损伤，血海蓄溢失常，气滞血瘀，新血不能归经，易致产后恶露不止。若肝郁气滞，冲任失畅，胎体胞衣不得下行，则胞衣不下。若肝郁日久，肝之疏泄失常，肝血暗耗，孕后阴血下注于胞宫而滋养胎元，阴液耗伤，液少津亏，水不涵木，加之冲脉充盛，冲气挟肝火上逆犯胃，胃失和降而致妊娠呕吐、痰饮及厌食。

5. 肝与带下病

带下量明显增多，色、质、气味发生异常，或伴全身或局部症状者，称为带下病。《傅青主女科》所述带下病的辨证大多与肝经相关，认为"盖湿热留于肝经，因肝气之郁也"，提出调肝是治疗带下之大法。肝经循行绕阴部，由少腹两侧上行，并环绕胞宫，联系冲任。叶天士《临证指南医案》"淋带"案云："某女科病多倍于男子，而胎产调经为主要。淋滞瘕泄，奇脉虚空，腰背脊膂牵掣似坠，而热气反升于上，从左而起，女子以肝为先天也。"《妇人秘传》指出："七情过极，肝气横逆，木强土弱，脾失健运，因而带下绵绵，色黄或赤。"这说明气机郁滞可致带下之疾。肝郁乘脾，脾失健运，湿从内生，湿郁化热，湿热之邪下注任脉、带脉，使任脉不固、带脉失约，可发为带下病。因此，陈小忆认为，带下病主要是由于任带二脉损伤，气机受损，以致带脉失约或失养。若肝失疏泄，积郁横逆克脾，脾虚运化失健，不能化生荣血以为经水，反为白滑之物。

6. 肝与妇科杂病

在杂病中，由于肝郁不疏、气血瘀滞、胞脉不利、冲任不调而导致的妇科疾病甚为复杂而广泛。脾胃所化生的水谷精微，除营养全身外，皆藏之于肝，由肝进行调节而确保身体健康。《未刻本叶氏医案》中说："凡女科杂病，偏于肝者居半。"若肝气调节失序，肝血亏虚则冲脉失荣，血海不能按时盈溢；肝无所藏，肝失滋养则疏泄无权，气机失畅，血虚而气滞，气滞则血瘀；肝气郁滞，肝失所养的另一后果是筋脉失养，血虚生风，阳无所制，风动阳亢。《傅青主女科》中指出"凡脏腑十二经之气化，皆必借肝胆之气化以鼓舞之，始能调畅而不病"，说明肝木调和，则全身脏腑功能得以正常运转。反之，肝病最易延及他脏，若肝脏有病，除自伤本脏之外，上冲犯心、横逆克脾、直逆侮肺、下陷扰肾，五脏皆受其累。"五脏以肝为贼"，百病皆可从肝论治。张锡纯《医学衷中参西录》中记载以升肝疏郁汤治妇人阴挺，认为"肝主筋，肝脉络阴器，肝又为肾行气。阴挺自阴中挺出，形状类筋之所结。病之原因，为肝气郁而下陷无疑也"。若肝气郁结，阻滞经脉，血行受阻，气聚血凝，积而成块，日久增大成为癥瘕。若气滞血瘀，留结于下腹，瘀阻冲任亦可导致子宫内膜异位症、子宫腺肌病。若肝气郁滞，邪气与余血相胶结，瘀阻冲任，易致多囊卵巢综合征。若情怀不畅，肝气疏泄失职，气血失和，冲任失调，可致不孕。

（三）疏肝法在妇科中的应用

肝主疏泄是肝藏象理论的主要内容之一，也是中医妇科的重要内容。肝气条达与女子经、带、孕、产、乳密切相关，在妇科临床具有十分重要的作用。可见肝疏泄功能失调是妇科多数疾病发生的基本病机，疏肝解郁是妇科疾病最基本的治法。在用药上，陈小忆遵循《素问》"肝郁散，急食辛以散之""肝苦急，急食甘以缓之"的原则，根据妇女阴柔内敛、疏泄不及、郁证为多的特点，力求做到疏肝不伤阴血，滋阴不碍气机。同时，因"肝为刚脏，体阴而用阳"，在调肝以治疗情绪异常症状时，不可一味疏肝，还需兼顾柔肝，且用药轻灵，方可开郁肝气，轻清宣泄。常用药物为柴胡、白芍、青皮等。其中柴胡归肝经，味苦辛，辛开苦降，可疏泄肝气、和解少阳、升举清阳，从而通调三焦气机。陈小忆认为柴胡是疏肝气、畅情志之要药。对于肝气郁滞类患者，陈小忆强调，临床医生要善于倾听，耐心开导，取得患者的信任，引导她们放平心态、顺应自然。

临床上，在运用疏肝解郁之法时，尚应根据其寒热虚实适当配伍。特别是肝气郁滞者常易化火伤阴，注意配合应用清热滋阴之品，以防泄疏太过，而让病邪深入。女子经、孕不仅受肝主疏泄、肝藏血的调节，也与肾藏精之特性密切相关，临证时宜酌情配伍补血、补肾填精之品，方能收到更好的疗效。

陈小忆还强调，当下在诊治女子疾病时，不仅要重视女子与肝的密切关系，还要认识到人是不可分割的整体，在强调"女子以肝为先天"的同时，兼顾肾、心、肺、脾等脏腑功能协调在女子病患中的重要作用，根据相关脏腑的性质特点及与肝脏的相互生克关系，进行综合分析。既要调理肝脏功能的缺失，又要弥补与之相生脏腑的功能，抑制与其相克脏腑的功能，既抓住主要矛盾，又兼顾次要矛盾，从而达到最终抑制肝经病变的目的。

五、脾虚痰湿致病论

脾胃为后天之本、气血生化之源，具有主运化和主统摄的功能，对气血津液的生成和正常运行起着至关重要的作用。女性的经、孕、产、乳、带均以气血津液为物质基础。《女科经纶》中载"妇人经水与乳，俱由脾胃所生"。脾的功能失常，运化失司，统摄无权，使气血津液的生成与运化异常，就会导致女性多种疾病的发生。

痰是体内水湿津液代谢异常停聚而成的病理产物。凡外感六淫，邪阻气化，津液积聚，可凝结为痰；或内伤七情，郁结不解，气不布津，聚而成痰；或贪酒无常，饮食失节，湿热熏蒸，灼津为痰；或体虚劳倦，房事过度，元气大伤，水谷失于运化，可反留为痰等。痰形成后又可作为新的致病因子，阻碍经脉气血运行，影响气机升降出入，害及五脏六腑。《坤元是保》曰："有妇人肥胖，经或二三月一行者，痰气盛而躯脂闭塞经脉也。"《女科切要》曰："妇人经闭，必是痰湿与脂膜壅塞之故也。"《济阴纲目》曰："身体肥胖，子宫膜脂长满，经水虽调，亦令无子。"上述内容，均言及痰可导致多种妇科疾患。

妇科发病多以内湿为主。《素问·至真要大论》指出："诸湿肿满，皆属于脾。"妇科大家傅青主亦言："而肥胖之湿……乃脾土之内病也。"湿为阴邪，黏滞重浊，主下趋，易阻遏气机，是妇科疾病的重要致病因素之一。虽有内湿、外湿之分，但内湿主要责之于脾的运化失调。中医学中常有"脾为生痰之源"之说。素体脾虚，或饮食不节、劳倦过度，脾阳不足，不能运化水湿，或肾阳虚衰，不能温煦脾土，亦不能化气行水，遂致湿从内生，久而酿成痰饮，痰湿停滞，流注冲任，伤及带脉。湿为有形之邪，湿邪为患，因其留滞的部位、时间不同，可导致经行浮肿、经行泄泻、闭经、带下病、子肿、子满、产后身痛、不孕症等疾病。痰湿既为机体的病理产物，同时也是致病因素。肺、脾、肾三脏气化功能失常，则津液不能正常输布和排泄，而致水湿凝聚而成。痰湿重浊黏腻，易下注冲任，流注于胞络脏腑之间，或与瘀血互结而发生妇科疾病。脾虚水湿不化，湿聚成痰，痰湿阻于冲任，导致癥瘕、闭经、不孕等；水湿流于下焦，伤及任带，可发为带下病；水湿溢于肌肤，可出现经行浮肿、妊娠水肿；水湿聚于肠道，可发生经行泄泻。可见，脾虚、痰湿以及妇科疾病三者之间有较为密切的关系。

（一）脾与妇女生理

1. 主运化与升清

《内经》特别强调脾胃在人体中的重要性。《素问·玉机真藏论》载："孤脏中央，以灌四旁。"张元素认为："脾者土也，消磨五谷，寄在胸中，养于四旁。"因此，脾胃为气血津液生化之源。脾胃的生理功能：①运化水谷以化生气血。脾胃运化水谷之精微化生气血。经冲脉灌注，平时注入胞脉、胞宫以化生月经；孕后血注胞中以养胎；产时血出以濡产道；产后血循冲脉上注乳房，化生乳汁。女性生理活动均以气血为物质基础。②运化水湿以化生津液。《素问·经脉别论》曰："饮入于胃，游溢精气，上输于脾，脾气散精，上归于肺，通调水道，下输膀胱，水精四布，五经并行。"水饮经脾的散精作用，化生为津液，润泽全身，一部分入冲脉参与血液化生月经与乳汁，一部分入任脉化生带液以濡前阴之窍。

2. 主统摄，维持气血津液正常运行

（1）主统血。脾气具有统摄血液运行的作用，使血液在脉中正常运行，既无停滞又不外溢。冲脉之血循经灌注胞宫，一月一盈一泻，月经则依时而下。

（2）主摄带。脾气具有统摄带液的作用，使带液"津津常润"而不滑泄无度。

（3）主载胎。脾气具有承载胎元的作用，脾气充，中气足，则胎元牢固且长养壮大。

（4）主运胎。十月怀胎，一朝分娩。脾气旺盛，运胎下行，分娩顺利。

（5）主摄乳。乳汁的分泌，依靠脾气的统摄，才能有时有节，不致外溢。

（6）主举宫。子宫在小腹正中，依赖冲任二脉的固摄、中气的升举来维持正常的位置。

（二）脾与妇女病理

1. 脾失健运

脾失健运体现在不能运化食物和运化水液两个方面。脾运化食物的功能减退会影响食物的消化和水谷精微的吸收，出现气血津液生化不足，正如《脉因证治·经候》中所述"脾胃不和，饮食减少，则血不生。血者，饮食所化"，由此容易引发月经量少、经闭、产后乳少等病症。笔者在临床跟诊中发现，目前节食

减肥致脾失健运是女性月经失调的常见病因病机。脾不能运化水液对妇产科疾病亦有较大影响。《素问·至真要大论》载："诸湿肿满,皆属于脾。"脾运化水液的功能失常,导致水液在体内停聚,出现水肿,这成为妇女因脾病而月经不调的一个兼症。在《诸病源候论》中,"月水不通候""月水不通无子候""产后月水不通候"等多处提到水肿,如"月水不通……脾胃虚弱,变为水肿也。所以然者,脾候身之肌肉,象于土,土主能克消于水,水血既并,脾气衰弱,不能克消,故水气流溢,浸渍肌肉,故肿满也"。水肿不仅出现在月水不通的病证中,还出现于妊娠期,如《医方集宜·妇人门·胎前》中记载"妊娠胎水者……盖因脾胃虚弱,土不能制水,致水气流溢,故令身肿也"。若妊娠至七八月,因胎体长大,阻碍气机之升降,见足部浮肿,而脉象、小便无异常,且无其他全身症状者,则属正常范畴,无须治疗,分娩后自可消退。脾不能运化水液,体内水湿积聚易化为痰。肥人气虚、多痰湿,可致月经后期、月经量多、不孕等疾病。《丹溪心法·妇人八十八》载"肥胖饮食过度之人,而经水不调者,乃是湿痰"。《丹溪心法·子嗣九十三》载"若是肥盛妇人,禀受甚浓,恣于酒食之人,经水不调,不能成胎,谓之躯脂满溢,闭塞子宫。宜行湿燥痰……"此为妇人平素过食肥甘厚味,嗜食酒水,使脾胃虚弱,不能运化水液。水湿积聚成痰,闭塞胞宫,故不能正常受孕。脾虚有湿不仅影响月经来潮和受孕,对白带的影响也很大。《笔花医镜·带下》载"带症有青黄赤白黑之分,亦不必分属五脏,总之不外乎脾虚有湿而已",认为带下病无论颜色如何,均是由脾虚有湿引起的。

2. 脾不统血

由于脾气主升,在体合肉,所以"脾不统血"之出血常见于下部或肌肉、皮下,如便血、尿血、崩漏及肌衄等,意为血随气陷下溢而出血。脾不统血,血溢脉外,常引发崩漏。脾虚血失统摄,冲任不固,不能调控经血,故发为崩漏。论述脾与崩漏关系的医书众多,如《周慎斋遗书》载"一女下血不止,此脾不能统血也",《丹溪心法》亦载"崩中漏下……举养脾胃"。脾不统血除了引起崩漏,还能引起妊娠下血、恶露不绝、经行腹痛等病症。

(三) 脾胃与妇科病

1. 脾胃与月经病

脾胃为后天之本,气血生化之源。妇人若饮食失调,劳倦过度,思虑伤脾,痰湿内生,损伤脾胃,生化之源不足,冲任亦虚,胞脉失养,血海空虚,可引起月经后期、月经过少、痛经,甚至闭经。正如《陈素庵妇科补解·经水后期方论》云:"妇人经水后期而至者,血虚也。此由脾胃虚弱,饮食减少,不能生血所致。"李东垣曰:"妇人脾胃久虚……血海枯竭,病名曰血枯经绝。"脾主统血,脾气健旺,统摄有权,血循经脉周流不息,不致溢出脉外。脾气虚弱,统摄无权，冲任失约，血不循常道而外溢，妇人则见月经先期、月经过多、经期延长、崩漏等。如《景岳全书·妇人规》云："若脉证无火，而经早不及期者，乃心脾气虚，不能固摄而然。"《女科撮要》亦认为："脾胃虚损，不能摄血归源……胞络伤而下崩。"而脾阳不振，运化失权，则水湿停聚，化为痰浊，壅塞胞脉，可导致月经后期、闭经、经行泄泻、浮肿、头痛等病症。此外，胃经热盛，热灼营血，营血干枯则致闭经，热迫血行则致月经过多。如《医宗金鉴·妇科心法》云："胃热甚，则烁其血，血海干枯，故月事不下。"

2. 脾胃与带下病

《女科经纶·带下门》引缪仲淳云："白带多是脾虚……脾伤则湿土之气下陷，是脾精不守，不能输为荣血，而下白滑之物。"《医学心悟·妇人》云："大抵此症不外脾虚有湿。脾气壮旺，则饮食之精华生气血而不生带；脾气虚弱则五味之实秀，生带而不生气血。"这说明脾气虚弱，运化失司，水谷之精微不能上输以生血，水湿反聚而成湿浊，流注下焦及冲任二脉，冲任受损，致任脉不固，带脉失约而带下。

3. 脾胃与妊娠病

脾气不足，冲任不固，胎失所载，或脾虚血少，化源不足，冲脉血虚，胎失所养，均可导致胎动不安、堕胎、滑胎、小产、胎萎不长、胎死腹中等。脾阳不振，水湿内停，孕期冲脉气盛，夹痰饮上逆，可致妊娠恶阻；脾虚运化失职，水湿内停，溢于四肢，可致妊娠肿胀。傅青主指出："胎动欲堕……此脾胃虚极而然也。夫脾胃之气虚，则胞胎无力，必有崩坠之虞。"

4. 脾胃与产后病

胃中郁热，或邪热入里，可导致产后发热、产后便秘等。妇人产后气血大虚，脾胃虚弱，气血生化乏源，可致产后血晕、产后腹痛、产后身痛、缺乳。阴血骤虚，阳无所附，虚阳浮越于外亦可致产后发热。脾虚气陷，冲任不固，不能摄血而致产后恶露不绝。胃气不固，摄纳无权，乳汁随化随出而致乳汁自流不止。因此《校注妇人良方·产后乳出方论》云："产后乳汁自出，乃胃气虚。"《女科经纶》曰："产后乳汁不行，宜壮脾胃以滋化源。"

5. 脾胃与妇科杂病

脾虚气弱，中气下陷，固摄无权，系胞无力，可致阴挺下脱。中气不足，运行无力，腑气失循常道，逼走前阴而致阴吹。脾阳不振，水湿停聚，化为痰浊，壅塞胞脉，可致不孕。若痰湿与血气相结，积而成癥，或与血瘀相并结成癥瘕。脾虚运化不良，湿浊内生，下注冲任，致气血运行不利，郁久成瘀，瘀血与湿浊滞于下焦，伤及冲任带脉而发带下疾病。

（四）痰湿与妇科病

1. 痰湿致月经病

痰湿之体，痰浊壅盛，或脾阳失运，湿聚成痰，痰湿内聚，壅滞血海，阻滞冲任，气血运行受阻，经血下行不畅，经血常延期而下则成月经后期；经行不畅而量少者则成月经过少；久则经闭不行而成闭经；血不循常道而溢则成月经过多。行经前或行经期由于阴血下注冲任，血海充盈，全身阴血相对不足，致脏腑功能失调；经血因血去过多，致血虚肝旺或血虚气弱、抵抗力减退等。此时若痰湿浊邪上扰清窍而头痛者则为经行头痛；若痰浊上蒙清窍，出现精神状态失常，经后消失者为经前精神异常；若经行（后）痰浊上蒙清窍，清阳被遏而眩晕者为经行（后）眩晕；若肝风夹痰上扰，壅闭经络而抽搐者为经行抽搐；若素有痰饮，内停胸膈，经行时痰饮随冲气上逆而呕恶不止者为经行呕吐。

2. 痰湿致妊娠病

妊娠后若脾胃虚弱，运化失司，则湿聚成痰；或肾气亏损，阴阳失调，开阖不利，则水湿停聚为痰；或胎儿影响气机升降，则气滞痰郁；等等。妊娠后因经血停闭，冲脉之气上逆，痰可随逆气上冲而恶心呕吐者为妊娠恶阻；痰饮射肺致咳嗽者则为妊娠咳嗽（子嗽）；孕后阳气偏盛，阳盛则热，痰热相搏，上扰心肺而烦闷者为妊娠心烦；痰浊上扰，蒙蔽清窍而眩晕者为妊娠眩晕；阳亢风动，触及积痰，上逆蒙蔽清窍而出现痫证为妊娠风痰（子痫）；痰热交阻，壅塞气道，肺失清肃而声音嘶哑，甚至不能出声者为妊娠失音；寒痰凝聚胸膈，停饮蒙蔽心阳而心痛者为妊娠心痛；痰湿阻滞经络，气血痹阻不通而胁痛者为妊娠胁痛；风痰攻注四肢，阻滞气血脉络致手足不举、体用不遂者为妊娠瘫痪；痰湿留注胞宫，阻碍气血运行，影响胎儿孕育，使胚胎不宁者可致流产；痰浊与气血互结于腹中使腹部日渐胀大似怀孕者谓之假胎。

3. 痰湿致产后病

产后因气血虚弱，或瘀血内阻，或病邪侵扰，导致痰浊滋生。若痰随胃气上逆而呕吐者为产后呕吐；痰浊中阻，胃气上逆不食者为产后呕逆不食；痰浊上扰心神，或痰浊郁久生热，上冲心窍而精神失常者为产后精神异常；痰火乘心，心气闭塞而烦躁不语，喉间痰鸣音者为产后不语；产后经脉虚亏，痰饮瘀阻经络而遍体麻木、肢体沉重疼痛者为产后肢体麻木不仁。

4. 痰湿致带下病

肥胖之体，多痰多湿，躯脂壅塞；或脾虚运化失司，水湿聚而成痰；或肾阳（气）虚衰，阴阳失调，开阖失常，水湿停聚为痰；或肝气郁结，疏泄失常，津液失布，气郁痰凝；等等。痰形成后随气行无处不到，若痰湿流注下焦，聚于带脉，则带脉失固，或经期、产后，血室正开，外邪乘虚侵入，影响津液的正常输布，水湿停聚为痰，壅塞胞宫，伤及带脉，均可产生带下病。

5. 痰湿致妇科杂病

体形肥胖，痰湿内生，气机不畅，月经失调，难以受孕，或因躯脂过于丰满，阻塞胞宫，冲任受阻，不能摄精成孕者为不孕症；若脾虚致瘀，因痰瘀互结于胞宫、胞脉，气机升降失调，阻遏经络，滞而不行，积之日久成块，日益增大，发为"癥瘕"（可见于子宫肌瘤、卵巢囊肿、子宫内膜癌等）；若痰气相搏，阻于咽喉而自觉咽中似有梅核梗塞，吐之不出，咽之不下者为梅核气（炙脔症）；若平素抑郁多愁，肝气郁结，夹痰阻络，痰迷心窍而忧愁悲伤，抑郁不欢者为脏躁；若思虑伤脾，郁怒伤肝，气滞痰凝壅于乳而乳房中有肿块、结节状、质硬无痛者为乳癖；若痰湿内结，气滞血瘀于乳而两乳胀痛并逐渐增大下垂，增大超过正常形态者为巨乳。

（五）健脾祛湿法在妇科中的应用

脾之功能正常，对女性的经、带、胎、产起到相当重要的作用。《医宗必读》云："故善为医者，必责其本，而本有先天后天之辨。……后天之本在脾，脾应中宫之土，土为万物之母。"因此，健脾祛湿法常用于治疗妇科疾病。治疗妇科疾病时，须兼顾后天之本，方能使疗效达到最佳。

第二节 经 验 药 对

一、黄芪和党参

黄芪，性味甘、微温，归肺、脾经，具有补气升阳、固表止汗、利水消肿、托毒排脓、敛疮生肌之功效，用于治疗气虚乏力、中气下陷、便血崩漏、血虚萎黄、久泻脱肛、表虚止汗等。《得配本草》云："黄耆补气，而气有内外之分，气之卫于脉外者，在内之卫气也；气之行于肌表者，在外之卫气也。肌表之气，补宜黄芪，五内之气，补宜人参。……故内外虚气之治，各有其道。"《本草求真》曰："黄耆，入肺补气，入表实卫，为补气诸药之最，是以有耆之称。与人参比较，参气味甘平，阳兼有阴；耆则秉性纯阳，而阴气绝少。盖一宜于中虚，而泄泻、痞满、倦怠可除；一更宜于表虚，而自汗亡阳，溃疡不起可治。且一宜于水亏，而气不得宣发；一更宜于火衰，而气不得上达为异耳。"《神农本草经疏》载："胸膈气闷，肠胃有积滞者勿用；阳盛阴虚者忌之；上焦热甚，下焦虚寒者忌之；患者多怒，肝气不和者勿服；痘疮血分热甚者忌之。"据现代药理学研究，本品含有苷类、氨基酸、多糖等，具有抗衰老、增强机体免疫力、促雌激素样作用及比较广泛的抗菌作用。

党参，性味甘、平，归脾、肺经，具有健脾益肺、养血生津之功效，用于治疗脾肺气虚、食少倦怠、气血不足、面色萎黄、心悸气短、津伤口渴等。《本草从新》云："党参补中气、生津，甘平补中，益气，和脾胃，除烦渴。中气微虚，用以调补，甚为平妥。"《本草正义》曰："党参力能补脾养胃，润肺生津，健运中气，本与人参不甚相远。其尤能可贵者，则健脾而不燥，滋胃阴而不湿，润肺而不犯寒凉，养血而不偏滋腻，鼓舞清阳，振动中气而无刚燥之弊。"《本经逢原》载："产山西太行山者，名上党人参，虽无甘温峻补之功，却有甘平清肺之力，亦不似沙参之性寒专泄肺气也。"据现代药理学研究，党参含有皂苷、糖类、微量生物碱等，能增强人体抵抗力、调节胃肠运动，以及提升家兔红细胞及血红蛋白。

黄芪甘而温，得土之正味、正性，故其功专补益脾胃；味又微辛，故能驱除胃中诸邪。黄芪临床用量多在 10～30 g 之间，气虚重证者可重剂至 120 g 左右，临床应用多年未见明显不良反应。陈小忆临床治疗久病、体虚患者证属肺脾气虚者，多黄芪、党参同用（党参功效与人参相若而补力稍逊，中气虚极者可选用人参），大大增强补气之功。黄芪、党参大补肺气，金水相生，益肾水之上源，肺气旺则生肾水；同时党参有生津润肺之效，补气不令温燥太过，使阴阳不至偏胜。对于妇女气虚下陷、气虚不能摄血之白带过多、崩漏者，可用党参以固崩带。党参性平，入煎剂常用量为 10～30 g。该药对性微温、味甘以补肺脾，凡表实邪盛、内有积滞、阴虚阳亢等实热证，均不宜服用。对气虚外感及正虚邪实之证，必须随证配伍解表药或攻里药同用，以扶正祛邪。

另外，黄芪和党参有补气、生精之效，可助卵泡生长，推动受精卵着床，在不孕症的治疗中常相须为用。

二、山药和白术

山药，性味甘、平，归脾、肺、肾经，具有健脾、补肺、固肾、益精之功效，用于治疗脾虚食少、小便频数、泄泻便溏、白带过多等。《本草求真》云："山药……然气虽温而却平，为补脾肺之阴，是以能润皮毛、长肌肉，不似黄芪性温能补肺阳，白术苦燥能补脾阳也。"《本草正》曰："山药，能健脾补虚，滋精固肾，治诸虚百损，疗五劳七伤。第其气轻性缓，非堪专任，故补脾肺必主参、术，补肾水必君萸、地……总之性味柔弱，但可用力佐使。"《药品化义》载："山药，温补而不骤，微香而不燥，循循有调肺之功，治肺虚久嗽，何其稳当。因其味甘气香，用之助脾，治脾虚腹泻，怠惰嗜卧，四肢困倦。又取其甘则补阳，以能补中益气，温养肌肉，为肺脾二脏要药。土旺生金，金盛生水，功用相仍，故六味丸中用之治肾虚腰痛，滑精梦遗，虚怯阳痿。但性缓力微，剂宜倍用。"据现代药理学研究，本品含薯蓣皂苷、胆碱、甘露聚糖等，有滋补、助消化、脱敏等作用。

白术，性味苦、甘、温，归脾、胃经，具有补脾、益胃、燥湿、和中、安胎之功效，用于治疗脾胃气弱、虚胀、倦怠少气、痰饮、胎气不安等。《本经逢原》云："白术，生用有除湿益燥，消痰利水，治风寒湿痹，死肌痉疸，散腰脐间血，及冲脉为病，逆气里急之功；制熟则有和中补气，止渴生津，止汗除热，进饮食，安胎之效。"《本草汇言》曰："白术，乃扶植脾胃，散湿除痹，消食除痞之要药也。脾虚不健，术能补之，胃虚不纳，术能助之。是故劳力内伤，四肢困倦，饮食不纳，此中气不足之证也；痃冷虚寒，泄泻下利，滑脱不禁，此脾阳乘陷之证也；或久疟经年不愈，或久痢累月不除，此胃虚失治，脾虚下脱之证也；或痰涎呕吐，眩晕昏眩，或腹满肢肿，面色萎黄，此胃虚不运，脾虚蕴湿之证也；以上诸疾，用白术总能治之。"《药品化义》载："凡郁结气滞，胀闷积聚，吼喘壅塞，胃痛由火，痈疽多脓，黑瘦人气实作胀，皆宜忌用。"据现代药理学研究，本品含挥发油，成分主要为苍术酮及白术内酯 A、B 等，具有保护肝脏、强壮、利尿、抗凝血等作用。

白术生用取其除湿利水之功效，炒白术则偏于补气健脾、安胎。其性温燥，凡阴虚燥渴、气滞胀闷者忌服。对于临床上脾胃亏虚，胃失健运，伴湿浊内生之证，陈小忆多使用山药配白术。白术其气芳烈、味甘浓、性纯阳，能燥湿、安脾胃，湿去则脾健，常用量为 10～15 g。山药温补而不骤，微香而不燥，能平补脾肺之气，又益肺肾之阴。其药食同源，常用量为 10～30 g，用量大者可至 60～250 g。山药与白术联用，一则增强白术健脾之功；二则兼制白术温燥太过。山药性兼涩，对于妇女带下病、崩漏等证属脾胃虚弱，或兼湿浊内生者尤其合适。同时，山药加白术亦有益气安胎、助胎元生长之功效，早孕者可常服。

三、蛇床子和葛根

蛇床子，性味辛、苦、温，有小毒，归肾经，具有燥湿祛风、杀虫止痒、温肾壮阳之功效，用于治疗阴痒带下、湿疹瘙痒、湿痹腰痛、肾虚阳痿、宫冷不孕等。《本草正义》云："蛇床子，温暴刚烈之品，《神农本草经》虽称其苦辛，然主治妇人阴中肿痛，男子阴痿湿痒，则皆主寒湿言之，必也肾阳不振，寒水弥漫，始可以为内服之品。"《本草经集注》曰："温中下气，令妇人子脏热，男人阴强。久服轻身，好颜色，令人有子……"《神农本草经疏》载："肾家有火及下部有热者勿服。"据现代药理学研究，本品含有挥发油以及香豆精类成分蛇床子素、二氢化山芹醇等，能杀灭阴道滴虫；同时具有类性激素样作用，可以延长小鼠的动情期，缩短动情间期，使去势鼠出现动情期。

葛根，性味甘、辛、凉，归脾、胃经，具有解肌退热、生津止渴、升阳止泻、通经活络之功效，用于治疗口渴、泄泻、项背强痛、眩晕头痛等。《神农本草经疏》云："葛根，解散阳明温病热邪之要药也，故主消渴，身大热，热壅胸隔作呕吐。发散而升，风药之性也，放主诸痹。伤寒头痛兼项强腰脊痛，及遍身骨疼看，足太阳也，邪犹未入阳明，故无渴证，不宜服。"《本经逢原》曰："葛根轻浮，生用则升阳生津，熟用则鼓舞胃气，故治胃虚作渴，七味白术散用之。"《神农本草经》载："主消渴，身大热，呕吐，诸痹，起阴气，解诸毒。"据现代药理学研究，本品含有黄酮类物质、葛根醇、葛根藤素、异黄酮苷等；黄豆苷元（黄酮类物质）能拮抗乙酰胆碱导致的肠管痉挛，对小鼠离体肠管的解痉作用明显。

蛇床子有小毒，内服须注意剂量，常用量为 3～10 g。亦可用 15～30 g 煎汤外用熏洗；或适量研末调敷患处；或制成软膏、栓剂外用。其性辛温燥烈，下焦有湿热，或肾阴不足，相火易动者忌用。葛根入胃经，其性凉，常用量为 10～15 g，胃寒者慎用。葛根性微凉，可防制蛇床子燥烈之性太过；其味辛能鼓舞胃气上行，使其阳气升而阴气降。两药相配，共凑温暖下焦、升提清阳、散寒祛湿之功，针对妇人湿浊下注所致的腰痛、下腹疼痛、阴部湿痒、阴痛、疥癣、湿疹、带下病、滴虫性阴道炎等具有较好的疗效。且葛根与蛇床子，一温一寒，有类雌激素样作用，可促进子宫内膜快速生长，有助于维持着床后的受精卵正常发育。

四、蛇床子和鹿角霜

蛇床子，详见"三、蛇床子和葛根"中相关描述。

鹿角霜，性味咸、涩、温，归肝、肾经，具有温肾助阳、收敛止血之功效，用于治疗脾肾阳虚、白带过多、遗尿尿频、崩漏下血等。《本草汇言》云："收涩止痢，去妇人白带。"《神农本草经》曰："主伤中劳绝，腰痛羸瘦，补中益气力，妇人血闭，无子，止痛安胎，久服轻身延年。"《医学入门》载："鹿角霜甘温而平，虚羸失血四肢疼，女崩无子安胎孕，淋露折伤用最灵，霜味咸能补肾气，壮阳专止梦遗精。"据现代药理学研究，鹿角霜主要成分为磷酸钙、碳酸钙、氮化物及胶质等，动物实验显示其有促进生长发育及类激素样等作用。

鹿角霜入药宜先煎，常用量为 10～15 g，其性温而不黏滞，除温肾阳以外，善治火不生土之脾胃虚寒、食少便溏、胃反呕逆等症。蛇床子配鹿角霜，温中有补，散寒的同时有补益作用，针对妇女冲任失调，而见下焦虚冷、白带清稀、崩漏、闭经、不孕、痛经、胎动不安等虚寒性病症具有较好的疗效。但两药药性均偏温，阴虚火旺、阳亢者忌用。

五、艾叶和附子

艾叶，性味辛、苦、温，有小毒，归肝、脾、肾经，具有温经止血、散寒止痛之功效，用于治疗月经过多、胎漏下血、少腹冷痛、经寒不调、宫冷不孕等。外用有祛湿止痒之功，煎剂外治皮肤瘙痒。醋艾炭温经止血，用于虚寒性出血。《本草正》云："艾叶，能通十二经，而尤为肝脾肾之药，善于温中、逐冷、除湿，行血中之气，气中之滞，凡妇人血气寒滞者，最宜用之。或生用捣汁，或熟用煎汤，或用灸百病，或炒热敷熨可通经络，或袋盛包裹可温脐膝，表里生熟，俱有所宜。"《本草汇言》曰："艾叶，暖血温经，行气开郁之药也。……若入服食丸散汤饮中，温中除湿，调经脉，壮子宫，故妇人方中多加用之。"《本草经集注》载其"主灸百病。……妇人漏血，利阴气，生肌肉，辟风寒，使人有子"。据现代药理学研究，本品含有挥发油，煎剂对家兔离体子宫有兴奋作用；煎剂和水浸剂对多种真菌、致病细菌均有不同程度的抑制作用；烟熏剂有明显的抗菌作用。

附子，性味辛、甘、大热，有毒，归心、肾、脾经，上助心阳，中温脾阳，下补肾阳，为"回阳救逆第一品药"，具有回阳救逆、补火助阳、散寒止痛之功效，用于治疗亡阳虚脱、虚寒吐泻、脘腹冷痛、肾阳虚衰、阳痿宫冷、阴寒水肿等。《本草正》云："附子，因其善走诸经，故曰与酒同功，能除表里沉寒，厥逆寒噤，温中强阴，暖五脏，回阳气，格阳喉痹，阳虚二便不通及妇人经寒不调……等证。"《本草汇言》曰："诸病真阳不足，虚火上升，咽喉不利，饮食不入，服寒药愈甚者，附子乃命门主药，能入窟穴而招之，引火归元，则浮游之火自熄矣。凡属阳虚阴极之候，肺肾无热证者，服之有起死之殊功。"《神农本草经》载："主温中，破症坚积聚，血瘕，寒温……"据现代药理学研究，本品含乌头碱、次乌头碱、川乌碱甲、川乌碱乙等，对垂体－肾上腺皮质系统有兴奋作用，有促进凝血功能的作用。

艾叶配附子，其性大温大热，散寒、温经、止血、止痛作用突出，广泛用于下焦虚寒、寒客胞宫之下腹冷痛、痛经、胎动不安、宫冷不孕、月经不调等病症。艾叶炒炭用长于温经止血，用于崩漏、胎漏下血等证属虚寒出血者。本药对辛热性强，凡阴虚阳亢者、孕妇忌用。其中艾叶入煎剂常用量为 3～6 g；附子有毒性，内服须经炮制，陈小忆常用量为 3～15 g，须先煎 0.5～1 h，至口尝无麻辣感为度。

六、艾叶和香附

艾叶，详见"五、艾叶和附子"中相关描述。

香附，性味辛、微苦、微甘、平，归肝、脾、三焦经，具有疏肝解郁、理气宽中、调经止痛之功效，用于治疗肝脾气滞、胁肋疼痛、乳房胀痛、月经不调、经闭痛经等。《本草求真》云："香附，专属开郁散气，与木香行气，貌同实异，木香气味苦劣，故通气甚捷，此则苦而不甚，故解郁居多，且性和于木香，故可加减出入，以为行气通剂，否则宜此而不宜彼耳。"《神农本草经疏》曰："治妇人崩漏、带下、月经不调者，皆降气、调气、散结、理滞之所致也，盖血不自行，随气而行，气逆而郁，则血亦凝涩，气顺则血亦从之而和畅，此女人崩漏带下，月事不调之病所以咸须之耳。然须辅之以益血凉血之药，气虚者兼入补气药乃可奏功也。"《本草纲目》载："利三焦，解六郁，消饮食积聚，痰饮痞满，跗肿，腹胀，脚气，止心腹、肢体、头、目、齿、耳诸痛……妇人崩漏带下，月候不调，胎前产后百病。""乃气病之总司，女科之主帅也。"据现代药理学研究，本品含香附子烯、β-派烯、β-香附酮等挥发油成分，有轻度雌激素样作用。5%香附浸膏对实验动物离体子宫有一定的抑制作用，能降低子宫张力、收缩力。

香附味辛，走窜力强，行气效宏，善行肝气、解肝郁。入汤剂常用量为 5～15 g，正气亏损、阴液亏虚、血热者慎用。肝藏血，女子以肝为用；情志不舒、思虑太过致肝气郁结者，临床上比比皆是。香附味辛，能散能行，苦能疏泄，微甘能缓急，故为疏肝理气、调经止痛、解郁之要药。对于肝郁气滞患者，陈小忆喜用香附为主药治疗。针对月经不调、痛经、乳房胀痛、胁痛腹痛等肝郁气滞兼有下焦虚寒者，陈小忆采用艾叶配香附，疗效极佳。

七、女贞子和枸杞子

女贞子，性味甘、苦、凉，归肝、肾经，具有滋补肝肾、明目乌发之功效，用于治疗肝肾阴虚、眩晕耳鸣、腰膝酸软、须发早白、骨蒸潮热等。《神农本草经疏》云："女贞子，气味俱阴，正入肾除热补精之要品，肾得补，则五脏自安，精神自足，百病去而身肥健矣。其主补中者，以其味甘，甘为主化，故能补中也。"《本经逢原》曰："女贞，性禀纯阴，味偏寒滑，脾胃虚人服之，往往减食作泻。"《本草述》载："女贞实，固入血海益血，而和气以上荣……由肾至肺，并以淫精于上下，不独髭须为然也，即广嗣方中，多用之矣。"据现代药理学研究，本品含齐墩果酸、甘露醇、油酸、甘油酸等，具有提升血外周白细胞、增强细胞免疫和体液免疫功能的作用。

枸杞子，性味甘、平，归肝、肾经，具有滋补肝肾、益精明目之功效，用于治疗虚劳精亏、腰膝酸痛、血虚萎黄等。《本草正》云："枸杞，味重而纯，故能补阴，阴中有阳，故能补气。所以滋阴而不致阴衰，助阳而能使阳旺。虽谚云离家千里，勿食枸杞，不过谓其助阳耳，似亦未必然也，此物微助阳而无动性，故用之以助熟地最妙。其功则明耳目，添精固髓，健骨强筋，善补劳伤，尤止消渴，真阴虚而脐腹疼痛不止者，多用神效。"《本草经集注》曰："主治五内邪气，热中，消渴，周痹。……补内伤，大劳……坚筋骨，强阴……久服轻身，耐老，耐寒暑。"《神农本草经》载："主五内邪气，热中，消渴，周痹。久服，坚筋骨，轻身不老。"据现代药理学研究，本品含多糖、粗蛋白、粗脂肪、核黄素、胡萝卜素、抗坏血酸及钙、铁、锌等微量元素，具有增强细胞免疫及体液免疫，促进造血功能的作用。

女贞子煎汤内服常用量为 10～15 g，亦可入丸剂。其性凉，脾胃虚寒泄泻、阳虚者忌用。《本经逢原》载："古谚有云，去家千里，勿食枸杞。甚言补益精气之速耳。然无阳气衰，阴虚精滑，及妇人失合，劳嗽蒸热之人慎用；以能益精血，精旺则思偶，理固然也。"以此可知，枸杞子甘平质润，滋补功能较强。两药相配，同补肝肾精血，凡肝肾阴虚者见月经不调、痛经、崩漏、不孕等诸症均可使用，外邪实热、脾虚有湿及泄泻者忌服。

八、菟丝子和覆盆子

菟丝子，性味辛、甘、平，归肝、肾、脾经，具有补益肝肾、固精缩尿、安胎、明目、止泻之功效，用于治疗肝肾不足、腰膝酸软、遗尿尿频、肾虚胎漏、胎动不安、脾肾虚泻等。《本草汇言》云："菟丝子，补肾养肝，温脾助胃之药也。但补而不峻，温而不燥，故入肾经，虚可以补，实可以利，寒可以温，热可以凉，湿可以燥，燥可以润。非若黄柏、知母，苦寒而不温，有泻肾经之气；非若肉桂、益智，辛热而不凉，有动肾经之燥；非若苁蓉、锁阳，甘咸而滞气，有生肾经之湿者比也。"《本草经集注》曰："主续绝伤，补不足，益气力，肥健。养肌，强阴，坚筋骨，主茎中寒，精自出，溺有余沥，口苦，燥渴，寒血为积。久服明目，轻身，延年。"《药性论》载："治男女虚冷，添精益髓，去腰疼膝冷，又主消渴热中。"据现代药理学研究，本品含有树脂苷、黄酮类化合物和糖类等，能兴奋离体子宫，对氢化可的松所致小鼠"阳虚"模型有一定的治疗作用，能增强非特异性的抵抗力等。

覆盆子，性味甘、酸、温，归肝、肾、膀胱经，具有益肾固精缩尿、养肝明目之功效，用于治疗遗精滑精、遗尿尿频、阳痿早泄等。《神农本草经疏》云："覆盆子，其主益气者，言益精气也。肾藏精、肾纳气，精气充足，则身自轻，发不白也。苏恭主补虚续绝，强阴建阳，悦泽肌肤，安和脏腑。甄权主男子肾精虚竭，阴痿，女子食之有子。大阴主安五脏，益颜色，养精气，长发，强志。皆取其益肾添精，甘酸收敛之义耳。"《药性论》曰："主男子肾精虚竭，女子食之有子。主阴痿。"《本草备要》载："益肾脏而固精，补肝虚而明目，起阳痿，缩小便。"《本草从新》曰："小便不利者勿服。"据现代药理学研究，本品含有枸橼酸、苹果酸等有机酸，维生素 C 和糖类，同时具有类雌激素样作用。

子类中药中最有脂膏者，莫如菟丝子。其炒熟后芳香异常，润而不滑，故能补益肝脾。菟丝子为平补肝肾之药，肾虚胎动不安者尤为适宜；但更善补阳，阴虚火旺、小便短赤、口干口苦明显者慎用。覆盆子其性酸、温，酸性能收，温能助阳，故肾虚有火、小便短涩者慎用。临床上陈小忆喜用菟丝子配覆盆子，入煎剂常用量为 10～15 g，或入丸、散，亦可浸酒或熬膏用。两药均能补肝肾、填精髓，补益之中兼有固涩之功。两者相须为用，为长期调治肝肾亏损者之要药，对于带下、宫冷不孕、月经病等证属肝肾精亏者效佳。

九、熟地黄和桑椹

熟地黄，性味甘、微温，归肝、肾经，具有补血滋润、益精填髓之功效，用于治疗血虚萎黄、月经不调、崩漏不止、腰膝酸软、潮热盗汗、不孕等。《本草正》云："熟地黄性平，气味纯静，故能补五脏之真阴，而又于多血之脏为最要，得非脾胃经药耶？……补血以热地为主，而芎、归但可为之佐。……诸经之阴血虚者，非熟地不可。……阴性缓，熟地非多，难以奏效。"《药品化义》曰："熟地，藉酒蒸熟，味苦化甘，性凉变温，专入肝脏补血。因肝苦急，用甘缓之，兼主温胆，能益心血，更补肾水。凡内伤不足，苦志劳神，忧患伤血，纵欲耗精，调经胎产，皆宜用此。安五脏，和血脉，润肌肤，养心神，宁魂魄，滋补其阴，封填骨髓，为圣药也。"《本草纲目》载："填骨髓，长肌肉，生精血，补五脏，内伤不足，通血脉，利耳目，黑须发。"据现代药理学研究，本品含梓醇、地黄素、甘露醇、氨基酸等，具有利尿、升高血外周白细胞、增强机体免疫功能等作用。

桑椹，性味甘、酸、寒，归心、肝、肾经，具有滋阴补血、生津润燥之功效，用于治疗肝肾阴虚、须发早白、内热消渴、眩晕耳鸣等。《神农本草经疏》云："桑椹，甘寒益血而除热，为凉血补血益阴之药，消渴由于内热，津液不足，生津故止渴。五脏皆属阴，益阴故利五脏。阴不足则关节之血气不通，血生津满，阴气长盛，则不饥而血气自通矣。热退阴生，则肝心无火，故魂安而神自清宁，神清则聪明内发，阴复则变白不老。甘寒除热，故解中酒毒。性寒而下行利水，故利水气而消肿。"《滇南本草》曰："益肾脏而固精，久服黑发明目。"《雷公炮制药性解》载："开关窍，利血脉，安神魄，黑须发，明耳目。椹为桑英，有裨益之功。"据现代药理学研究，本品含糖、鞣酸、桑椹油脂肪酸等，有增强免疫、激发淋巴细胞转化的作用。

此两味药药性滋润，一温一寒，以滋生血液、补益肝肾之阴为主，为滋补阴血之要药，对于面色萎黄、唇甲苍白、月经不调、崩漏、腹痛、腰膝酸软证属肝肾精血亏虚者效佳。其中熟地黄须重用，如入煎剂量可至 30～60 g，桑椹常用量为 10～15 g。两药质地较黏腻，大量、长期服用有碍消化，可酌加砂仁、陈皮之类以防滋腻碍胃，而脘腹胀满、食少便溏、痰湿较重者慎用。

十、仙鹤草和墨旱莲

仙鹤草，性味苦、涩、平，归心、肝经，具有收敛止血、截疟、止痢、解毒、补虚、杀虫之功效，用于治疗咯血、吐血、崩漏下血、疟、血痢、痈肿疮毒、阴痒带下、脱力劳伤等。《滇南本草》云："治妇人月经或前或后，赤白带下，面寒腹痛，日久赤白血痢。"《本草纲目拾遗》引葛祖方曰："消宿食，散中满，下气，疗吐血各病，翻胃噎膈，疟疾，喉痹，闪挫，肠风下血，崩痢，食积，黄疸疗肿痈疽，肺痈，乳痈，痔肿。"据现代药理学研究，本品含有仙鹤草素、仙鹤草醇、挥发油、鞣质等，有一定的抗菌、杀灭阴道滴虫、抗凝作用，且对癌细胞有抑制作用。

墨旱莲，又称旱莲草，性味甘、酸、寒，归肝、肾经，具有滋补肝肾、凉血止血之功效，用于治疗肝肾阴虚、牙齿松动、须发早白、眩晕耳鸣、腰膝酸软、阴虚血热、吐血、尿血、血痢、崩漏下血、外伤出血等。《得配本草》云："入足少阴经血分……胃弱便溏、肾气虚寒者禁用。"《神农本草经疏》曰："鳢肠善凉血。须发白者，血热也，齿不固者，肾虚有热也；凉血益血，则须发变黑，而齿亦因之而固矣。故古今变白之草，当以兹为胜。"《本草纲目》载："乌髭发，益肾阴。"据现代药理学研究，本品含有皂苷、鞣质、鳢肠素等，其粉末外敷患处有止血功用，同时还有一定的增强免疫、抗突变和保肝的作用。

仙鹤草，味涩，具有收敛止血之功效。其性平，无论体质寒热均可配伍其他药物使用，用于便血、尿血、崩漏等多种出血证，常用量为 10～15 g，大剂量可用至 30 g。墨旱莲，善于凉血止血，常用量为 10～15 g。临床上陈小忆喜用仙鹤草配墨旱莲，其止血效宏，对于阴虚血热的赤白带下、血淋、崩漏等具有良好的疗效。墨旱莲性寒凉，对于阴寒体质之人，虽善凉血，但不益脾胃。一见脾胃虚败、饮食难消及易溏薄作泄者，勿轻与服。素体脾胃虚弱者，虽有血热，不宜多服、久服，宜中病即止。同时，仙鹤草具有解毒、杀虫作用，还可用于治疗滴虫性阴道炎、妇女阴道瘙痒、癌肿等。

十一、红藤和忍冬藤

红藤，又名大血藤，性味苦、平，归大肠、肝经，具有清热解毒、活血、祛风止痛之功效，用于治疗肠痈腹痛、热毒疮疡、经闭、痛经、跌扑肿痛、风湿痹痛等。《本草图经》云："攻血，治血块。"《陕西中草药》曰："抗菌消炎，消肿散结，理气活血，祛风杀虫。治阑尾炎，月经不调，崩漏……"《闽东本草》载："孕妇不宜多服。"据现代药理学研究，红藤煎液对金黄色葡萄球菌及乙型链球菌均有较强的抑菌作用；对大肠杆菌、白色葡萄状球菌、卡他球菌、甲型链球菌及绿脓杆菌有一定的抑菌作用。

忍冬藤，性味甘、寒，归心、肺经，具有清热解毒、疏风通络之功效，用于治疗温病发热、热毒血痢、痈肿疮疡、风湿热痹、关节红肿热痛等。《本草经集注》云："主治寒热身肿。久服轻身，长年益寿。……今处处皆有，似藤生，凌冬不凋，故名忍冬。人惟取煮汁以酿酒，补虚治风。"《本草纲目》曰："忍冬茎叶及花功用皆同。昔人称其治风、除胀、解痢为要药，而后世不复知用；后世称其消肿、散毒、治疮为要药，而昔人并未言及，乃知古今之理，万变不同，未可一辙论也。"《医学真传》载："余每用银花，人多异之，谓非痈毒疮疡，用之何益？夫银花之藤，乃宣通经脉之药也。通经脉而调气血，何病不宜，岂必痈毒而后用之哉。"据现代药理学研究，本品含有绿原酸、异绿原酸、咖啡酸等有机酸类化合物及忍冬素、木犀草素等黄酮类化合物，具有一定的抗炎、抗病毒、抗肿瘤及提高机体免疫功能的作用。

红藤功擅活血，常用量为 10～15 g，妊娠期、月经过多者慎用。忍冬全身都是宝，藤、叶、花均可入药，三者药性基本相同。今人多用其花，实则花性轻扬，力量甚薄，不如枝蔓之气味俱厚。古人只称忍冬，不言为花，则并不用花入药，自可于言外得之。陈小忆喜用忍冬藤入药，清热解毒之外兼有活血、通络之功效，入煎剂常用量为 10～20 g，内服、外洗俱可。忍冬藤清热力强，脾胃虚寒者忌用。红藤配忍冬藤，具有活血、通络、清热之功效，对于热毒蕴结、血热血瘀所致之盆腔炎、阴道炎、月经不调等均有良好的疗效。

十二、合欢皮和郁金

合欢皮，性味甘、平，归心、肝经，具有解郁、和血、安神、消肿之功效，用于治疗郁结胸闷、失眠、健忘、跌倒损伤疼痛等。《本草求真》云："合欢，气缓力微，用之非止钱许可以奏效，故必重用久服，方有补益怡悦心志之效矣，若使急病而求治即欢悦，其能之乎？"《本草汇言》曰："合欢皮，甘温平补，有开达五神，消除五志之妙应也。……味甘气平，主和缓心气，心气和缓，则神明自畅而欢乐无忧。……主消痈疽、续筋骨者，皆取其能补心脾，生血脉之功耳。"《神农本草经》载："合欢，主安五脏，利心志，令人欢乐无忧。久服轻身，明目，得所欲。"据现代药理学研究，本品含有皂苷、鞣质等，具有镇静作用，能增强妊娠子宫节律性收缩，并有抗早孕作用。

郁金，性味辛、苦、寒，归肝、心、肺经，具有活血止痛、凉血破瘀、行气解郁、清心凉血、利胆退黄之功效，用于治疗胸胁刺痛、经闭痛经、乳房胀痛、尿血、妇女倒经等。《神农本草经疏》云："郁金本入血分之气药，其治已上诸血证者，正谓血之上行，皆属于内热火炎，此药能降气，气降即是火降，而共性又入血分，故能降下火气，则血不妄行。……凡病属真阴虚极，阴分火炎，薄血妄行，溢出上窍，而非气分拂逆，肝气不平，以致伤肝吐血者不宜用也。即用之亦无效。"《本草正》云："止吐血，衄血；单用治妇人冷气血积，结聚气滞，心腹作痛。"《本草汇言》载："胀满，膈逆，疼痛，关乎胃虚血虚者，不宜用也。"据现代药理学研究，本品含有挥发油、脂肪油、姜黄素等，具有降低血脂、镇痛等作用，还能促进胆汁分泌和排泄，通过改善免疫功能而表现出抗炎作用。

妇人以血为用，肝藏血。如因思虑太过，致伤肝脾，肝气郁结，日久化火化热，热迫血行，易致吐血、衄血及倒经等出血证。临床上陈小忆喜用合欢皮配郁金，共凑解郁、行气、凉血、破瘀之功，常用于血瘀肝郁之胁肋疼痛，血瘀气滞之痛经、胸腹疼痛及妇女气火上逆之出血证。合欢皮性平、味甘，力缓，非重用、久用不能见其功，因而临床上陈小忆每每用到30 g以上，且应用多年未见不良反应。合欢皮有明显兴奋子宫平滑肌的作用，妊娠期慎用。郁金常用量为5～12 g，其味辛能散能行，活血行气力强，孕妇慎用，阴虚失血及无气滞血瘀者忌服。

十三、柴胡和升麻

柴胡，性味苦、辛、微寒，归肝、胆经，具有疏散退热、疏肝解郁、升阳举陷之功效，用于治疗寒热往来、月经不调、胸胁疼痛、气虚下陷之子宫脱垂、脱肛等。《本草正义》云："约而言之，柴胡主治，止有二层：一为邪实，则外邪之在半表半里者，引而出之，使还于表，而外邪自散；一为正虚，则清气之陷于阴分者，举而升之，使返其宅，而中气自振。"《药品化义》曰："柴胡，性轻清，主升散，味微苦，主疏肝。若多用二、三钱，能祛散肌表。属足少阳胆经药，治寒热往来，疗疟疾，除潮热。若少用三、四分，能升提下陷，佐补中益气汤，提元气而左旋，升达参芪以补中气。"《滇南本草》载："伤寒发汗解表要药，退六经邪热往来，痹痿，除肝家邪热、痨热，行肝经逆结之气，止左胁肝气疼痛，治妇人血热烧经，能调月经。"据现代药理学研究，本品含有 α - 菠菜甾醇、柴胡皂苷、挥发油等，具有镇静、镇痛、安定、抗炎、降低胆固醇、增强机体免疫功能等作用。

升麻，性味辛、微甘、微寒，归肺、脾、胃、大肠经，具有发表透疹、清热解毒、升阳举陷之功能，用于治疗头痛寒热、口疮、中气下陷、久泻久痢、脱肛、妇女崩漏、带下、子宫下坠等。《本草求真》云："升麻，似与葛根一类，但此辛甘微苦，能引葱白入肺，发散风寒出汗，引石膏能治阳明顶巅头痛、齿痛，引参、芪能入脾胃补脾，且同柴胡能引归、芪、白术甘温之药以补卫气之散而实其表。不似葛根功专入胃，升津解肌而不能引诸药以实卫气也。但升麻佐于葛根，则入阳明生津解肌有效，同柴胡升气，则柴胡能升少阳肝经之阳，升麻能升阳明胃经之阳，一左一右，相须而成。"《本草正义》曰："升麻，其性质颇与柴胡相近，金、元以来亦恒与柴胡相辅并行，但柴胡宣发半表半里之少阳而疏解肝胆之抑遏；升麻宣发肌肉腠理之阳明而升举脾胃之郁结，其用甚近，而其主不同，最宜注意。故脾胃虚馁，清气下陷诸证，如久泄久痢，遗浊崩带，肠风淋露，久痔脱肛之类，苟非湿热阻结，即当提举清阳，非升麻不可，而柴胡犹为升麻之辅佐，东垣益气升阳诸方，亦即此旨，并非以升、柴并辔杨镳也。"《本草纲目》载："消斑疹，行瘀血，治阳陷眩晕，胸胁虚痛，久泄，下痢后重，遗浊，带下崩中。"据现代药理学研究，本品含有升麻碱、咖啡酸、鞣质等，对氯化乙酰胆碱、组织胺和氯化钡所致的肠管痉挛均有一定的抑制作用；对金黄色葡萄球菌等病菌有一定的抗菌作用；还有一定的减慢心率、降低血压等作用。

柴胡性升散，有"柴胡劫肝阴"之说，故真阴亏损、肝阳上亢、气机上逆者忌用。升麻味辛性升，上盛下虚、阴虚阳浮、喘满气逆及麻疹已透之证忌服。两者常用量均为 3 ～ 15 g；用于升阳者，宜少剂量使用，3 ～ 6 g 即可。柴胡入肝胆经，升麻入脾胃经，两者相须为用，多配伍黄芪、党参、当归等补气生血药同用。柴胡能引动肝气从左而升，升麻能引动胃气从右而升，从而使清阳之气上升而浊阴之气下降，为升阳举陷之要药，常用于治疗久泻脱肛，胃、子宫下垂，带下病，崩漏等证属中气下陷者。

十四、斑蝥和水蛭

斑蝥，性味辛、寒，有毒，归大肠、小肠、肝、肾经，具有攻毒、逐瘀、散结之功效，用于治疗痈疽、顽癣、经闭、癥瘕、癌肿等。《神农本草经疏》云："辛寒能走散下泄，故主破石癃血积及堕胎也。甄权主瘰疬，通利水道，以其能追逐肠胃垢腻，复能破结走下窍也。"《本草纲目》曰："斑蝥，专主走下窍，直至精溺之处，蚀下败物，痛不可当。葛氏云：凡用斑蝥，取其利小便，引药行气，以毒攻毒是矣。"《药性论》载："治瘰疬，通利水道。"据现代药理学研究，本品含有斑蝥素，具有发泡、抗肿瘤、抑制真菌等作用。

水蛭，性味咸、苦、平，有小毒，归肝经，具有破血、逐瘀、消癥之功效，用于治疗瘀血阻滞之血瘀经闭、跌打损伤、癥瘕积聚等。《神农本草经疏》云："水蛭，味咸苦气平，有大毒，其用与虻虫相似，故仲景方中往往与之并施。咸入血走血，苦泄结，咸苦并行，故治妇人恶血、瘀血、月闭、血瘕积聚，因而无子者。血畜膀胱，则水道不通，血散而膀胱得气化之职，水道不求其利而自利矣。堕胎者，以具有毒善破血也。"《本草汇言》曰："水蛭，逐恶血、瘀血之药也。方龙潭曰，按《药性论》言，此药行畜血、血症、积聚，善治女子月闭无子而成干血痨者，此皆血留而滞，任脉不通，月事不以时下而无子。月事不以时下，而为壅为瘀，渐成为热、为咳、为黄、为瘦，斯干血痨病成矣。调其冲任，辟而成娠，血通而痨去矣。"《新修本草》载："主逐恶血，瘀血，月闭，破血瘕，积聚，无子。利水道，又堕胎。"据现代药理学研究，本品含有水蛭素、抗血栓素、肝素等，具有抗凝血作用，对细菌内毒素所致的大鼠血栓形成有一定的预防作用，并能降低大鼠的死亡率。

斑蝥有剧毒，内服宜慎，体弱、肝肾功能不全者忌用，孕妇禁用。外用对皮肤、黏膜有很强的刺激作用，能引起皮肤发红、灼热、起泡，甚至腐烂，故不宜久敷和大面积使用。内服：常用量每次 0.03～0.06 g，炒炙研末，或入丸散用。外用：适量，研末敷贴发泡，或浸酒、醋，或制油膏涂敷患处。水蛭有小毒，入煎剂常用量为 1.5～5 g，研末服每次 0.3～0.5 g，或入丸散用。本品易致堕胎，故孕妇忌用。两药均有一定毒性，且攻伐力强，注意用药剂量，中病即止。水蛭咸入血分，张锡纯赞此药："存瘀血而不伤新血，纯系水之精华生成，于气分丝毫无损，而血瘀默然于无形，真良药也"。两者配合使用，破血逐瘀、散结消癥力峻效宏，善治瘀血阻滞之经闭、癥瘕、妇科肿瘤、不孕等病症。

十五、当归和白芍

当归，性味甘、辛、温，归肝、心、脾经，具有补血活血、调经止痛、润肠通便之功效，用于治疗血虚萎黄、月经不调、经闭痛经、虚寒腹痛、眩晕心悸、肠燥便秘等。《本草正义》云："归身主守，补固有功，归尾主通，逐瘀自验，而归头秉上行之性，便血溺血，崩中淋带等之阴随阳陷者，升之固宜，若吐血衄血之气火升浮者，助以温升，岂不为虎添翼？是止血二字之所当因症而施，固不可拘守其止之一字而误谓其无所不可也。且凡失血之症，气火冲激，扰动血络，而循行不守故道者，实居多数，当归之气味俱厚，行则有余，守则不足。"《本草正》曰："当归，其味甘而重，故专能补血，其气轻而辛，故又能行血，补中有动，行中有补，诚血中之气药，亦血中之圣药也。大约佐之以补则补，故能养营养血，补气生精，安五脏，强形体，益神志，凡有形虚损之病，无所不宜。……若妇人经期血滞，临产催生，及产后儿枕作痛，具当以此为君。"《本草汇言》载："风寒未清，恶寒发热，表证外见者，禁用之。"据现代药理学研究，本品富含挥发油，其主要成分有藁本内酯、当归酮，另含阿魏酸、丁二酸、尿嘧啶等多种水溶性成分。挥发油等能抑制子宫平滑肌收缩，而水溶性物质则使子宫平滑肌兴奋，因此，本品对子宫的作用呈现双相调节状态。

白芍，性味苦、酸、微寒，归肝、脾经，具有养血调经、敛阴止汗、柔肝止痛、平抑肝阳之功效，用于治疗血虚萎黄、月经不调、自汗、盗汗、腹痛等。《得配本草》云："脾气虚寒、下痢纯血、产后三者禁用。"《神农本草经》曰："主邪气腹痛，除血痹，破坚积，治寒热疝瘕，止痛，利小便，益气。"《药性论》载："治肺邪气，腹中疝痛，血气积聚，通宣脏腑拥气，治邪痛败血，主时疾骨热，强五脏，补肾气，治心腹坚胀，妇人血闭不通，消瘀血，能蚀脓。"《本草备要》载其"补血，泻肝，益脾，敛肝阴"。据现代药理学研究，本品含有芍药苷、芍药内酯苷，以及脂肪油、鞣质、苯甲酸、黏液质等。其中芍药苷对大鼠胃肠、子宫平滑肌呈抑制作用及良好的解痉作用，并有一定的镇静、镇痛、扩张血管等作用。白芍煎剂对某些细菌和致病真菌有抑制作用。

当归甘温质润，为补血要药，各种血虚证均可配伍其他药物使用，惟见恶寒、发热等外感表证症状时慎用，如需加强活血功效则酒炒用。当归身偏补血，当归尾偏活血，全当归则和血（补血活血），常用量为 5～15 g。白芍味苦能坚阴，酸能收敛，酸味入肝，故用之能补肝。肝藏血，白芍专行血海；女人调经胎产，用之以调和血气，但唯有虚寒之证不宜单独应用。陈小忆临床上喜用当归配白芍，当归辛散能行，性温；白芍酸收能守，微寒。当归配白芍，常用量为 10～15 g。两者一走一守、一温一寒，共凑养血、活血、柔肝、调经之功，广泛用于血虚兼有瘀滞之痛经、经闭、月经不调等。

十六、延胡索和乌药

延胡索，性味辛、苦、温，归肝、脾经，具有活血、行气、止痛等功效，用于治疗胸胁疼痛、脘腹疼痛、胸痹心痛、经闭痛经、产后瘀阻、跌扑肿痛等。《本草求真》云："延胡索，不论是血是气，积而不散者，服此力能通达，以其性温，则于气血能行能畅，味辛则于气血能润能散，所以理一身上下诸痛，往往独行功多。然此既无益气之情，复少养营之义，徒仗辛温攻凝逐滞，虚人当兼补药同用，否则徒损无益。"《神农本草经疏》曰："延胡索，温则能和畅，和畅则气行；辛则能润而走散，走散则血活。血活气行，故能主破血及产后诸病因血所为者。妇人月经之所以不调者，无他，气血不和，因而凝滞，则不能以时至，而多后期之证也。腹中结块，产后血晕，暴血冲上，因损下血等证，皆须气血和而后愈，故悉主之也。崩中淋露，利守不利走，此则非与补气血药同用，未见其可。"《本草纲目》载："延胡索，能行血中气滞，气中血滞，故专治一身上下诸痛。"据现代药理学研究，本品含有延胡索甲素、延胡索丙素、黄连碱、延胡索乙素等，具有镇痛、镇静、催眠、安定等作用。

乌药，性味辛、温，归肺、脾、肾、膀胱经，具有行气止痛、温肾散寒之功效，用于治疗寒凝气滞、胸腹胀痛、气逆喘急、膀胱虚冷、遗尿、疝气疼痛、经寒腹痛等。《本草求真》云："凡一切病之属于气逆，而见胸腹不快者，皆宜用此。功与木香、香附同为一类，但木香苦温，入脾爽滞，用于食积则宜；香附辛苦，入肝、胆二经，开郁散结，每于忧郁则妙。此则逆邪横胸，无处不达，故用以为胸腹逆邪要药耳。"《药品化义》曰："乌药，气雄性温，故快气宣通，疏散凝滞，甚于香附。外解表而理肌，内宽中而顺气。以之散寒气，则客寒冷痛自除；驱邪气则天行疫瘴即却；开郁气，中恶腹痛，胸膈胀痛，顿然可减；疏经气，中风四肢不遂，初产血气凝滞，渐次能通，皆藉其气雄之功也。"《雷公炮制药性解》载："味苦、辛，性温，无毒，入肺、脾二经。主一切气证及中恶心腹痛。"据现代药理学研究，本品含有生物碱及挥发油，对胃肠道平滑肌具有抑制、兴奋的双向调节作用，能促进消化液的分泌。其挥发油内服可加速血液循环，兴奋大脑皮质；外涂能使局部血管扩张，缓解肌肉痉挛。

延胡索止痛作用良好，无论何种痛证，均可配伍相应药物使用。延胡索醋制后能促进有效成分析出而大大增强其止痛效果，故入煎剂多醋制后用。乌药散寒、行气力强，配合延胡索使用，一入气分，一入血分，使气血宣通流畅，通则不痛。乌药性味辛温能散、走窜力强，常用量为 3～10 g，治疗过程中应注意中病即止，妊娠期间不可服用，气血亏虚、血热为病者慎用。

十七、阿胶和龟板

阿胶，性味甘、平，归肺、肝、肾经，具有补血滋阴、润燥、止血之功效，用于治疗血虚萎黄、虚风内动、肺燥咳嗽、便血崩漏、妊娠胎漏、吐血尿血等。《神农本草经疏》云："此药具补阴之味，俾入二经而得所养，故能疗如上诸证也。血虚则肝无以养，益阴补血，故能养肝气。入肺肾，补不足，故又能益气，以肺主气，肾纳气也。今世以之疗吐血、衄血、血淋、尿血、肠风下血、血痢、女子血气痛、血枯、崩中、带下、胎前产后诸疾，及虚劳咳嗽、肺痿、肺痈脓血杂出等证者，皆取其入肺、入肾，益阴滋水、补血清热之功也。……性黏腻，胃弱作呕吐者勿服；脾胃虚，食不消者亦忌之。"《神农本草经》曰："味甘平。主心腹，内崩，劳极，洒洒如疟状，腰腹痛，四肢酸疼，女子下血安胎，久服轻身益气。"《本草纲目》载："阿胶，大要只是补血与液，故能清肺益阴而治诸证。"据现代药理学研究，本品含有胶原蛋白，以及部分水解产生的赖氨酸、组氨酸、精氨酸等多种氨基酸，能促进血红蛋白生成，改善动物体内钙的平衡、吸收，防治进行性肌营养障碍等病症。

龟板，性味咸、甘、微寒，归肝、肾、心经，具有滋阴潜阳、益肾强骨、养血补心、固经止崩之功效，用于治疗阴虚潮热、骨蒸盗汗、头晕目眩、虚风内动、筋骨痿软、心虚健忘、崩漏经多等。《本草经集注》云："主治漏下赤白，破癥瘕，疟，五痔，阴蚀，湿痹，四肢重弱，小儿囟不合。治头疮难燥，女子阴疮及惊恚气，心腹痛不可久立，骨中寒热，伤寒劳复，或肌体寒热欲死，以作汤良。久服轻身，不饥，益气资智，亦使人能食。"《本草纲目》曰："其甲以补心、补肾、补血，皆以养阴也。"据现代药理学研究，本品含骨胶质、脂肪及钙、磷等，具有增强免疫力的作用。

阿胶止血力宏，其性平，对于出血兼见阴虚、血虚证者，尤为相宜，善治冲任不固之崩漏、妊娠下血等病症，并能养血安胎。内服入汤剂常用量为 5～15 g，温水或黄酒烊化后兑服。本品性黏滋腻，有碍消化，可酌加砂仁等以行气和胃，脾胃虚弱、痰饮停留者慎用。龟板补肾而固冲任，性寒而有清热之功，善治阴虚内热、冲任不固之崩漏、月经不调等。龟板入汤剂宜先煎，常用量为 15～30 g。两药味甘，均为血肉有情之品，相须为用，具有大补真阴、精血之功。

十八、莲子和益智仁

莲子，性味甘、涩、平，归脾、肾、心经，具有补脾止泻、止带、益肾涩精、养心安神之功效，用于治疗脾虚泄泻、妇人崩漏带下、夜寐多梦等。《神农本草经》云："主补中、养神、益气力。"《本草纲目》曰："莲之味甘，气温而性涩，禀清芳之气，得稼穑之味，乃脾之果也。土为元气之母，母气既和，津液相成，神乃自生，久视耐老，此其权舆也。……交心肾，厚肠胃，固精气，强筋骨，补虚损，利耳目，除寒湿，止脾泄久痢，赤白浊，女人带下崩中诸血病。"《本草备要》载："大便燥者勿服。"据现代药理学研究，本品含淀粉、棉子糖、蛋白质、脂肪、肉豆蔻酸、棕榈酸、氧黄心树宁碱、亚麻酸等成分，有抑制肿瘤、降血压等作用。

益智仁，性味辛、温，归脾、肾经，具有温脾止泻摄涎、暖肾缩尿固精之功效，用于治疗脾肾虚寒之遗尿尿频、腹中冷痛、呕吐泄泻、口多唾涎、白浊、带下病等。《本草求实》云："益智，气味辛热，功专燥脾温胃，及敛脾肾气逆，藏纳归源，故又号为补心补命之剂。是以胃冷而见涎唾，则用此以收摄，脾虚而见不食，则用此温理，肾气不温，而见小便不缩，则用此入缩泉丸以投。与夫心肾不足，而见梦遗崩带，则用此以为秘精固气。若因热成气虚，而见崩浊、梦遗等症者，则非所宜。"《神农本草经疏》曰："益智子仁，以其敛摄，故治遗精虚漏，及小便余沥，此皆肾气不固之证也。肾主纳气，虚则不能纳矣。又主五液，涎乃脾之所统，脾肾气虚，二脏失职，是肾不能纳，脾不能摄，故主气逆上浮，涎秽泛滥而上溢也，敛摄脾肾之气，则逆气归元，涎秽下行。"《本草纲目》载："益智，行阳退阴之药也。三焦、命门气弱者宜之。"据现代药理学研究，本品含挥发油，其中含有桉油精、绿叶烯、姜醇、氨基酸，以及钙、铁、锌之类的微量元素，具有健胃、抗利尿、减少唾液分泌等作用。

莲子性涩，常用量为 6～15 g，中满痞胀、大便秘结者禁服。益智仁性温燥，常用量为 3～10 g，阴虚火旺者禁用。脾主运化水液，肾主水。两者均入脾、肾经，配合使用，味甘能补，性涩能收，温能散寒，具有温补脾肾、涩精固带止遗之功效，用于治疗脾肾虚寒之遗尿、久泻、带下病、腹中冷痛、口多涎唾等。

十九、川楝子和五灵脂

川楝子，性味苦、寒，有小毒，归肝、小肠、膀胱经，具有疏肝泻热、行气止痛、杀虫之功效，用于治疗肝郁化火、胸胁胀痛、脘腹胀痛、疝气疼痛、虫积腹痛等。《神农本草经疏》云："楝实，主温疾伤寒，大热烦狂者，邪在阳明也，苦寒能散阳明之邪热，则诸证自除。膀胱为州都之官，小肠为受盛之官，二经热结，则小便不利，此药味苦气寒，走二经而导热结，则水道利矣。"《本经逢原》曰："川楝，苦寒性降，能导湿热下走渗道，人但知其有治疝之功，而不知其荡热止痛之用。"《本草纲目》载："楝实，导小肠膀胱之热，因引心胞相火下行，故心腹痛及疝气为要药。"据现代药理学研究，本品含有川楝素、楝树碱、脂肪油等，能兴奋肠道平滑肌，增加其收缩力及张力，且对金黄色葡萄球菌有一定的抑制作用。

五灵脂，性味咸、甘、温，归肝经，具有活血、化瘀、止痛之功效，用于治疗胸胁刺痛、脘腹刺痛、痛经、经闭、产后血瘀疼痛、跌扑肿痛、蛇虫咬伤等。《本草经疏》云："五灵脂，其功长于破血行血，故凡瘀血停滞作痛，产后血晕，恶血冲心，少腹儿枕痛，留血经闭，瘀血心胃间作痛，血滞经脉，气不得行，攻刺疼痛等证，在所必用。"《本草纲目》曰："止妇人经水过多，赤带不绝，胎前产后，血气诸痛；男女一切心腹、胁肋、少腹诸痛，疝痛，血痢、肠风腹痛；身体血痹刺痛，肝疟发寒热，反胃，消渴及痰涎挟血成窠，血贯瞳子，血凝齿痛……五灵脂，足厥阴肝经药也，气味俱厚，阴中之阴，故入血分。肝主血，故此药能治血病，散血和血而止诸痛。……不独治妇人心痛血痛，凡男女老幼一切心腹胁肋少腹痛疝气，并胎前产后血气作痛饥血崩经溢，俱能奏功。"据现代药理学研究，本品含有尿素、尿酸、维生素 A 类物质等，在动物实验中针对痉挛平滑肌具有良好的缓解作用，而其水浸膏（体积 1∶2）能抑制多种致病性皮肤真菌生长。

川楝子配五灵脂，两药分别源自金铃子散及失笑散，从中陈小忆各选取一味药配合使用，一寒一热，制性存用，通过调整两种药物的剂量配比关系而将其广泛应用于中性体质甚至寒热偏胜明显的患者。川楝子有小毒，故内服常用量以 3～10 g 为宜，注意中病即可，不可过量、长时间服用。其苦寒伤脾胃，故脾胃虚寒者慎用。五灵脂苦咸温通，疏泄力强，专入肝经血分，活血化瘀定痛效佳，常用量为 5～10 g，血虚无瘀者、孕妇慎用。两者相配，一入气分，一走血分，共凑行气、活血、逐瘀、定痛之功，用于治疗证属气滞血瘀之痛经、经闭、产后瘀滞腹痛、崩漏、不孕等。

二十、牛膝和车前子

牛膝，性味苦、甘、酸、平，归肝、肾经，具有活血通经、补肝肾、强筋骨、利水通淋、引火（血）下行之功效，用于治疗经闭、痛经、月经不调、产后腹痛、腰膝酸软、下肢水肿、小便不利、淋证等。《本经逢原》云："丹溪言牛膝能引诸药下行，筋骨痛风在下者宜加用之。其性虽下行走筋，然滑利之品，精气不固者终非所宜……气虚下陷，大便易泻，梦泄遗精，妊娠崩漏俱禁。"《药品化义》曰："牛膝，味甘能补，带涩能敛，兼苦直下，用之入肾。盖肾主闭藏，涩精敛血，引诸药下行。生用则宣，主治癃闭管涩、白浊茎痛、瘀血阻滞、癥瘕凝结、妇人经闭、产后恶阻，取其活血下行之功也。酒制熟则补，主治四肢拘挛、腰膝腿痛、骨筋流痛、疟疾燥渴、湿热痿痹、老年失溺，取具补血滋阴之功也。"《本草经集注》载其"主治寒湿痿痹，四肢拘挛，膝痛不可屈伸，逐血气，伤热火烂，堕胎。治伤中少气，男子阴消，老人失溺，补中续绝，填骨髓，除脑中痛及腰脊痛，妇人月水不通，血结，益精，利阴气，止发白。久服轻身耐老"。据现代药理学研究，牛膝醇浸剂能促进炎性肿胀消退，对家兔已孕、未孕子宫及小鼠子宫均具有明显的兴奋作用。川牛膝提取物有抗生育和抗受精卵着床作用。

车前子，性味甘、寒，归肝、肾、肺、小肠经，具有清热利尿通淋、渗湿止泻、明目、祛痰之功效，用于治疗热淋涩痛、水肿肿满、目赤肿痛、痰热咳嗽等。《神农本草经疏》云："车前子，其主气癃、止痛，通肾气也。小便利则湿去，湿去则痹除。伤中者必内起烦热，甘寒而润下，则烦热解，故主伤中。女子淋漓不欲食，是脾肾交病也，湿去则脾健而思食，气通则淋漓自止，水利则无胃家湿热之气上熏，而肺得所养矣。男女阴中俱有二窍，一窍通精，一窍通水。二窍不并开，故水窍常开，则小便利而湿热外泄，不致鼓动真阳之火，则精窍常闭而无漏泄，久久则真火宁谧，而精用益固，精固则阴强，精盛则生子。肾气固即是水脏足，故明目及疗赤痛。肝肾膀胱三经之要药也。……内伤劳倦、阳气下陷之病，皆不当用；肾气虚脱者，忌与淡渗药同用。"《药品化义》曰："车前子，子主下降，味淡入脾，渗热下行，主治痰泻、热泻，胸膈烦热，周身湿痹，盖水道利则清浊分，脾斯健矣。取其味淡性滑，滑可去暑，淡能渗热，用入肝经，又治暴赤眼痛，泪出脑疼，翳瘴障目及尿管涩痛，遗精溺血，癃闭淋沥，下疳便毒，女人阴癃作痛、或发肿痒，凡此俱属肝热，导热下行，则浊自清矣。"《本草汇言》载："车前子，行肝疏肾，畅郁和阳，同补肾药用，令强阴有子；同和肝药用，治目赤目昏；同清热药用，止痢疾火郁；同舒筋药用，能利湿行气，健运足膝，有速应之验也。设情动过节，膀胱虚，气艰于化而津不行、溺不出者，单用车前疏泄，闭愈甚矣，必加参、苓、甘、麦，养气节欲，则津自行，溺乃出也。"据现代药理学研究，本品含有黏液质、琥珀酸、胆碱、车前子碱、脂肪油、车前烯醇等，有明显的利尿作用，能促进呼吸道黏液分泌从而达到祛痰之效，并对多种杆菌、葡萄球菌有一定的抑制作用。

牛膝分为怀牛膝及川牛膝两种，功效大致相仿，怀牛膝偏于补肝肾、强筋骨，川牛膝偏于活血祛瘀、引火（血）下行。陈小忆临床上喜用川牛膝，取其活血祛瘀之功效。川牛膝活血通经力强，性偏沉降，常用量为 6～15 g，妊娠期、月经过多者忌用。而车前子渗湿利尿，性寒偏泄，凡内伤劳倦、阳气下陷、肾虚精滑及内无湿热者须慎用，常用量为 5～15 g，宜布包入煎剂。瘀血及水湿，同为阴邪。阳气疏泄不畅，可致血液失其布散而不敷和，水湿痰饮凝聚而不布运，谓之血不利则为水。牛膝配车前子，一擅活血，一擅利水渗湿，两者相须为用，共凑活血利水之功，治疗瘀血停滞、水湿停留之经闭、痛经、经行不畅、产后腹痛、恶露不尽等有良效，尤其适用于多囊卵巢综合征患者。

第三节　针灸治疗妇科病

女性具有经、带、胎、产等生理特点，是脏腑、经络、气血乃至天癸的化生功能作用于胞宫的表现。胞宫是行经和孕育胎儿的器官，天癸是肾中产生的一种能促进人体生长、发育和生殖的物质，经络是联络脏腑、运行气血的通路。因此，治疗妇科疾病，必须结合妇女的生理特点，深入了解脏腑、经络、气血、天癸与胞宫的整体关系，尤其要了解冲、任、督、带四脉以及肾、肝、脾、胃在妇女生理上的作用。

一、妇女经、带、胎、产的生理特点与经络、脏腑密切相关

（一）冲、任、督、带四脉在妇女生理中具有重要作用

奇经八脉是经络系统的重要组成部分，别道奇行，无表里配属，不与五脏六腑直接联通，但与十二经脉密切联系，对十二经脉气血起着统率、联合、溢蓄、调节的作用。胞宫是体现妇女生理特点的重要器官，它与脏腑有密切的经络联系和功能联系。冲、任、督、带四脉属"奇经"，胞宫为"奇恒之府"，冲、任、督三脉下起胞宫，上与带脉交会，冲、任、督、带四脉又上连十二经脉，因此胞宫的生理功能主要与冲、任、督、带四脉的功能有关，从而使冲、任、督、带四脉在妇女生理中具有重要的地位。

冲、任、督、带四脉是相通的，形态上相互连接，功能上相辅相成，这对调节全身气血、渗灌溪谷、濡润肌肤、协调胞宫生理功能都有重要意义。

从形态上看，冲、任、督、带四脉属经络范畴，而有经络形象。即经有路径之意，是纵横的干线；络有"网络"之意，是经的分支，如罗网维络，无处不至。冲、任、督、带四脉是相互联通的。《素问·痿论》记载："冲脉者，经脉之海也……皆属于带脉，而络于督脉。"这说明冲、带、督三脉相通。《灵枢·五音五味》记载："冲脉、任脉皆起于胞中……会于咽喉，别而络唇口。"这说明冲、任二脉相通。《素问·骨空论》曰："督脉者……其少腹直上者，贯脐中央，上贯心入喉，上颐环唇，上系两目之下中央。"这说明督、任脉相通。

从功能上看，冲、任、督、带四脉有湖泽、海洋一样的功能。如《难经》载："其奇经八脉者……比于圣人图设沟渠，沟渠满溢，流于深湖，故圣人不能拘通也。"《奇经八脉考》更明确地阐释："盖正经犹夫沟渠，奇经犹夫湖泽，正经之脉隆盛，则溢于奇经。"即十二经脉中气血旺盛流溢于奇经，使奇经蓄存着充盈的气血。

（二）冲、任、督、带四脉与胞宫的联系

胞宫是妇女的特殊生理结构，与冲、任、督、带四脉的经络联系及功能联系都十分密切。

1. 冲脉与胞宫的经络联系

《灵枢·五音五味》载冲脉"起于胞中"，这就明确了冲脉与胞宫的经络联系。冲脉循行，有上行、下行支，有体内、体表支，其体表循行支出于气街（气冲穴）。冲脉与胞宫的功能联系：冲脉"渗诸阳""渗三阴"，与十二经相通，为

十二经气血汇聚之所，是全身气血运行的要冲，而有"十二经之海""血海"之称。因此，冲脉之精血充盛，才能使胞宫有行经、胎孕的生理功能。

2. 任脉与胞宫的经络联系

任脉亦"起于胞中"，确定了任脉与胞宫的经络联系。任脉循行，下出会阴，向前沿腹正中线上行，至咽喉，上行环唇，分行至目眶下。任脉与胞宫的功能联系：任脉主一身之阴，凡精、血、津、液等阴精都由任脉总司，故称"阴脉之海"。王冰认为"谓任脉者，女子得之以妊养也"，故任脉又为人体妊养之本而主胞胎。任脉之气通，才能使胞宫有行经、胎孕等生理功能。

3. 督脉与胞宫的经络联系

唐代王冰在《黄帝内经》注解里说："督脉，亦奇经也。然任脉、冲脉、督脉者，一源三歧也……亦犹任脉、冲脉起于胞中也。"此学说被后世医家所公认，如李时珍在《奇经八脉考》中说"督乃阳脉之海，其脉起于肾下胞中"，因此督脉也起于胞中。督脉循行，下出会阴，沿脊柱上行，至项部风府穴处络脑，并由项部沿头正中线向上、向前、向下至上唇系带龈交穴处。督脉与胞宫的功能联系：任、督二脉互相贯通，即二脉同出于"会阴"，任行身前而主阴，督行身后而主阳，二脉于龈交穴交会，循环往复，维持着人体阴阳脉气的平衡，从而使胞宫的功能正常。同时《素问·骨空论》称"督脉者……此生病……其女子不孕"，可见督脉与任脉共同主司女子的孕育功能。

4. 带脉与胞宫的经络联系

《难经》说"带脉者，起于季胁，回身一周"，说明带脉横行于腰部，总束诸经。《素问·痿论》说："冲脉者……皆属于带脉，而络于督脉。"王冰说："任脉自胞上过带脉贯脐而上。"可见横行之带脉与纵行之冲、任、督三脉交会，并通过冲、任、督三脉间接地下系胞宫。带脉与胞宫的功能联系：带脉取足三阴、足三阳等诸经之气血以为用，从而约束冲、任、督三脉，维持胞宫生理活动。

以上叙述，说明冲、任、督三脉下起胞宫，上与带脉交会，冲、任、督、带四脉又上连十二经脉，并存蓄十二经之气血，从而把胞宫与整体经脉联系在一起，起到调节女性经、带、胎、产的作用。

（三）冲、任、督、带四脉对脏腑的影响及作用

人体的卫、气、营、血、津、液、精、神都是脏腑所化生的，脏腑的功能活动是人体生命的根本。胞宫的行经、胎孕的生理功能是由脏腑的滋养实现的。冲、任、督、带四脉通过调节脏腑功能，影响女性生理与病理。

1. 冲脉与脏腑的关系

冲脉为奇经，它的功能是以脏腑为基础的。《灵枢·逆顺肥瘦》记载："夫

冲脉者，五脏六腑之海也……其上者，出于颃颡，渗诸阳……其下者，注少阴之大络，出于气街……其下者，并于少阴之经，渗三阴……渗诸络而温肌肉。"这说明冲脉上行支与诸阳经相通，使冲脉之血得以温化；又一支与足阳明胃经相通，使冲脉得到胃气的濡养；其下行支与肾脉相并而行，使肾中真阴滋于其中；又其"渗三阴"，自然与肝脾经脉相通，故取肝脾之血以为用。

另外，冲脉与足阳明胃经关系十分密切。胃为多气多血之腑，《灵枢·经脉》载胃经"从缺盆下乳内廉，下挟脐，入气街中"，《素问·骨空论》云"冲脉者，起（出）于气街"，《难经译释》曰"冲脉者，起（出）于气冲，并足阳明之经，挟脐上行，至胸中而散也"，都明确指出冲脉与阳明经会于气街，并且关系密切，故有"冲脉隶于阳明"之说。

2. 任脉与脏腑的关系

《灵枢·经脉》说："胃足阳明之脉……还出挟口环唇，下交承浆。"这说明任脉与胃脉交会于承浆，任脉可得胃气濡养。肝足厥阴之脉，"循股阴，入毛中，过阴器，抵小腹"，与任脉交会于"曲骨"；脾足太阴之脉，"上膝股内前廉，入腹"，与任脉交会于"中极"；肾足少阴之脉，"上股内后廉，贯脊属肾，络膀胱"，与任脉交会于"关元"。故任脉与肝、脾、肾三经分别交会于"曲骨""中极""关元"，取三经之精血以为养。

3. 督脉与脏腑的关系

《灵枢·经脉》说督脉与肝脉"会于巅"，得肝气以为用，肝藏血而寄相火，体阴而用阳；《素问·骨空论》记载督脉"合少阴上股内后廉，贯脊属肾"，与肾相通，而得肾中命火温养；又其脉"上贯心入喉"，与心相通，而得君火之助；且督脉"起于目内眦"，与足太阳相通，"行身之背而主一身之阳"，又得相火、命火、君火之助，故称"阳脉之海"。

4. 带脉与脏腑的关系

《针灸甲乙经》说"维道……足少阳、带脉之会"，《素问·痿论》说"足阳明为之长，皆属于带脉"，说明足太阳与督脉相通，且督、带脉相通，则足太阳借督脉通于带脉。《灵枢·经别》说"足少阴之正……当十四椎（肾俞），出属带脉"，又因带脉与任、督脉相通，其也足以与肝、脾相通。由此带脉与足三阴、足三阳诸经相通已属可知，故带脉取肝、脾、肾等诸行之气血以为用。

（四）冲、任、督、带四脉通过调节脏腑影响女性生理

前文提到，女性经、带、胎、产与经络密切相关，而经络的作用最终需要通过脏腑来实现，因此女性的生理、病理与肾、肝、脾、胃密切相关。

1. 肾与胞宫

肾与胞宫有一条直通的经络联系，即《素问·奇病论》说的"胞络者，系

于肾"。又肾脉与任脉交会于"关元"，与冲脉下行支相并而行，与督脉同是"贯脊属肾"，所以肾脉又通过冲、任、督三脉与胞宫相联系。肾为先天之本，元气之根，主藏精气，是人体生长、发育和生殖的根本；而且精又为化血之源，直接为胞宫的行经、胎孕提供物质基础。肾主生殖，而胞宫的全部功能就是生殖功能，由此可见肾与胞宫在功能上是一致的。

因为肾与胞宫两者之间有密切的经络联系和功能上的一致性，所以关系最为密切。女子发育到一定时期后，肾气旺盛，肾中真阴——天癸承由先天，而逐渐生化、充实，才促成胞宫有经、孕、产、育的生理功能。

2. 肝与胞宫

肝脉与任脉交会于"曲骨"，又与督脉交会于"百会"，与冲脉交会于"三阴交"，可见肝脉通过冲、任、督三脉与胞宫相联系。肝有藏血和调节血量的功能，主疏泄而司血海，而胞宫行经和胎孕的生理功能，恰是以血为用的，因此，肝对胞宫的生理功能有重要的调节作用。

3. 脾与胞宫

脾脉与任脉交会于"中极"，又与冲脉交会于"三阴交"，可见脾脉通过冲、任二脉与胞宫相联系。脾为气血生化之源，内养五脏，外濡肌肤，是维护人体后天生命的根本。同时脾司中气，其气主升，对血液有收摄、控制的作用，就是后世医家所说的"统血""摄血"。脾司中气的主要功能在于"生血"和"统血"，而胞宫的经、孕、产、育都是以血为用的，因此，脾所生、所统之血，直接为胞宫的行经、胎孕提供物质基础。

4. 胃与胞宫

胃脉与任脉交会于"承浆"，与冲脉交会于"气冲"，可见胃脉通过冲、任二脉与胞宫相联系。胃主受纳，腐熟水谷，为多气多血之腑，所化生的气血为胞宫之经、孕所必需，因此，胃中的谷气盛，则冲脉、任脉气血充盛，与脾一样为胞宫的功能提供物质基础。

上述内容说明了脏腑与胞宫有密切的经络联系和功能联系，胞宫的生理功能是脏腑功能作用的结果。

二、冲、任、督、带四脉与妇科相关的主要穴位

（一）冲脉

经络循行：冲脉，起于小腹内（女子胞中），下出于会阴部，并在此分为三支。一支沿腹腔前壁，挟脐上行，与足少阴经相并，散布于胸中，再向上行，经咽喉，环绕口唇；一支沿腹腔后壁，上行于脊柱内；一支出会阴，分别沿股内侧

下行到足大趾间。

冲脉的主要穴位如下。

1. 会阴穴

【定位】在会阴部，男性当阴囊根部与肛门连线的中点，女性当大阴唇后联合与肛门连线的中点。

【解剖】在球海绵体中央，有会阴浅、深横肌；有会阴动、静脉分支；布有会阴神经分支。

【主治】溺水窒息，昏迷，癫狂，惊痫，小便难，遗尿，阴痛，阴痒，阴部汗湿，脱肛，阴挺，疝气，痔疾，遗精，月经不调。

【配伍】配神门穴治癫狂痫；配水沟穴治溺水窒息；配十宣穴急救昏迷；配蠡沟穴治阴痒、阴痛（湿热下注型）；配归来穴、百会穴治阴挺（中气下陷型）；配承山穴治痔疮、脱肛；配支沟穴、上巨虚穴治便秘；配中极穴治遗尿、淋症；配关元穴治遗精。

【刺灸法】直刺0.5～1寸，孕妇慎用；可灸。

2. 气冲穴

【定位】在腹股沟稍上方，当脐中下5寸，距前正中线2寸。

【解剖】在耻骨结节外上方，有腹外斜肌腱膜，在腹内斜肌、腹膜肌下部；有腹壁浅动、静脉分支，外壁为腹壁下动、静脉；布有髂腹股沟神经。

【主治】肠鸣腹痛，疝气，月经不调，不孕，阳痿，阴肿。

【配伍】配气海穴治肠鸣腹痛。

【刺灸法】直刺0.5～1寸。

3. 横骨穴

【定位】在下腹部，当脐中下5寸，前正中线旁开0.5寸。

【解剖】有腹内、外斜肌腱膜，腹横肌腱膜及腹直肌；有腹壁下动、静脉及阴部外动脉；布有髂腹下神经分支。

【主治】阴部痛，少腹痛，遗精，阳痿，遗尿，小便不通，疝气。

【配伍】配中极穴、三阴交穴治癃闭；配关元穴、肾俞穴、志室穴、大赫穴治阳痿、遗精、崩漏、月经不调等病症。

【刺灸法】直刺0.8～1.2寸；可灸。

4. 大赫穴

【定位】在下腹部，当脐中下4寸，前正中线旁开0.5寸。

【解剖】在腹内、外斜肌腱膜，腹横肌腱膜及腹直肌中；有腹壁下动、静脉肌支；布有第12肋间神经及髂腹下神经。

【主治】阴部痛，子宫脱垂，遗精，带下，月经不调，痛经，不妊，泄泻，痢疾。

【配伍】配阴交穴、肾俞穴、带脉穴、大敦穴、中极穴治阳痿、遗精、带下；配命门穴、肾俞穴、志室穴、中极穴、关元穴治男科病（含不育症）。

【刺灸法】直刺 0.8～1.2 寸；可灸。

5. 气穴

【定位】脐下 3 寸，前正中线旁开 0.5 寸。

【解剖】在腹内、外斜肌腱膜，腹横肌腱膜和腹直肌中；有腹壁下动、静脉肌支；布有第 12 肋间神经及髂腹下神经。

【主治】奔豚气，月经不调，带下，小便不利，腹泻。

【刺灸法】直刺 1～1.5 寸。

6. 四满穴

【定位】在下腹部，当脐中下 2 寸，前正中线旁开 0.5 寸。

【解剖】在腹内、外斜肌腱膜，腹横肌腱膜及腹直肌中；有腹壁下动、静脉肌支；布有第 11 肋间神经。

【主治】月经不调，崩漏，带下，不孕，产后恶露不净，小腹痛，遗精，遗尿，疝气，便秘，水肿。

【配伍】配气海穴、三阴交穴、大敦穴、归来穴治疝气、睾丸肿痛；配气海穴、三阴交穴、肾俞穴、血海穴治月经不调、带下、遗精等病症。

【刺灸法】直刺 0.8～1.2 寸；可灸。

7. 中注穴

【定位】在下腹部，当脐中下 1 寸，前正中线旁开 0.5 寸。

【解剖】在腹内、外斜肌腱膜，腹横肌腱膜及腹直肌中；有腹壁下动、静脉肌支；布有第 10 肋间神经。

【主治】月经不调，腰腹疼痛，大便燥结，泄泻，痢疾。

【配伍】配肾俞穴、委中穴、气海俞穴治腰背痛；配血海穴、肾俞穴、太冲穴、三阴交穴、阴交穴、中极穴治月经不调、卵巢炎、睾丸炎、附件炎等病症。

【刺灸法】直刺 0.8～1.2 寸；可灸。

8. 肓俞穴

【定位】在腹中部，当脐中旁开 0.5 寸。

【解剖】在腹内、外斜肌腱膜，腹横肌腱膜及腹直肌中；有腹壁下动、静脉肌支；布有第 10 肋间神经。

【主治】腹痛绕脐，呕吐，腹胀，痢疾，泄泻，便秘，疝气，月经不调，腰脊痛。

【配伍】配天枢穴、足三里穴、大肠俞穴治便秘、泄泻、痢疾；配中脘穴、足三里穴、内庭穴、天枢穴治胃痛、腹痛、疝痛、尿道涩痛等病症。

【刺灸法】直刺 0.8～1.2 寸；可灸。

9. 石关穴

【定位】人体上腹部，当脐中上3寸，前正中线旁开0.5寸。

【解剖】在腹直肌内缘；有腹壁上动、静脉分支；布有第9肋间神经。

【主治】呕吐，腹痛，便秘，产后腹痛，妇人不孕。

【配伍】配中脘穴、内关穴治胃痛、呕吐、腹胀；配三阴交穴、阴交穴、肾俞穴治先兆流产和不孕症。

【刺灸法】直刺0.5～0.8寸；可灸。

10. 阴都穴

【定位】在上腹部，当脐中上4寸，前正中线旁开0.5寸。

【解剖】在腹直肌内缘；有腹壁上动、静脉分支；布有第8肋间神经。

【主治】腹胀，肠鸣，腹痛，便秘，妇人不孕，胸胁满，疟疾。

【配伍】配巨阙穴治心中烦满；配三阴交穴、血海穴治闭经；配中脘穴、天枢穴、足三里穴、四缝穴治纳呆及小儿疳积。

【刺灸法】直刺0.5～0.8寸；可灸。

（二）任脉

经络循行：任脉，起于小腹内，下出于会阴部，向前上行于阴毛部，循腹沿前正中线上行，经关元等穴至咽喉，再上行环绕口唇，经面部进入目眶下，联系于目。

主治概要：

（1）脏腑病：腹部、胸部相关内脏病。

（2）妇科病、前阴病：月经不调、痛经、崩漏、带下、遗精、阳痿、小便不利、遗尿等。

（3）颈及面口病：瘿气、梅核气、咽喉肿痛、暴喑、口歪、齿痛等。

（4）神志病：癫痫、失眠等。

（5）虚证：部分腧穴有强壮作用，主治虚劳、虚脱等症。

（6）胸腹局部病症。

任脉的主要穴位如下。

1. 中极穴

【定位】在下腹部，前正中线上，当脐中下4寸。

【解剖】在腹白线上，深部为乙状结肠；有腹壁浅动、静脉分支，腹壁下动、静脉分支；布有髂腹下神经的前皮支。

【主治】小便不利，遗溺不禁，阳痿，早泄，遗精，白浊，疝气偏坠，积聚疼痛，月经不调，阴痛，阴痒，痛经，带下，崩漏，阴挺，产后恶露不止，胞衣不下，水肿。

【配伍】配大赫穴、肾俞穴、阴交穴、三阴交穴、次髎穴治阳痿、早泄、遗精、白浊、月经不调、痛经、崩漏、产后恶露不止、胞衣不下、阴挺等病症（肾气虚型）；配阴谷穴、气海穴、肾俞穴治遗溺不止；配大敦穴、关元穴、三阴交穴治疝气偏坠；配水分穴、三焦俞穴、三阴交穴、气海穴、委阳穴治水肿；中极穴透曲骨穴，配三阴交穴、地机穴治产后、术后尿潴留；中极穴透曲骨穴，配气海穴、膻中穴、足三里穴治尿潴留（老年人气虚）。

【刺灸法】直刺 0.5～1 寸；可灸。

2. 关元穴

【定位】在下腹部，前正中线上，当脐中下 3 寸。

【解剖】在腹白线上，深部为小肠；有腹壁浅动、静脉分支，腹壁下动、静脉分支；布有第 12 肋间神经前皮支的内侧支。

【主治】中风脱证，虚劳冷惫，羸瘦无力，少腹疼痛，霍乱吐泻，痢疾，脱肛，疝气，便血，溺血，小便不利，尿频，尿闭，遗精，白浊，阳痿，早泄，月经不调，经闭，经痛，赤白带下，阴挺，崩漏，阴门瘙痒，恶露不止，胞衣不下，消渴，眩晕。

【配伍】配气海穴、肾俞穴（重灸）、神阙穴（隔盐灸）急救中风脱证；配足三里穴、脾俞穴、公孙穴、大肠俞穴治虚劳、里急、腹痛；配三阴交穴、血海穴、中极穴、阴交穴治月经不调（冲任不固，针用补法）；配中极穴、大赫穴、肾俞穴、次髎穴、命门穴、三阴交穴治男子不育症、阳痿、遗精、早泄、尿频、尿闭、遗尿（肾阳虚衰，针用补法或艾灸）；配太溪穴、肾俞穴治泻痢不止、五更泄。

【刺灸法】直刺 0.5～1 寸；可灸。

3. 气海穴

【定位】在下腹部，前正中线上，当脐中下 1.5 寸。

【解剖】在腹白线上，深部为小肠；有腹壁浅动、静脉分支，腹壁下动、静脉分支；布有第 11 肋间神经前皮支的内侧支。

【主治】绕脐腹痛，水肿鼓胀，脘腹胀满，水谷不化，大便不通，泻痢不禁，癃淋，遗尿，遗精，阳痿，疝气，月经不调，痛经，经闭，崩漏，带下，阴挺，产后恶露不止，胞衣不下，脏气虚惫，形体羸瘦，四肢乏力。

【配伍】配三阴交穴治白浊、遗精；配关元穴治产后恶露不止；配灸关元穴、膏肓穴、足三里穴治喘息短气（元气虚惫）；配关元穴、命门穴（重灸）、神阙穴（隔盐灸）急救中风脱证；配足三里穴、脾俞穴、胃俞穴、天枢穴、上巨虚穴治胃腹胀痛、呃逆、呕吐、水谷不化、大便不通、泻痢不止（脾气虚弱）；配足三里穴、合谷穴、百会穴治胃下垂、子宫下垂、脱肛。

【刺灸法】直刺 0.5～1 寸；可灸。孕妇慎用。

4. 神阙穴

【定位】在腹中部，脐中央。

【解剖】在脐窝正中，深部为小肠；有腹壁下动、静脉；布有第10肋间神经前皮支的内侧支。

【主治】中风虚脱，四肢厥冷，尸厥，风痫，形惫体乏，绕脐腹痛，水肿鼓胀，脱肛，痢疾，便秘，小便不禁，五淋，妇女不孕。

【配伍】配三阴交穴治五淋；配公孙穴、水分穴、天枢穴、足三里穴治痢疾便秘、绕脐腹痛（脾肾不和）；配长强穴、气海穴、关元穴治脱肛、小便不禁、肾虚不孕症；神阙穴（隔盐灸）配关元穴、气海穴（重灸）治中风脱证。

【刺灸法】禁刺；可灸。

5. 中脘穴

【定位】在上腹部，前正中线上，当脐中上4寸。

【解剖】在腹白线上，深部为胃幽门部；有腹壁上动、静脉；布有第7、8肋间神经前皮支的内侧支。

【主治】胃脘痛，腹胀，呕吐，呃逆，反胃，吞酸，纳呆，食不化，疳积，膨胀，黄疸，肠鸣，痢疾，便秘，便血，胁下坚痛，虚劳吐血，哮喘，头痛，失眠，惊悸，怔忡，脏躁，癫狂，痫证，尸厥，惊风，产后血晕。

【配伍】配百会穴、足三里穴、神门穴治失眠、脏躁；配膻中穴、天突穴、丰隆穴治哮喘；配梁丘穴、下巨虚穴治急性胃肠炎；配肝俞穴、太冲穴、三阴交穴、公孙穴治胃十二指肠球部溃疡；配上脘穴、梁门穴（电针20 min）治胆道蛔虫症；配阳池穴、胞门穴、子户穴（针灸并用）治腰痛、痛经、月经不调（子宫不正）；配气海穴、足三里穴、内关穴、百会穴治胃下垂。

【刺灸法】直刺0.5～1寸；可灸。

6. 膻中穴

【定位】在胸部，当前正中线上，平第4肋间，两乳头连线的中点。

【解剖】在胸骨体上；有胸廓（乳房）内动、静脉的前穿支；布有第4肋间神经前皮支的内侧支。

【主治】咳嗽，气喘，咯唾脓血，胸痹心痛，心悸，心烦，产妇少乳，噎嗝，膨胀。

【配伍】配曲池穴、合谷穴（泻法）治急性乳腺炎；配内关穴、三阴交穴、巨阙穴、心平穴、足三里穴治冠心病之急性心肌梗死；配中脘穴、气海穴治呕吐反胃；配天突穴治哮喘；配乳根穴、合谷穴、三阴交穴、少泽穴，灸膻中穴治产后缺乳；配肺俞穴、丰隆穴、内关穴治咳嗽痰喘；配厥阴俞穴、内关穴治心悸、心烦、心痛。

【刺灸法】平刺0.3～0.5寸；可灸。

（三）督脉

经络循行：督脉，起于小腹内，下出会阴，向后至尾骶部的长强穴，沿脊柱上行，经项部至风府穴，进入脑内，属脑，沿头部正中线，上至巅顶的百会穴，经前额下行鼻柱至鼻尖的素髎穴，过人中，至上齿正中的龈交穴。

督脉的主要穴位如下。

1. 腰阳关穴

【定位】在腰部，当后正中线上，第4腰椎棘突下凹陷中。

【解剖】在腰背筋膜、棘上韧带及棘间韧带中；有腰动脉后支及棘间皮下静脉丛；布有腰神经后支的内侧支。

【主治】腰骶疼痛，下肢痿痹，月经不调，赤白带下，遗精，阳痿，便血。

【配伍】配肾俞穴、次髎穴、委中穴治腰脊痛、四肢厥冷、小便频数；配腰夹脊穴、秩边穴、承山穴、飞扬穴治坐骨神经痛、腰腿痛；配膀胱俞穴、三阴交穴治遗尿、尿频。

【刺灸法】直刺0.5～1寸；可灸。

2. 命门穴

【定位】在腰部，当后正中线上，第2腰椎棘突下凹陷中。

【解剖】在腰背筋膜、棘上韧带及棘间韧带中；有腰动脉后支及棘间皮下静脉丛；布有腰神经后支内侧支。

【主治】虚损腰痛，脊强反折，遗尿，尿频，泄泻，遗精，白浊，阳痿，早泄，赤白带下，胎屡坠，五劳七伤，头晕耳鸣，癫痫，惊恐，手足逆冷。

【配伍】配肾俞穴、太溪穴治遗精、早泄、腰脊酸楚、足膝无力、遗尿、癃闭、水肿、头昏耳鸣等肾阳亏虚之症；配百会穴、筋缩穴、腰阳关穴治破伤风所至抽搐；灸命门穴（艾灸）、神阙穴（隔盐灸）治中风脱证；配关元穴、肾俞穴、神阙穴（艾灸）治五更泄；配肾俞穴、三阴交穴治肾虚腰痛；配委中穴、腰夹脊穴、阿是穴治腰扭伤痛和肥大性脊柱炎；配十七椎穴、三阴交穴治痛经（寒湿凝滞型）（艾灸）；配大肠俞穴、膀胱俞穴、阿是穴（艾灸）治寒湿痹腰痛。

【刺灸法】直刺0.5～1寸；可灸。

3. 至阳穴

【定位】在背部，当后正中线上，第7胸椎棘突下凹陷中。

【解剖】在腰背筋膜、棘上韧带及棘间韧带中；有第7肋间动脉后支，棘间皮下静脉丛；布有第7胸神经后支内侧支。

【主治】胸胁胀痛，腹痛黄疸，咳嗽气喘，腰背疼痛，脊强，身热。

【配伍】配曲池穴、阳陵泉穴、脾俞穴治黄疸；配天枢穴、大肠俞穴治腹胀、肠鸣、泄泻；配内关穴、神门穴治心悸、心痛。

【刺灸法】斜刺0.5～1寸；可灸。

4. 大椎穴

【定位】在后正中线上，第7颈椎棘突下凹陷中。

【解剖】在腰背筋膜、棘上韧带及棘间韧带中；有颈横动脉分支及棘间皮下静脉丛；布有第8颈神经后支内侧支。

【主治】热病，疟疾，咳嗽，喘逆，骨蒸潮热，项强，肩背痛，腰脊强，角弓反张，小儿惊风，癫狂痫证，五劳虚损，七伤乏力，中暑，霍乱，呕吐，黄疸，风疹。

【配伍】配肺俞穴治虚损、盗汗、劳热；配间使穴、乳根穴治脾虚发疟；配四花穴治百日咳（双膈俞、双胆俞）；配曲池穴预防流脑；配合谷穴治白细胞减少；配足三里穴、命门穴提高机体免疫力；配定喘穴、孔最穴治哮喘；配曲池穴、合谷穴泻热；配腰奇穴、间使穴治癫痫。

【刺灸法】斜刺0.5～1寸；可灸。

5. 百会穴

【定位】在头部，当前发际正中直上5寸，或两耳尖连线中点处。

【解剖】在帽状腱膜中；有左右颞浅动、静脉及左右枕动、静脉吻合网；布有枕大神经及额神经分支。

【主治】头痛，眩晕，惊悸，健忘，尸厥，中风不语，癫狂，痫证，癔症，耳鸣，鼻塞，脱肛，痔疾，阴挺，泄泻。

【配伍】配天窗穴治中风失音不能言语；配长强穴、大肠俞穴治小儿脱肛；配人中穴、合谷穴、间使穴、气海穴、关元穴治尸厥、卒中、气脱；配脑空穴、天枢穴治头风；针刺百会穴，配耳穴的神门穴埋撳针戒烟；配养老穴、风池穴、足临泣穴治梅尼埃病；针百会穴透曲鬓穴、天柱穴治脑血管痉挛、偏头痛；配水沟穴、足三里穴治低血压；配水沟穴、京骨穴治癫痫大发作；配肾俞穴（回旋灸）主治炎症。

【刺灸法】平刺0.5～0.8寸；可灸。

6. 上星穴

【定位】在头部，当前发际正中直上1寸。

【解剖】在左右额肌交界处；有额动、静脉分支及颞浅动、静脉分支；布有额神经分支。

【主治】头痛，眩晕，目赤肿痛，迎风流泪，面赤肿，鼻渊，鼻衄，鼻痔，鼻痛，癫狂，痫证，小儿惊风，疟疾，热病。

【配伍】配合谷穴、太冲穴治头目痛；配丘墟穴、陷谷穴治疟疾；配大椎穴治鼻中息肉、面赤肿、口鼻出血不止；配水沟穴治癫狂；配印堂穴、素髎穴、百会穴、迎香穴、合谷穴、曲池穴、列缺穴、支沟穴治酒渣鼻。

【刺灸法】平刺 0.5～0.8 寸；可灸。

7. 素髎穴

【定位】在面部，当鼻尖的正中央。

【解剖】在鼻尖软骨中；有面动、静脉鼻背支；布有筛前神经鼻外支（眼神经分支）。

【主治】鼻塞，鼻衄，鼻流清涕，鼻中肉，鼻渊，酒渣鼻，惊厥，昏迷，新生儿窒息。

【配伍】配百会穴、足三里穴治低血压休克；配迎香穴、合谷穴治鼻渊。

【刺灸法】向上斜刺 0.3～0.5 寸，或点刺出血；不灸。

8. 水沟穴

【定位】在面部，当人中沟的上 1/3 与中 1/3 交点处。

【解剖】在口轮匝肌中；有上唇动、静脉；布有眶下神经支及面神经颊支。

【主治】昏迷，晕厥，暑病，癫狂，痫证，急慢惊风，鼻塞，鼻衄，风水面肿，齿痛，牙关紧闭，黄疸，消渴，霍乱，瘟疫，脊膂强痛，挫闪腰疼。

【配伍】配百会穴、十宣穴、涌泉穴治昏迷；配委中穴、尺泽穴治中暑；配会阴穴治溺水窒息；配内关穴治癫狂；配合谷穴透劳宫穴治癔症发作；配上星穴、风府穴治鼻流清涕；配委中穴（泻法）治急性腰扭伤；配三阴交穴、血海穴治月经不调、崩漏。

【刺灸法】向上斜刺 0.3～0.5 寸，或用指甲按掐；不灸。

9. 印堂穴

【定位】在头部，两眉毛内侧端中间的凹陷中。

【主治】痴呆、痫证、失眠、健忘等神志病证，头痛，眩晕，鼻衄，鼻渊，小儿惊风，产后血晕，子痫。

【配伍】配上星穴、风门穴、曲池穴、合谷穴治鼻渊；配太阳穴、风池穴治头痛；配丝竹空穴、头维穴治眩晕；配中冲穴、百会穴、大敦穴、合谷穴治中风不省人事；配支沟穴、足三里穴治产后血晕。

（四）带脉

经络循行：带脉，起于季胁，斜向下行到带脉穴，绕身一周。在腹面的带脉下垂到少腹。

带脉的主要穴位如下。

1. 带脉穴

【定位】在侧腹部，章门穴下 1.8 寸，当第 11 肋骨游离端下方垂线与脐水平线的交点上。

【解剖】有腹内、外斜肌及腹横肌；有第12肋间动、静脉；布有第12肋间神经。

【主治】月经不调，赤白带下，疝气，腰胁痛。

【配伍】配关元穴、气海穴、三阴交穴、白环俞穴、间使穴治赤白带下；配关元穴、足三里穴、肾俞穴、京门穴、次髎穴治肾气虚之带下；配中极穴、次髎穴、行间穴、三阴交穴治湿热下注之带下。

【刺灸法】直刺0.5～0.8寸；可灸。

2. 五枢穴

【定位】在侧腹部，当髂前上棘的前方，横平脐下3寸处。

【解剖】有腹内、外斜肌及腹横肌；有旋髂浅、深动、静脉；布有髂腹下神经。

【主治】阴挺，赤白带下，月经不调，疝气，小腹痛，便秘，腰胯痛。

【配伍】五枢穴透维道穴、气海俞穴、阳陵泉穴做子宫全切术针刺麻醉。

【刺灸法】直刺0.8～1.5寸；可灸。

3. 维道穴

【定位】在侧腹部，当髂前上棘的前下方，五枢前下0.5寸。

【解剖】在髂前上棘前内方，有腹内、外斜肌及腹横肌；有旋髂浅、深动、静脉；布有髂腹股沟神经。

【主治】腰胯痛，小腹痛，阴挺，疝气，带下，月经不调，水肿。

【配伍】配百会穴、气海穴、足三里穴、三阴交穴治气虚下陷之阴挺或带下；配五枢穴、带脉穴、中极穴、太冲穴、三阴交穴治卵巢囊肿、闭经；配横骨穴、冲门穴、气冲穴、大敦穴治疝气。

【刺灸法】向前下方斜刺0.8～1.5寸；可灸。

三、其他与妇科相关的常用穴位

（一）手阳明大肠经

合谷穴

【定位】在手背，第1、2掌骨之间，当第2掌骨桡侧中点处。

【解剖】在第1、2掌骨之间，第1骨间背侧肌中，深层有拇收肌横头；有手背静脉网，为头静脉的起部，腧穴近侧正当桡动脉从手背穿向手掌之处；布有桡神经浅支的掌背侧神经，深部有正中神经的指掌侧固有神经。

【主治】头痛，目赤肿痛，鼻衄，齿痛，牙关紧闭，口眼㖞斜，耳聋，疟腮，咽喉肿痛，热病无汗，多汗，腹痛，便秘，经闭，滞产。

【配伍】配太阳穴治头痛；配太冲穴治目赤肿痛；配迎香穴治鼻疾；配少商

穴治咽喉肿痛；配三阴交穴治经闭、滞产；配地仓穴、颊车穴治眼歪斜。

【刺灸法】直刺 0.5～1 寸；可灸。

（二）足阳明胃经

1. 天枢穴

【定位】在腹中部，脐中旁开 2 寸。

【解剖】当腹直肌及其鞘处；有第 9 肋间动、静脉分支及腹壁下动、静脉分支；布有第 10 肋间神经分支（内部为小肠）。

【主治】腹胀肠鸣，绕脐痛，便秘，泄泻，痢疾，月经不调，痛经，癥瘕。

【配伍】配足三里穴治腹胀肠鸣；配气海穴治绕脐痛；配上巨虚穴、下巨虚穴治便秘、泄泻；配血海穴治痛经、癥瘕；配水道穴、归来穴治月经量少、闭经等月经不调。

【刺灸法】直刺 1～1.5 寸；可灸。

2. 水道穴

【定位】在下腹部，当脐中下 3 寸，前正中线旁开 2 寸。

【解剖】当腹直肌及其鞘处；有第 12 肋间动、静脉分支，外侧为腹壁下动、静脉；布有第 12 肋间神经（内部为小肠）。

【主治】小腹胀满，水肿，小便不利，痛经，不孕，疝气。

【配伍】配三阴交穴、中极穴治痛经、不孕。

【刺灸法】直刺 1～1.5 寸；可灸。

3. 归来穴

【定位】在下腹部，当脐中下 4 寸，前正中线旁开 2 寸。

【解剖】在腹直肌外缘，有腹内斜肌及腹横肌腱膜；外侧有腹壁下动、静脉；布有髂腹下神经。

【主治】腹痛，疝气，经闭，月经不调，带下，阴挺。

【配伍】配大敦穴治疝气；配三阴交穴、中极穴治月经不调。

【刺灸法】直刺 1～1.5 寸；可灸。

4. 梁丘穴

【定位】屈膝，在大腿前面，当髂前上棘与髌底外侧端的连线上，髌底上 2 寸。

【解剖】在股直肌和股外侧肌之间；有旋股外侧动脉降支；布有股前皮神经及股外侧皮神经。

【主治】膝肿痛，下肢不遂，胃痛，痛经，乳痈。

【配伍】配足三里穴、中脘穴治胃痛。

【刺灸法】直刺 1～1.2 寸；可灸。

5. 足三里穴

【定位】在小腿前外侧，当犊鼻穴下3寸，距胫骨前缘一横指（中指）处。

【解剖】在胫骨前肌及趾长伸肌之间；有胫前动、静脉；为腓肠外侧皮神经及隐神经的皮支分布处，深层当腓深神经。

【主治】胃痛，呕吐，噎膈，腹胀，泄泻，痢疾，便秘，乳痈，肠痈，下肢痹痛，水肿，癫狂，脚气，虚劳羸瘦，咳嗽气喘，心悸气短，头晕失眠。

【配伍】配中脘穴、梁丘穴治胃痛；配内关穴治呕吐；配气海穴治腹胀；配膻中穴、乳根穴治乳痈；配阳陵泉穴、悬钟穴治下肢痹痛；常灸足三里穴可养志保健。

【刺灸法】直刺1～2寸；可灸。

（三）足太阴脾经

1. 隐白穴

【定位】在足大趾末节内侧，距趾甲角0.1寸。

【解剖】有趾背动脉；布有腓浅神经的足背支及足底内侧神经。

【主治】腹胀，便血，尿血，月经过多，崩漏，癫狂，多梦，惊风。

【配伍】配地机穴、三阴交穴治出血症。

【刺灸法】浅刺0.1寸或点刺出血；可灸。

2. 三阴交穴

【定位】在小腿内侧，当足内踝尖上3寸，胫骨内侧缘后方。

【解剖】在胫骨后缘和比目鱼肌之间，深层有屈趾长肌；有大隐静脉及胫后动、静脉；布有小腿内侧皮神经，深层后方有胫神经。

【主治】肠鸣腹胀，泄泻，月经不调，带下，阴挺，经闭，不孕，滞产，产后恶露不尽，遗精，阳痿，遗尿，疝气，失眠，下肢痿痹，脚气。

【配伍】配足三里穴治肠鸣泄泻；配中极穴治月经不调；配子宫穴治阴挺；配大敦穴治疝气；配内关穴、神门穴治失眠。

【刺灸法】直刺1～1.5寸；可灸。

3. 地机穴

【定位】在小腿内侧，当内踝尖与阴陵泉的连线上，阴陵泉穴下3寸。

【解剖】在胫骨后缘与比目鱼肌之间；前方有大隐静脉及膝最上动脉的末支，深层有胫后动、静脉；布有小腿内侧皮神经，深层后方有胫神经。

【主治】腹痛，泄泻，小便不利，水肿，月经不调，痛经，遗精。

【配伍】配三阴交穴治痛经；配隐白穴治崩漏。

【刺灸法】直刺1～1.5寸；可灸。

4. 阴陵泉穴

【定位】在小腿内侧，当胫骨内侧髁后下缘凹陷中。

【解剖】在胫骨后缘和腓肠肌之间，比目鱼肌起点上；前方有大隐静脉及膝最上动脉，最深层有胫后动、静脉；布有小腿内侧皮神经本干，最深层有胫神经。

【主治】腹胀，泄泻，水肿，黄疸，小便不利或失禁，膝痛，遗精，阴痛，带下。

【配伍】配肝俞穴、至阳穴治黄疸；阴陵泉穴透阳陵泉穴治膝痛；配关元穴治带下。

【刺灸法】直刺 1～2 寸；可灸。

5. 血海穴

【定位】屈膝，在大腿内侧，髌骨内侧端上 2 寸，当股四头肌内侧头的隆起处。

【解剖】在股骨内上髁上缘，股内侧肌中间；有股动、静脉肌支；布有股前皮神经及股神经肌支。

【主治】月经不调，崩漏，经闭，瘾疹，湿疹，丹毒。

【配伍】配三阴交穴治月经不调；配曲池穴治瘾疹。

【刺灸法】直刺 1～1.5 寸；可灸。

（四）手太阳小肠经

少泽穴

【定位】小指尺侧指甲角旁 0.1 寸。

【解剖】有指掌侧固有动、静脉，指背动脉形成的动、静脉网；布有尺神经手背支。

【主治】头痛，目翳，咽喉肿痛，乳痈，乳汁少，昏迷，热病。

【配伍】配膻中穴、乳根穴治乳汁少、乳痈。

【刺灸法】浅刺 0.1 寸或点刺出血。

（五）足太阳膀胱经

1. 脾俞穴

【定位】在背部，当第 11 胸椎棘突下，旁开 1.5 寸。

【解剖】在背阔肌及最长肌和髂肋肌之间；有第 11 肋间动、静脉后支；布有第 11 胸神经后支的皮支，深层为第 11 胸神经后支肌支。

【主治】腹胀，黄疸，呕吐，泄泻，痢疾，便血，水肿，背痛，纳呆，饮食不化。

【配伍】配足三里穴治腹胀、便秘。

【刺灸法】斜刺 0.5～0.8 寸；可灸。

2. 肾俞穴

【定位】在腰部，当第 2 腰椎棘突下，旁开 1.5 寸。

【解剖】在腰背筋膜，最长肌和髂肋肌之间；有第 2 腰动、静脉后支；布有第 1 腰神经后支的外侧支，深层为第 1 腰丛。

【主治】遗尿，遗精，阳痿，月经不调，带下，水肿，耳鸣，耳聋，腰痛，气喘。

【配伍】配太溪穴、三阴交穴治月经不调；配翳风穴、耳门穴治耳鸣、耳聋。

【刺灸法】直刺 0.5～1 寸；可灸。

3. 次髎穴

【定位】在骶部，当髂后上棘内下方，适对第 2 骶后孔中。

【解剖】在臀大肌起始部，当骶外侧动、静脉后支处；为第 2 骶神经后支通过处。

【主治】疝气，月经不调，痛经，带下，小便不利，遗精，阳痿，腰痛，下肢痿痹。

【配伍】配三阴交穴、中极穴、肾俞穴治遗尿；配血海穴治痛经。

【刺灸法】直刺 1～1.5 寸；可灸。

4. 至阴穴

【定位】在足小趾末节外侧，距趾甲角 0.1 寸。

【解剖】有趾背动脉及趾跖侧固有动脉形成的动脉网；布有趾跖侧固有神经及足背外侧皮神经。

【主治】胎位不正，难产，胞衣不下，头痛，目痛，鼻塞，鼻衄。

【配伍】配太冲穴、百会穴治头痛。

【刺灸法】浅刺 0.1 寸或点刺出血；胎位不正用灸法。

（六）足少阴肾经

1. 照海穴

【定位】在足内侧，内踝尖下方凹陷处。

【解剖】在内踝下方，（足母）趾外展肌止点；后方有胫后动、静脉；布有小腿内侧皮神经，深部为胫神经本干。

【主治】月经不调，痛经，带下，阴挺，阴痒，小便频数，癃闭，便秘，咽喉干痛，癫痫，失眠。

【配伍】配列缺穴、天突穴、太冲穴、廉泉穴治咽喉病症；配神门穴、风池穴、三阴交穴治阴虚火旺之失眠症。

【刺灸法】直刺 0.5～0.8 寸；可灸。

2. 大赫穴

【定位】在下腹部，当脐中下 4 寸，前正中线旁开 0.5 寸。

【解剖】在腹内、外斜肌腱膜，腹横肌腱膜及腹直肌中；有腹壁下动、静脉肌支；布有第12肋间神经及髂腹下神经的分支（内为小肠，膀胱充盈时其底亦可到此位置）。

【主治】遗精，带下，月经不调，阴挺。

【配伍】配三阴交穴、肾俞穴、带脉穴、中极穴治阳痿、遗精、带下；配命门穴、肾俞穴、中极穴、关元穴治男科病、不育症。

【刺灸法】直刺0.8～1.5寸；可灸。

（七）手厥阴心包经

内关穴

【定位】在前臂掌侧，当曲泽与大陵穴的连线上，腕横纹上2寸，掌长肌腱与桡侧腕屈肌腱之间。

【解剖】有指浅屈肌，深层为指深屈肌；有前臂正中动、静脉，深层为前臂掌侧骨间动、静脉；布有前臂内侧皮神经，其下为正中神经掌皮支，深层为前臂掌侧骨间神经。

【主治】心痛，心悸，胸闷，胃痛，呕吐，呃逆，失眠，癫狂，痫证，郁证，眩晕，中风，偏瘫，哮喘，偏头痛，热病，产后血晕，肘臂挛痛。

【配伍】配公孙穴治肚痛；配膈俞穴治胸满支肿；配中脘穴、足三里穴治胃脘痛、呕吐、呃逆；配外关穴、曲池穴治上肢不遂、手震颤；配患侧悬厘穴治偏头痛；配建里穴治胸闷。

【刺灸法】直刺0.5～1寸；可灸。

（八）足厥阴肝经

1. 太冲穴

【定位】在足背侧，当第1、2跖骨间隙的后方凹陷处。

【解剖】在长伸肌腱外缘；有足背静脉网及第1跖背侧动脉；布有跖背神经。

【主治】头痛，眩晕，疝气，月经不调，癃闭，遗尿，小儿惊风，癫狂，痫证，胁痛，腹胀，黄疸，呕逆，咽痛嗌干，目赤肿痛，下肢痿痹。

【配伍】配大敦穴治"七疝"；泻太冲穴，补太溪穴、复溜穴治肝阳上亢之眩晕；配合谷穴为"开四关"，治四肢抽搐；配肝俞穴、膈俞穴、太溪穴、血海穴治贫血、羸瘦；配间使穴、鸠尾穴、心俞穴、肝俞穴治癫狂、痫证。

【刺灸法】直刺0.5～0.8寸；可灸。

2. 曲泉穴

【定位】在膝内侧，屈膝，当膝关节内侧面横纹内侧端，股骨内侧髁的后缘，半腱肌、半膜肌止端的前缘凹陷处，即膝内侧横纹头上方凹陷中。

【解剖】在胫骨内髁后缘，半膜肌、半腱肌止点前上方，缝匠肌后缘；浅层有大隐静脉，深层有腘动、静脉；浅层有隐神经、闭孔神经，深层腘窝可及胫神经。

【主治】月经不调，痛经，阴挺，阴痒，腹痛，遗精，小便不利，带下。

【配伍】配丘墟穴、阳陵泉穴治胆道疾患；配肝俞穴、肾俞穴、章门穴、商丘穴、太冲穴治肝炎；配复溜穴、肾俞穴、肝俞穴治肝肾阴虚之眩晕、翳障眼病；配支沟穴、阳陵泉穴治心腹疼痛、乳房胀痛、疝痛；配归来穴、三阴交穴治肝郁气滞之痛经、月经不调。

【刺灸法】直刺 1～1.5 寸；可灸。

3. 期门穴

【定位】在胸部，当乳头直下，第 6 肋间隙，前正中线旁开 4 寸。

【解剖】在腹内、外斜肌腱膜中，有肋间肌；有第 6 肋间动、静脉；布有第 6 肋间神经。

【主治】胸胁胀满疼痛，呕吐，呃逆，吞酸，腹胀，泄泻，饥不欲食，胸中热，咳喘，奔豚，疟疾，乳痈，郁闷。

【配伍】配大敦穴治疝气；配肝俞穴、公孙穴、中脘穴、太冲穴、内关穴治肝胆疾患、胆囊炎、胆结石及肝气郁结之胁痛、食少、乳少、胃痛、呕吐、呃逆、食不化、泄泻等。

【刺灸法】斜刺或平刺 0.5～0.8 寸；可灸。

（九）经外奇穴

1. 子宫穴

【定位】在下腹部，当脐中下 4 寸，前正中线旁开 3 寸。

【解剖】浅层主要布有髂腹下神经的外侧皮支和腹壁浅静脉；深层主要布有额腹下神经的分支和腹壁下动、静脉的分支或属支。

【主治】常用于痛经、月经不调、经闭、崩漏、阴挺、不孕等诸多妇科疾病，是妇科疾病特效穴。

【配伍】配中极穴治崩漏；配照海穴、三阴交穴治不孕。

【刺灸法】直刺 0.5～1.2 寸；可灸。

2. 十七椎穴

【定位】在腰部，当后正中线上，第 5 腰椎棘突下凹陷中。

【解剖】浅层主要布有第 5 腰神经后支的皮支和伴行的动、静脉；深层主要布有第 5 腰神经后支和棘突间的椎外（后）静脉。

【主治】常用于痛经、崩漏、月经不调、带下等妇科诸症，尤其对痛经有特效。

【配伍】配次髎穴、三阴交穴治痛经；配带脉穴治带下。

【刺灸法】直刺 0.5～1 寸；可灸。

四、妇科病的针灸诊治经验

（一）月经不调

1. 天癸的生理基础与作用

天癸，源于先天，藏之于肾，受后天水谷精微的滋养。人体发育到一定时期，肾气旺盛，肾中真阴不断得到充实，天癸逐渐成熟。根据《内经》的记载，男女都有天癸。《素问·上古天真论》曰："女子七岁，肾气盛，齿更发长；二七，而天癸至，任脉通，太冲脉盛，月事以时下，故有子；三七，肾气平均，故真牙生而长极……七七，任脉虚，太冲脉衰少，天癸竭，地道不通，故形坏而无子也。丈夫八岁，肾气实，发长齿更；二八，肾气盛，天癸至，精气溢写（泻），阴阳和，故能有子；三八，肾气平均，筋骨劲强，故真牙生而长极……七八……八八，天癸竭，精少，肾脏衰，形体皆极，则齿发去。"这说明天癸不仅男女皆有，还直接参与了男女的生殖生理活动。同时在天癸"至"与"竭"的过程中，人体发生了"生长壮老已"的变化。因此，可以认为天癸是一种能促进人体生长、发育和生殖的物质。

在诸医家的论述中，明代马蒔在《黄帝内经素问灵枢注证发微》中说："天癸者，阴精也，盖肾属水，癸亦属水，由先天之气蓄极而生，故谓阴精为天癸也。"明代张景岳在《类经》中说："天癸者，言天一之阴气耳，气化为水，因名天癸，此先圣命名之精而诸贤所未察者。其在人身，是为元阴，亦曰元气。人之未生，则此气蕴于父母，是为先天之元气；人之既生，则此气化于吾身，是为后天之元气。第气之初生，真阴甚微，及其既盛，精血乃王（旺），故女必二七、男必二八而后天癸至。天癸既至，在女子则月事以时下，在男子则精气溢泻，盖必阴气足而后精血化耳。"这里进一步说明了天癸即先天之精。又《内经》曰："肾者主水，受五脏六腑之精而藏之"，所以肾中之天癸也受后天水谷之精的滋养。对于天癸属阴精的物质属性来说，可以理解为"元阴"；对于天癸功能上的动力作用，可以理解为"元气"，明确了天癸是物质与功能的统一体。

对女性来说，天癸的生理作用主要表现在它对冲任、胞宫所起的作用方面。"天癸至"则"月事以时下，故有子"，"天癸竭"则"地道不通，故形坏而无子也"，说明天癸是促成月经产生和孕育胎儿的重要物质，即在天癸"至"与"竭"的生命过程中，天癸始终存在，并对冲任、胞宫起作用。因此，天癸通达于冲、任二脉，其不仅促使胞宫生理功能的出现，也是维持胞宫行经、胎孕正常的重要物质。

综上所述，天癸源于先天，为先天之精，藏之于肾，受后天水谷精微的滋养，是促进人体生长、发育和生殖的物质。人体发育到一定时期，肾气旺盛，肾中真阴不断得到充实，天癸逐渐成熟。在妇女生理活动中，天癸始终对冲任、胞宫起着重要作用。

　　更年期是妇女的生殖功能从旺盛走向衰退的过渡时期。由于内分泌的变化及其对机体带来的影响，同时由于更年期妇女的心理及社会特点，可能出现更年期综合征、更年期功能失调性子宫出血、更年期妇女的性问题、绝经后骨质疏松症、更年期泌尿生殖系统常见疾病、更年期心血管疾病、更年期精神障碍和妇科肿瘤等健康问题。开展更年期保健，帮助更年期妇女顺利地完成这一时期的过渡，不仅有利于促进更年期妇女的身心健康，还有利于预防老年期多种代谢性疾病。更年期妇女虽已失去生育能力，但仍有性需求，且极易发生性功能障碍。帮助她们调节心理克服性功能障碍，使她们仍能保持和谐的性生活，有利于身心健康，提高晚年生活质量。

2. 月经不调的诊治重点

　　在问诊的时候，医生主要询问月经的周期，行经的天数、经量、经色、经质及其兼证；必要时须询问末次月经的日期，以及初潮或停经的年龄。

　　（1）经期。月经周期一般为28天左右，行经天数为3～4天，少数为5～6天。若周期提前八九天以上者，为月经先期，多因邪热迫血妄行；或因气虚不能摄血，血行无制；属于肝郁或瘀血所致者亦较多见。若周期错后八九天以上者，为月经后期，多因寒凝气滞，血不畅行；或因血少，任脉不充；也常见于痰阻或气滞血瘀者。若经期错乱，或前或后，经行无定期，多因肝气郁滞，或因脾肾虚损，也有因瘀血积滞所致。还有极少数妇女终身不见月经，但也能正常妊娠生育的，称为"暗经"，属于生理上的异常，不作病论。

　　（2）经量。由于个体素质、年龄的不同，在正常情况下，经量有相对多或少的差异，均属于生理范围。若经量超过正常量，称为月经过多（经血大下不止者又称崩漏），多因血热、冲任受损，或气虚不能摄血所致。若经量少于正常量，称为月经过少，多因血虚生化不足，或因寒凝、血瘀、痰湿阻滞等。若停经超过3个月，而又未妊娠者，称为闭经，多因生化不足、气虚血少，或血瘀不通，或血寒凝滞等。此外，还有因生活环境的改变而停经者，若无明显症状则不属于病态。

　　（3）经色、经质。正常月经色正红，质地不稀不稠，亦不夹杂血块。若经色淡红质稀，多为血少不荣，属虚证；若经色深红质稠，属血热内炽，为实证。若经色紫暗有块，乃寒凝血滞；若经色暗红有块，则为血瘀。

　　（4）行经腹痛。行经时腰腹作痛，甚至剧痛不能忍受，并随月经周期持续发作，称为痛经。经前或经期小腹胀痛者，多属气滞血瘀；小腹冷痛，遇暖则缓者，多属寒凝血瘀；行经或经后小腹隐痛、腰酸痛者，乃气血亏虚，胞脉失养所致。

3. 针灸治法

1）月经不调的针灸治疗。

（1）月经先期。

主穴：关元穴、三阴交穴、血海穴、子宫穴。

配穴：实热配行间穴；虚热配太溪穴；气虚配足三里穴、气海穴。

（2）月经后期。

主穴：气海穴、三阴交穴、归来穴。

配穴：寒凝配关元穴、命门穴；血虚配足三里穴、血海穴；肝郁配太冲穴、合谷穴；肾虚配太溪穴、肾俞穴。

（3）月经先后无定期。

主穴：关元穴、三阴交穴、肝俞穴。

配穴：肝郁配期门穴、太冲穴；肾虚配肾俞穴、太溪穴。

（4）月经过多。

主穴：气海穴、三阴交穴、隐白穴。

配穴：气虚配足三里穴、百会穴；血热配行间穴、曲池穴；血瘀配太冲穴、归来穴。

（5）月经过少。

主穴：关元穴、中极穴、子宫穴、归来穴、三阴交穴。

配穴：肾虚配肾俞穴、太溪穴；血虚配足三里穴、脾俞穴；血瘀配太冲穴、血海穴；痰湿配阴陵泉穴、丰隆穴。

2）痛经的针灸治疗。

（1）实证。

主穴：中极穴、次髎穴、地机穴、三阴交穴、十七椎穴。

配穴：气滞血瘀配太冲穴、血海穴；寒凝血瘀配关元穴、归来穴。

（2）虚证。

主穴：关元穴、足三里穴、三阴交穴、十七椎穴。

配穴：气血虚弱配气海穴、脾俞穴；肾气亏损配太溪穴、肾俞穴。

3）崩漏的针灸治疗。

（1）实证。

主穴：关元穴、三阴交穴、隐白穴。

配穴：血热配中极穴、血海穴；血瘀配血海穴、膈俞穴；湿热配中极穴、阴陵泉穴；气郁配膻中穴、太冲穴。

（2）虚证。

主穴：气海穴、三阴交穴、肾俞穴、足三里穴。

配穴：脾虚配百会穴、脾俞穴；肾虚配肾俞穴、太溪穴。

4）经前综合征的针灸治疗。

主穴：中极穴、血海穴、阳陵泉穴、合谷穴、太冲穴、神门穴、百会穴。

配穴：三阴交穴、足三里穴。

（二）带下病

1. 带下生理

带下是健康女性从阴道排出的一种阴液，无色透明如蛋清样，或黏而不稠如糊状，其量适中，无腥臭气，称为生理性带下，俗称白带。如果带下量多，绵绵不断，在颜色、质地、气味方面发生异常，称为病理性带下。

中医认为女性产生白带与中医的五脏六腑、十二经脉、奇经八脉等均有关系，其中关系最密切的就是脾、肾、肝、任脉、冲脉、督脉。所以异常的白带反映的是内在脏腑功能的变化，需要有经验的中医师根据白带的性状来判断人体内脏腑气血阴阳的偏盛偏衰，从而进行治疗。如白带清稀，无色无味，但量很多，这多提示与脾的运化、肾的温化功能失调有关，采取健脾、补肾、化湿等法治疗后白带自然就会恢复正常。

2. 带下病的诊治经验

正常情况下，妇女阴道内应有少量乳白色、无臭的分泌物，这种分泌物有濡润阴道壁的作用。若其分泌过多或缠绵不绝，即为带下。其中色白、量多淋漓者，称为白带；白带中混有血液，赤白分明的，称为赤白带；带下淡红黏稠、似血非血者，称为赤带；其色淡黄、黏稠臭秽者，称为黄带。临床上以白带、黄带较为多见。

问带下，应注意了解量的多少、颜色、质地和气味等。若带下量多色白，清稀如涕，多属脾虚湿注；带下色黄，黏稠臭秽，或伴有外阴瘙痒疼痛，多属湿热下注；带下色赤，淋漓不断，微有臭味，多属肝经郁热；带下晦暗，质稀薄且多，伴腰腹酸冷，多属肾虚。总之，凡带下色白而清稀的，多属虚证寒证；色黄或赤、黏稠臭秽的，多为实证热证。

3. 带下病的针灸经验

主穴：带脉穴、关元穴、中极穴、白环俞穴、三阴交穴。

配穴：湿热下注者，配水道穴、次髎穴；脾气虚者，配气海穴、足三里穴、三阴交穴；肾虚者，配肾俞穴、照海穴；阴痒者，配蠡沟穴、中都穴、太冲穴；带下色红者，配间使穴；腰部酸痛者，配腰眼穴、小肠俞穴；纳少便溏者，配中脘穴、天枢穴。

（三）妇科杂病

1. 癥瘕（子宫肌瘤）

本病西医病名为子宫肌瘤，其确切病因不明，可能与体内雌激素水平过高，使得身体长期受雌激素刺激有关。现代医学主要采取性激素或手术治疗，尚无其他理想疗法。本病属于中医"癥瘕"的范畴，多由情志失调、忧思过度引起肝脾不和，致使冲任功能紊乱，气血瘀积或痰湿凝滞，郁久而成疾。如久病失血，则气血双亏，出现体虚病实之证。

临床表现：子宫逐渐长大，较坚硬，多于下腹触及肿块，一般无触痛，时感腹痛，月经量多，或伴带下，腰骶酸痛，身倦乏力，头晕，心慌，五心烦热，舌淡，脉缓而细弱。

【针灸取穴】关元穴、中极穴、水道穴、归来穴、天枢穴、血海穴。

2. 不孕症

【针灸取穴】

促进卵泡成熟：子宫穴、气海穴、关元穴、三阴交穴、太溪穴、脾俞穴、肾俞穴。

促进卵泡排出：合谷穴、水道穴、血海穴。

3. 产后自汗、盗汗

【针灸取穴】

主穴：气海穴、合谷穴、复溜穴、阴郄穴。

配穴：气虚自汗配足三里穴、太渊穴；阴虚盗汗配太溪穴、照海穴。

4. 产后大便难

【针灸取穴】

主穴：天枢穴、支沟穴、照海穴、足三里穴。

配穴：血虚津亏配血海穴、脾俞穴；气虚配气海穴、大横穴；阴虚配太溪穴、复溜穴；阳明腑实配曲池穴、合谷穴。

5. 恶露不下

【针灸取穴】

主穴：子宫穴、归来穴、血海穴、三阴交穴。

配穴：寒凝血瘀配神阙穴（灸）、中极穴；气滞血瘀配太冲穴、中极穴；气血虚弱配足三里穴、气海穴。

6. 绝经前后诸证

【针灸取穴】

主穴：肾俞穴、肝俞穴、太溪穴、气海穴、三阴交穴。

配穴：肾阴虚配照海穴、阴谷穴；肾阳虚配关元穴、命门穴；肝阳上亢配风池穴、太冲穴；痰气郁结配中脘穴、丰隆穴；烦躁失眠配心俞穴、神门穴；纳少便溏配中脘穴、阴陵泉穴。

7. 遗尿

【针灸取穴】

主穴：关元穴、中极穴、膀胱俞穴、三阴交穴。

配穴：肾气不足配肾俞穴、命门穴、太溪穴；脾肺气虚配肺俞穴、气海穴、足三里穴；肝经郁热配行间穴、阳陵泉穴；夜梦多配百会穴、神门穴。

参 考 文 献

[1] 侯志明，王艳荣. 补肾法在妇科中的运用 [J]. 内蒙古中医药，2008，27（3）：20-21.

[2] 王淑敏，张水荣. 补肾法在妇科临床的应用 [J]. 中国社区医师（医学专业），2011，13（35）：196.

[3] 龙朝良. 浅论肾在中医妇科中的地位 [J]. 中华临床医学研究杂志，2007，13（16）：2410-2411.

[4] 王魏. 浅谈从肝肾论治妇科疾病 [J]. 中医临床研究，2014，6（29）：92.

[5] 郭爱东. 浅析气血肝脾肾与妇科疾病关系的论治 [J]. 中国民族民间医药，2008，17（2）：37-38.

[6] 张小燕，申霞. 浅议肾与妇科疾病的关系 [J]. 中医临床研究，2013，5（3）：54，56.

[7] 张冰，付强. 试论妇科疾病与肝脾肾的关系 [J]. 中国中医基础医学杂志，2013，19（11）：1259，1263.

[8] 张海莹.《内经》中肾系功能与妇科疾病的研究 [J]. 光明中医，2007，22（6）：3-5.

[9] 李路路，蔡平平.《傅青主女科》从肾论治妇科疾病举例 [J]. 云南中医中药杂志，2014，35（6）：101.

[10] 朱光萍. 浅谈肾在妇科疾病中的重要性 [J]. 医学信息，2010，23（4）：1114-1115.

[11] 赵霞，褚青康. 基于《内经》从肾论治妇科疾病 [J]. 中国中医基础医学杂志，2014，20（7）：876-877，908.

[12] 丰小燕. 从肾论治在妇科治疗中的作用 [J]. 中华现代中医学杂志，2009，5（2）：116.

[13] 严洁，施雯，洪炜. 得配本草 [M]. 姜典华，姜洪涛，姜典勋，等，校注. 北京：中国中医药出版社，2008.

[14] 黄宫绣. 本草求真 [M]. 王淑民，校注. 北京：中国中医药出版社，2008.

[15] 缪希雍. 神农本草经疏 [M]. 北京：中国医药科技出版社，2011.

[16] 吴仪洛. 本草从新 [M]. 朱建平，吴文清，点校. 北京：中医古籍出版社，2001.

[17] 张德裕. 本草正义 [Z]. 清道光八年刻本，1828.

[18] 张璐. 本经逢原 [Z]. 东京：日本文化元年长庵前田再订东都书肆翻刻本，1804：2.

[19] 张景岳. 本草正 [M]. 北京：中国医药科技出版社，2017.

［20］贾所学. 药品化义［M］. 王小岗，郑玲，校注. 北京：中国中医药出版社，2013.

［21］倪朱谟. 本草汇言［M］. 郑金生，点校. 北京：中医古籍出版社，2005.

［22］陶弘景. 本草经集注［M］. 尚志钧，尚元胜，辑校. 北京：人民卫生出版社，1994.

［23］王德群. 神农本草经［M］. 北京：中国医药科技出版社，2018.

［24］李梴. 医学入门［M］. 田代华，张晓杰，何永，等，整理. 北京：人民卫生出版社，2006.

［25］李时珍. 本草纲目［M］. 北京：人民卫生出版社，2004.

［26］刘若金. 本草述［M］. 郑怀林，校注. 北京：中医古籍出版社，2007.

［27］甄权. 药性论［M］. 尚志钧，辑释. 合肥：安徽科学技术出版社，2006.

［28］汪昂. 本草备要［M］. 郑金生，整理. 北京：人民卫生出版社，2019.

［29］兰茂. 滇南本草［M］. 苏国有，校注. 昆明：云南人民出版社，2018.

［30］李中梓，钱允治. 雷公炮制药性解［M］. 张家玮，校注. 北京：人民军医出版社，2013.

［31］赵学敏. 本草纲目拾遗［M］. 刘从明，校注. 北京：中医古籍出版社，2017.

［32］苏颂. 本草图经［M］. 尚志钧，辑校. 北京：学苑出版社，2017.

［33］陕西省革命委员会卫生局、商业局. 陕西中草药［M］. 北京：科学出版社，1971.

［34］福建闽东本草编辑委员会. 闽东本草［Z］. 宁德：地方国营福安印刷厂，1962.

［35］高士栻. 医学真传［M］. 宋咏梅，李圣兰，点校. 天津：天津科学技术出版社，2012.

第二章 临证经验

第一节 月 经 病

正常女性月经周期为 28 天，提前或推后 7 天以内可属于正常。月经提前或推后超过 7 天以上，或月经先后不定期，甚至数月不行，均为月经期紊乱的表现，且常伴有月经量的异常，如月经过多、月经过少、淋漓不尽等。临床上常见的西医病症包括子宫肌瘤、子宫内膜息肉、子宫内膜异位症等疾病引起的不规则子宫出血，无明显器质性病变引起的功能失调性子宫出血、闭经，等等。

对于经期紊乱的患者，西医疗法是口服雌、孕激素，引起子宫撤退性出血，再调整体内激素水平，重建生理周期。

陈小忆使用自拟中药人工周期法，可调节体内气血阴阳状态，根据月经周期不同时期肾气以及阴阳、气血的变化，将胞宫的周期性变化与周期性辨证用药相结合，帮助人体重新建立月经周期。以补肾法为原则，将月经周期分为月经后期、间前期、间后期、月经前期四个阶段，根据人体生理病理变化特点，制定针对性的治法，适时调补元气，使精血充足，冲任得养，气血流通，在恢复月经周期的同时，再根据患者月经量、色、质的状态进行调节。

（1）月经后期。此期为月经来潮第 5～10 天，经血流毕，血室已闭，子宫藏而不泻，蓄养阴精，使经血长，为"重阴"阶段，即阴长期。此时胞宫空虚，气血不足，需以补肾气、填肾精为基础，配合补气补血之法，如"三补"之熟地黄、山茱萸、山药，配合鹿角霜、党参、黄芪、当归、白芍等，令经血顺利得生，使胞宫恢复气血荣养。

（2）间前期。此期为月经来潮第 10～15 天，为经间期的前部分。此时经过月经后期的补养，胞宫内精血渐充，冲任气血得蓄，肾气推助，阴精即将转化为阳气，为阴阳交替、出现氤氲之时，应以补肾、补气血为基础，加予补阳之品，如黄芪、肉苁蓉、杜仲等，协助阴精、阴血向阳气转化。现代医学对应的此阶段为卵泡成熟期和排卵期，此时气血得补，经血回充，同样需要阳气的温煦、推动作用以促进卵泡发育成熟并顺利向宫腔排出前行。

（3）间后期。此期为月经来潮第 16～21 天，为经间期的后部分。此时阳气逐渐增长，达到"重阳"状态，为阳长期，阴精与阳气皆充盛，子宫胞脉气血满盈，已为孕育做好准备。若胎元已结，则肾气封藏，子宫继续藏而不泻；若未孕育，则肝气疏泄，子宫胞脉通达，泻而不藏，经血准备下泻。现代医学对应的此阶段为排卵后期，是受孕佳时和胚胎着床时期。故宜在补肾、补气血、补阳的基础上，酌加行气活血之品，如皂角刺、鸡血藤、枳壳等，借助阳气的温煦、推动作用，使气血下聚，促进精卵结合，使受精卵泡顺利着床，协助受孕。

（4）月经前期。此期为月经来潮第 22～28 天。此时血海由满而溢，血室正开，经血满而待下，子宫泻而不藏，胞脉通达，故气血以下为顺。宜继续补肾填精、活血通经、益气助阳，再佐少量补阴之品，如沙参、麦冬、女贞子、墨旱莲等，既可滋阴养血，又可阴中求阳，使阴阳得调，精血失而不亏，为下一阶段的经血下行、月经来潮做好物质基础和动力准备。

根据上述治则，为患者的具体病情制订针对性的方案，选择相应的方剂药物进行"顺势"助力，可协助其逐渐恢复生理周期，使肾气、精血的"充、养、泻、藏"恢复规律，体内阴阳相对平衡。

一、月经过多

案例 1

王某，女，32 岁。2015 年 8 月 13 日初诊。

主诉：月经量多 2 月。

现病史：放置节育环 4 月余，近 2 月来月经来潮量多，色紫红，淋漓 10～15 天方净。末次月经 8 月 5 日，量多 5 天，淋漓 4 天，至今行经 9 天未净，色红，质稠，夹血块，时伴腰酸坠胀，口干苦，小便黄，舌红，苔薄黄，脉弦数。于外院服宫血宁等止血药后无明显好转。B 超检查示子宫附件无异常，环位正常。

中医诊断：月经过多。

证候诊断：肝郁脾虚。

治法：疏肝理气，健脾止血。

处方：丹栀逍遥散加减。

牡丹皮 10 g	栀子 10 g	柴胡 10 g	黄芩 10 g
泽泻 10 g	茜草 10 g	女贞子 10 g	蒲黄 10 g
五灵脂 10 g	当归 15 g	白芍 15 g	白术 15 g

| 茯苓 15 g | 仙鹤草 15 g | 益母草 15 g | 墨旱莲 15 g |

5 剂。

2015 年 8 月 17 日复诊：患者诉服药后血止，仍感腰酸，乏力，口干苦。即予原方加党参、麦冬等益气滋阴扶正之品。

（按）上节育环后经期延长、经量多、色紫红或点滴数日不净，皆为异物刺激所致。胞宫受损，血海蓄溢失常，肝司血海，血海蓄溢紊乱则肝疏泄失常，而致肝失条达，肝气郁结，肝郁化热，热迫血行则经期延长、经量多、色紫红，气郁血滞则有瘀块。《傅青主女科》曰："妇人有经来继续，或前或后无定期，人以为气血之虚也，谁知是肝气之郁结乎！"清代沈金鳌的《妇科玉尺》认为，其由血热所致，谓"经来数十日不止者血热也"。运用丹栀逍遥散加减，以牡丹皮、山栀清热泻热为君，当归、白芍养血柔肝为臣，白术、茯苓健脾为佐，柴胡疏肝解郁为使，加黄芩、泽泻清热泻火凉血，仙鹤草入血分固冲调经，茜草凉血止血、活血散瘀，益母草活血调经、祛除瘀血，蒲黄、五灵脂活血祛瘀，女贞子、墨旱莲补肝肾之阴、凉血止血。诸药合用，具有疏肝清热、凉血止血、固冲调经作用，对于上环后引起的经期延长临床疗效显著。

案例 2

陈某，女，44 岁。2017 年 12 月 7 日初诊。

主诉：经期延长，经量偏多 3 月。

现病史：患者月经每次淋漓不断，经期 10～20 天，月经量多。在当地某医院清宫后，月经不潮，服用桂枝茯苓丸后月经恢复正常。3 月前月经又未潮，服用黄体酮后月经来潮，近 2 月每次月经经期延长，持续约 2 周，伴乏力、腿沉、大便干燥。末次月经 2017 年 11 月 21 日，量多，淋漓 15 天，舌质淡红，苔少，脉缓滑。辅助检查：多次检查示内分泌激素正常。

中医诊断：经期延长，月经过多。

证候诊断：脾肾气虚。

治法：益气摄血，固冲调经。

处方：

熟地黄 15 g	山药 15 g	山茱萸 15 g	杜仲 15 g
制何首乌 15 g	桑寄生 15 g	白芍 15 g	菟丝子 15 g
覆盆子 15 g	柏子仁 15 g	党参 20 g	黄芪 15 g
升麻 6 g	炙甘草 6 g		

7 剂。

2017 年 12 月 14 日复诊：考虑此患者经期延长，月经量多，气血亏虚，子宫收缩无力，加仙鹤草 20 g、茜草炭 15 g、重楼 15 g、枳壳 10 g。

（按）月经失调，虽然临床表现多种多样，但是其基本病机一致。以气血失和、肝肾不足、肝郁脾虚、冲任瘀阻多见，多虚多瘀是月经病的重要特点。在治疗上以调和气血、补肾养肝、滋肾化瘀为纲口，以中药月经周期治疗为基本步骤，辨病与辨证相结合，用药平稳妥当，思路清晰，故疗效显著。

案例3

孙某，女，47岁。2015年11月9日初诊。

主诉：月经过多3月。

现病史：患者近3月月经量增多，经期、周期均准，经期7天，末次月经2015年10月31日，第1～3天量多，白天需每小时换1次卫生巾，夜间需换5次。间中疲倦，乏力，口干，舌淡胖，苔薄白，脉沉细。辅助检查：当天查B超示子宫内膜厚7 mm，子宫腺肌病，子宫小肌瘤。

中医诊断：月经过多。

证候诊断：脾不统血。

治法：益气健脾，固冲摄血。

处方：

白术20 g	党参20 g	黄芪20 g	茯苓20 g
升麻5 g	柴胡10 g	白芍20 g	仙鹤草15 g
墨旱莲15 g	炙甘草10 g	当归15 g	

隔1天服1剂，若月经来潮，则加入艾叶炭、血余炭、地榆炭各15 g，每日1剂，第5日开始加阿胶10 g（烊化）。

（按）考虑患者脾虚、阴血不足，因脾气不足，运化无权，气血生成无源，又因气虚，冲任不固，经血失于制约，故经行量多。治疗上应选用归脾汤方，以补气、补肾为主，配合止血，但月经来潮时不可止血，经期应让子宫内膜完全脱落才可祛瘀生新，月经第5天后可适当加用止血药，如阿胶、升麻、柴胡、仙鹤草、墨旱莲等。升麻、柴胡意在升提阳气、固摄经血，阿胶、仙鹤草、墨旱莲等旨在止血的同时兼顾补气、补血、补阴，防止经血流失过多而导致体内气血、阴精均空虚。平时还应注意饮食调养，忌羊肉、鹿茸等辛辣香燥之品以免损伤脾胃而致生化不足，或聚湿生痰。

案例4

谢某，女，36岁。2016年3月17日初诊。

主诉：月经过多1年余。

现病史：反复出现月经量多，导致失血性贫血，经期5天，末次月经2016年2月24日，量较多，色偏淡，2天后出现咽痛，无头晕，无咳嗽咯痰，易疲倦，手汗较多，二便常，舌淡红，苔薄白，脉细。

中医诊断：月经过多。

证候诊断：脾肾两虚。

治法：补气养血，温经止血。

处方：

熟地黄 20 g	白芍 15 g	白术 10 g	山药 15 g
党参 20 g	茯苓 15 g	炙甘草 5 g	五指毛桃 15 g
黄芪 15 g	山药 10 g	肉桂 3 g（焗服）	干姜 5 g

（按）月经过多的患者都要积极补气养血，可适当温经止血，如用艾叶、肉桂。而月经量多却淋漓不尽日久者，应以补气、补肾为主，少用止血药。经期要适当休息，保持心情舒畅，避免忧思郁怒，损伤肝脾，或七情过极，五志化火，扰及冲任而加重病情。

案例 5

叶某，女，40 岁。2016 年 11 月 10 日初诊。

主诉：月经过多，经期延长，周期紊乱 5 年。

现病史：前次月经 2016 年 9 月 4 日，末次月经 10 月 20 日，服归脾汤后 D7[①] 干净，现又有一点见红，眠差，反复外阴真菌感染，性欲低，无腰酸，舌淡，苔薄，脉濡。

中医诊断：月经先后不定期，月经过多。

证候诊断：气血亏虚。

治法：益气养血，化瘀通络。

处方：

党参 20 g	黄芪 20 g	香附 10 g	熟地黄 20 g
黄精 20 g	桂枝 15 g	生地黄 20 g	白术 12 g
山茱萸 15 g	山药 20 g	白芍 20 g	

若月经量太多，加阿胶珠 10 g（烊化）、升麻 5 g、墨旱莲 15 g、丹参 15 g、炙甘草 10 g。

2016 年 12 月 1 日复诊：末次月经 2016 年 12 月 1 日，本次月经量偏少，色暗，伴疲倦，皮肤干燥，舌淡红，苔薄白，脉沉。

处方：

党参 20 g	当归 15 g	熟地黄 30 g	黄芪 15 g
桂枝 10 g	鸡血藤 15 g	川芎 10 g	柴胡 10 g

---

① D7 指末次月经起第 7 天，余处依此类推。

| 防风 6 g | 枳壳 10 g | 白芍 15 g | 炙甘草 10 g |

2016 年 12 月 22 日三诊：诉疲倦，舌淡，苔滑，脉缓。

处方：

党参 20 g	夜交藤 30 g	熟地黄 30 g	黄芪 30 g
白术 10 g	升麻 6 g	山药 15 g	柴胡 10 g
炙甘草 10 g	柏子仁 10 g	丹参 15 g	酸枣仁 15 g

（按）本患者月经周期非常紊乱，每次月经量多，导致气血耗伤，故有疲倦乏力、气血不荣肌表，导致肤干、脉缓。气血过虚的患者，此时应以加强补气生血为主，待正气逐渐恢复，气可摄血，不再丢失气血，方适合重新建立人工周期。由于气血相互依存，当血液长时间亡失之时，则气无所依，乃随之外脱。本方中加入柴胡、升麻、酸枣仁等，均是为提升阳气，助气止血。故疾病治疗要抓住关键点。但当有危急重症出现时，则须先处理危急重症。如此例患者，反复大量流失经血，气虚愈来愈重，并无足够正气去建立人工周期，应先以补气生血为主，防止大量出血引起气随血脱而出现气脱证候。

二、月经过少

案例 1

徐某，女，37 岁。2016 年 6 月 23 日初诊。

主诉：月经过少 5 年余。

现病史：13 岁月经初潮，周期 28 ～ 30 天，既往行经 5 天左右净，量中等，有血块，来经第 1 ～ 2 天痛经，已婚已育。5 年前开始月经量较少，末次月经 2016 年 5 月 28 日，经色淡，痛经，乳房胀痛。平时白带不多，纳眠可，二便常，舌淡红，苔白，脉弦细。辅助检查：妇科 B 超示子宫内膜正常范围。

中医诊断：月经过少。

证候诊断：气血亏虚。

治法：补气养血，活血通经。

处方：四物汤加减。

桃仁 20 g	白芍 10 g	白术 10 g	柴胡 10 g
香附 10 g	熟地黄 20 g	路路通 30 g	川芎 10 g
枳壳 10 g	益母草 20 g	郁金 10 g	

7 剂。

2016 年 6 月 30 日复诊：末次月经 2016 年 6 月 27 日，服上方后经量较前稍增多，痛经，乳胀，经色淡，停服中药后经色暗红，舌尖红，苔白，脉弦细。予六味地黄丸之三补药加补气养血之品，以益气养血，促进子宫内膜生长。

处方：

熟地黄 20 g	白芍 20 g	山茱萸 10 g	山药 15 g
白术 10 g	仙鹤草 30 g	墨旱莲 15 g	党参 15 g
黄芪 15 g	炙甘草 5 g		

7 剂。

（按）月经过少，临床上以虚证或虚中夹实多见，虚者来源不足，血海空虚，无血可下；实者胞宫瘀阻，经行不畅，血不下行。主要机理多为精亏血少，冲任气血不足，或寒凝瘀阻，冲任气血不畅，血海满溢不多。常见的分型有肾虚、血虚、血寒、血瘀四类。精血亏虚、冲任不畅是月经过少的最主要病因。气血生化无源，或体内激素水平过低，流产、刮宫过深过密等导致胞宫失养、精血匮乏、冲任亏损，都可导致经量减少。

治疗上务必首先辨别清楚虚实，不可随意补肾填精，亦不可妄用攻逐破血，导致病情加重。另外，月经过少伴月经后期者，可逐渐发展成闭经，甚至出现不孕、卵巢早衰等病，此时则应积极补益阳气，温煦胞宫。

案例 2

谢某，女，34 岁。2017 年 8 月 10 日初诊。

主诉：月经过少半年。

现病史：既往月经正常，近半年觉月经量较前明显减少，末次月经 2017 年 8 月 5 日，3 天净，经期每天仅用 1 ～ 2 片卫生棉，觉全身疲倦乏力，易累，易出汗，间中经行腰酸，无明显血块、痛经、乳胀、头痛等症。7 年前正常生育首胎，现备孕二胎。胃纳可，眠差易醒，二便常，舌淡红，苔薄，脉细弦。

中医诊断：月经过少。

证候诊断：肝肾阴虚。

治法：月经周期疗法。

处方：加味五子汤加减。

熟地黄 20 g	山茱萸 10 g	山药 15 g	白芍 15 g
桑椹 15 g	女贞子 15 g	枸杞子 15 g	菟丝子 15 g
白术 10 g	党参 15 g	麦冬 15 g	甘草 5 g

2017 年 8 月 18 日复诊：患者觉疲倦乏力、自汗出等症状有所好转，仍有眠差，次日疲累，舌淡红，尖稍红，苔薄，脉细弦。予上方白芍加至 20 g，白术改为五味子 10 g，加合欢皮 15 g，以养血柔肝、清心安神，防温燥过度，扰乱心神。

（按）陈小忆经验方——加味五子汤，是在五子衍宗丸原方基础上加入熟地黄、山茱萸、山药、茯苓等药，增强填精补髓、扶阳助阴的功效，配合黄芪、党参、蛇床子等药，补益脾肾，调节体内激素水平；酌加少许疏肝柔肝之品，如白芍、香附、柴胡，兼顾久不生育的患者肝气郁滞的情况。此方对于肾精不足、肾阳亏虚之男子精少、早泄、腰膝酸软、夜尿多，以及女性月经后期、月经量少、小腹冷痛、宫寒不孕均有良效。本患者肝肾不足，气虚血少，故出现月经量少、乏力自汗，虽有少许热象，考虑为虚热，治疗仍以补益为主，唯需注意勿过于温燥，以免灼伤阴血，更加重月经过少。

案例3

崔某，女，32岁。2015年10月22日初诊。

主诉：月经后期，经量减少半年余。

现病史：患者2015年4月于孕50天行人工流产术，术后即出现经量减少，色红无血块，周期延长至50～60天一行，伴有腰背酸痛、经前乳胀、口干便结。末次月经2015年7月30日，现症见停经52天，腰酸头晕，乳胀隐痛，夜寐梦多，大便欠爽，舌暗红，苔薄白，脉弦细。辅助检查：查尿HCG阴性；阴道B超检查示子宫及其附件正常，子宫内膜厚8 mm。

中医诊断：月经稀少。

证候诊断：肝肾亏损，冲任失养，气血郁滞。

治法：补益肝肾，养血行血。

处方：

当归10 g	川芎10 g	赤芍15 g	熟地黄10 g
香附10 g	枳壳10 g	桃仁10 g	红花5 g
益母草15 g	鸡血藤15 g	川牛膝15 g	郁金15 g
夜交藤15 g			

7剂，每日1剂。

2015年10月29日复诊：服上方第5天月经来潮，经量偏少，色暗红，稍腹痛，舌脉同前。嘱患者每日记录基础体温。治以滋肾补血、疏肝理气。

处方：

熟地黄15 g	白芍15 g	制何首乌10 g	女贞子10 g
山茱萸10 g	麦冬15 g	巴戟天10 g	党参10 g
香附10 g	菟丝子15 g	柴胡10 g	陈皮5 g
合欢皮15 g			

7剂。

2015年11月5日三诊：月经第3天，患者稍有腰酸，寐安，便结，舌苔薄白，脉稍弦。继以补肾养血，兼以活血润肠。

处方：

熟地黄 15 g	白芍 10 g	女贞子 10 g	淫羊藿 10 g
当归 10 g	巴戟天 10 g	桂枝 10 g	香附 15 g
石菖蒲 10 g	当归 10 g	郁金 15 g	红花 5g
火麻仁 15 g			

7 剂。

2015 年 11 月 12 日四诊：基础体温上升 3 天，腰酸好转，大便正常，稍有乳胀，舌苔薄白，脉弦滑。治以温肾养血、疏肝理气。

处方：

黄芪 15 g	白术 10 g	山药 10 g	锁阳 10 g
巴戟天 10 g	淫羊藿 10 g	乌药 20 g	女贞子 10 g
丹参 15 g	菟丝子 10 g	路路通 15 g	柴胡 10 g

10 剂。

2015 年 11 月 19 日五诊：月经来潮，经量较前稍有增多，色红无血块，无腹痛，略有腰酸。

按月经周期疗法加减用药治疗 3 个月，月经按时来潮，经量增加。

（按）行经期以通为用、活血理气调经；经后期滋养肾阴、培补气血、充盈血海；经间期活血调气、疏通冲任、协助转化；经前期温养督脉、补益胃气、促进黄体功能。患者因人工流产手术致月经周期延后、经量减少，卵巢功能受损。手术损伤肝肾、冲任，卵巢功能下降为其主要病机。通过补肾、疏肝、扶脾及调理气血的中药周期疗法，使"肾－天癸－冲任－胞宫"平衡得以改善，性腺轴功能逐渐恢复正常，从而达到治疗的目的。

案例 4

何某，女，24 岁。2017 年 4 月 6 日初诊。

主诉：月经量少 2 年余。

现病史：既往月经周期规律，近 2 年余月经量少，2 日即净，眠差多梦，性情急躁，口干不明显，腰背部怕冷，易疲倦，白带正常，畏寒怕冷，舌淡暗，苔白，脉沉细。辅助检查：B 超示盆腔未见异常。

中医诊断：月经过少。

证候诊断：肾虚精亏，气血两虚。

治法：补肾益精，养血调经。

处方：加味五子汤加减。

熟地黄 20 g	山药 15 g	山茱萸 15 g	女贞子 15 g
枸杞子 10 g	菟丝子 15 g	五味子 10 g	覆盆子 15 g
白芍 10 g	香附 10 g	艾叶 15 g	黄芪 15 g

党参 15 g　　　　　　炙甘草 10 g

7 剂，水煎服。

2017 年 4 月 13 日复诊：患者觉疲倦乏力、腰背怕冷好转，予去五味子，加益母草 30 g、桃仁 10 g 活血化瘀，7 剂。

2017 年 4 月 20 日三诊：月经 2017 年 4 月 17 日来潮，经量较前增多，无腹痛。续服 7 剂。

（按）月经过少根本病机为肾精不足、精亏血少，肾精不足则冲任气血不足，血海满溢亦不足，故而月经过少。肾精充盈，月经应时来潮，肾精衰少，天癸由少而至衰竭。患者腰背部怕冷，易疲倦，故予菟丝子温肾壮阳，枸杞子填精补血；五味子五味皆备，而酸味最浓，补中有涩，可补肾涩精；覆盆子甘酸微温，固精益肾；女贞子益肾滋阴；白芍柔肝活血使全方补而不滞；加黄芪、党参补气升阳。全方共奏补肾益精、养血调经之效。

案例 5

林某，女，28 岁。2015 年 11 月 19 日初诊。

主诉：月经过少半年余。

现病史：2014 年 12 月孕，2 月后自然胎停，后因排出不全，行两次清宫，现疑宫腔粘连，其后月经周期正常，量稍少，后服补佳乐 4 mg bid，内膜生长慢，厚度仅 7 mm，月经量仍少，舌淡红，脉沉缓。

中医诊断：月经过少。

证候诊断：肾阳虚，阴寒内阻证。

治法：益肾温阳，补气养血。

处方：艾附暖宫丸加减。

艾叶 10 g　　　　　附子 10 g（先煎）女贞子 15 g　　　　枸杞子 15 g

菟丝子 15 g　　　　覆盆子 10 g　　　　蛇床子 10 g　　　　鹿角霜 10 g

白芍 15 g　　　　　山药 15 g　　　　　熟地黄 15 g　　　　麦冬 15 g

天冬 15 g　　　　　甘草 5 g

每天 1 剂，可服到月经来潮，之后隔天 1 剂。

2015 年 11 月 26 日复诊：月经过少，月经多时也每天仅需 2 张护垫，既往 2015 年 9 月 16 日测内膜厚 5 mm，10 月 12 日测内膜厚 4 mm，卵泡小，舌淡胖，苔白，脉沉细。

（按）患者多次查内膜均较薄，结合其月经过少症状，考虑为宫寒，予补肾温阳散寒。予建立人工周期如下。

（1）月经后期。

处方：

熟地黄 15 g	山茱萸 10 g	续断 15 g	桑椹 15 g
菟丝子 10 g	益母草 30 g	墨旱莲 15 g	女贞子 15 g
香附 10 g	桑寄生 15 g	狗脊 15 g	

（2）经中期（第 19 天，2 月一行）：应气血阴阳均调，予八珍汤加减，使卵泡、内膜厚度增长，第 23～25 天开始监测卵泡。

处方：

党参 20 g	白术 15 g	黄芪 15 g	山药 15 g
白芍 15 g	当归 10 g	熟地黄 15 g	山茱萸 10 g
女贞子 15 g	枸杞子 15 g	菟丝子 15 g	

6 剂。

（3）月经前期：加补阳药，如蛇床子。

处方：

白术 15 g	黄芪 15 g	山药 15 g	白芍 15 g
党参 20 g	熟地黄 15 g	山茱萸 10 g	女贞子 15 g
枸杞子 15 g	菟丝子 15 g	蛇床子 10 g	鹿衔草 10 g
甘草 5 g			

佐加活血通经之品。

（按）患者主要辨证要点在于肾虚、寒盛。肾精、肾气亏虚，不能化生气血，胞宫内无血下行；阳虚阴寒内盛，阻碍气机，胞宫寒而凝滞，又难以下血，故胎元不固，月经过少。人工月经周期的建立则需要根据不同时期的生理特点，加以益肾、补气、补养、通经等助力。

三、月经后期

案例 1

吴某，女，28 岁。2015 年 7 月 2 日初诊。

主诉：月经后期 2 年，正常性生活未避孕不孕 1 年。

现病史：2 年前无明显诱因出现月经后期，1～3 月月经来潮 1 次。近 1 年来无明显诱因体重增加 10 kg。末次月经 2015 年 5 月 26 日，4 天净，量中，色暗红，有血块，无痛经，腰酸，经前乳房胀痛。带下量多，色白，纳尚可，寐一般，二便调。既往史：既往月经规律，月经周期 34～37 天，经期 4～5 天。舌淡暗、苔白，脉沉弦。辅助检查：外院查性激素 5 项示促卵泡激素（FSH）4.5 mIU/mL，促黄体生成素（LH）12.36 mIU/mL，催乳素（PRL）268.68 μmIU/mL，雌二醇（E2）159.63 pmol/L，睾酮（T）0.251 nmol/L；子宫输卵管造影示双侧输卵管尚通畅；B 超示双侧卵巢多囊样改变。

中医诊断：月经后期。

证候诊断：肾虚痰湿。

治法：益肾化痰祛湿，活血化瘀。

处方：

菟丝子 15 g	熟地黄 15 g	续断 15 g	山茱萸 15 g
香附 15 g	怀牛膝 15 g	白芍 20 g	茯苓 20 g
薏苡仁 30 g	当归 10 g	苍术 10 g	陈皮 10 g
甘草 6 g			

每天 1 剂，水煎 250 mL，早晚饭后温服，连服 7 天。

2015 年 7 月 9 日复诊：末次月经 7 月 6 日，现未净，量中，色暗红，有血块，无痛经，微腰酸，经前乳房胀痛，大便干结，余无不适，舌淡红、苔白，脉沉滑。治以滋肾阴，养精血，益冲任。

处方：

菟丝子 15 g	熟地黄 15 g	续断 15 g	山茱萸 15 g
山药 15 g	杜仲 15 g	香附 15 g	茯苓 20 g
薏苡仁 30 g	当归 10 g	陈皮 10 g	甘草 6 g

煎服 7 剂。

上药服毕后，继治以滋肾助阳、行气活血，以促进重阴转阳，卵子顺利排出。

处方：

当归 15 g	川芎 15 g	熟地黄 15 g	党参 15 g
白术 15 g	茯苓 15 g	益母草 15 g	菟丝子 15 g
杜仲 15 g	石菖蒲 15 g	陈皮 6 g	炙甘草 6 g

煎服 3 剂，并嘱服毕复诊。按月经周期重复上述治疗。连续治疗 2 月后，月经按时来潮。继续治疗 2 月，患者受孕。

（按）本例患者初诊时为经前期，辨证为肾虚痰湿，故在补肾的基础上加用薏苡仁、茯苓、苍术以化痰祛湿，经前加用陈皮、香附行气疏肝，牛膝引血下行，口服中药 3 天后月经来潮。月经后，以滋养肾阴、补益气血为法，连服 10 天后到达氤氲之时，这时以温肾阳加以活血行气，促进卵子排出，在补肾的基础上加用石菖蒲、川芎、益母草行气活血，3 天后进入经前期，以温补肾阳、疏肝理气为法，以此行周期治疗。

在每个月经周期中，阴阳气血具有规律性的消长变化，若这种消长节律发生变化，可导致月经周期、经期或经量的异常。在调经的治法方面，也应遵循月经周期阴阳气血的消长规律，进行周期性的调理。针对月经期、月经后期、月经中期、月经前期选方用药，以达到调经种子的目的。

案例2

张某，女，36岁。2015年8月6日初诊。

主诉：月经后期半年余，备孕。

现病史：末次月经为2015年7月12日，周期32～35天，7月22日基础体温才开始稍升高，3天后下降，7月23日曾行一侧输卵管复通术，术后少许出血，面色晦暗，舌淡，苔薄黄，有裂纹，脉弦细。既往史：已顺产1女，本次备孕后发现一侧输卵管堵塞，具体不详。

中医诊断：月经后期。

证候诊断：肾阳虚，气血瘀滞证。

治法：益肾温阳，活血化瘀。

处方：加味五子汤加减。

熟地黄 20 g	山药 15 g	山茱萸 10 g	女贞子 15 g
枸杞子 15 g	菟丝子 15 g	蛇床子 10 g	覆盆子 10 g
车前子 15 g	甘草 5 g	白芍 15 g	鹿角霜 10 g

每日1剂，煎服7剂。

待月经第5天后，再加当归10 g、鸡血藤30 g、牛膝10 g、益母草30 g。

2015年11月5日复诊：D19（10月30日）监测卵泡，大小为22 mm×18 mm×17 mm，11月1日已排，体温同日上升，但当侧输卵管堵塞曾行复通术，不确定是否能顺利排卵受孕。舌淡，苔薄黄，有裂纹，脉沉弦。上方去蛇床子，加白术10 g，7剂。

2015年11月12日三诊：11月1日排卵，至今体温升高，考虑有孕，抽血查孕激素情况，防止滑胎，眠差，舌红，苔薄，脉细滑有力。

处方：

熟地黄 20 g	山茱萸 10 g	山药 15 g	枸杞子 15 g
菟丝子 15 g	女贞子 15 g	覆盆子 10 g	党参 15 g
黄芪 15 g	鹿角霜 10 g	白术 10 g	酸枣仁 10 g
甘草 5 g			

隔天1剂，煎服7剂。忌牛羊肉、寒凉、煎炸、辛辣。

2015年11月26日四诊：已确定怀孕，但D35时，有少许出血，左下腹小痛，查孕酮（P）、人绒毛膜促性腺激素（HCG）升高数值均理想；2天后无可疑出血，无腰痛、腹痛，大便干，舌红、尖红，苔薄、有裂纹，脉细数。

处方：

| 太子参 15 g | 白术 10 g | 黄芩 10 g | 山药 15 g |
| 桑寄生 15 g | 白芍 15 g | 生地黄 10 g | 杜仲 10 g |

续断 10 g　　　　仙鹤草 10 g　　　　墨旱莲 10 g　　　　甘草 5 g

（按）患者备孕半年余无果，月经推后，监测排卵不顺利，故来求诊。结合其症状特点，考虑肾阳不足，阳气不得鼓动血行，胞宫又夹有气血瘀滞。本病例所用处方为五子汤加减，五子汤是补肾种子的验方，方中菟丝子温肾壮阳；枸杞子填精补血；五味子敛肺补肾（本例中未使用）；覆盆子固精益肾；车前子泻有形之邪浊，涩中兼通，补而不滞。五药同用，有补肾固精之效，对于肾阳不足，月经不以时下的患者，还有促孕之功。因患者舌淡，有裂纹，脉弦细，考虑阴血亦不足，故月经后期予酌加补血行血之品，避免失血更加重伤阴，导致阴阳俱虚。

本患者从脏腑功能来说，处于低下水平。其体内激素水平不足，排卵亦存在障碍，考虑体内阳气不足，又有月经后期的表现，故肾虚、阳虚较为明确，夹有血瘀。幸而其坚持服药近半年，月经周期已基本正常，并已顺利怀孕。目前治疗以固肾保胎为主。

案例 3

朱某，女，28 岁。2015 年 7 月 23 日初诊。

主诉：月经后期半年。

现病史：半年来月经延后，40～50 天一行，量少，色暗红，有血块，小腹冷痛，得热痛减，经期畏寒肢冷。末次月经 2015 年 6 月 15 日，月经将临，小腹疼痛，喜热，畏寒，苔薄白，舌质淡，脉沉紧。既往史：素食饮冷。

中医诊断：月经后期。

证候诊断：寒凝血瘀。

治法：温经散寒，活血调经。

处方：温经汤。

当归 10 g　　　　川芎 10 g　　　　白芍 15 g　　　　麦冬 10 g

党参 20 g　　　　艾叶 10 g　　　　附子 10 g（先煎）牡丹皮 10 g

熟地黄 20 g　　　　山茱萸 15 g　　　　山药 15 g　　　　甘草 5 g

2015 年 7 月 30 日复诊：3 日前月经来潮，色暗红，有血块，量偏少，伴小腹疼痛，舌淡，苔薄白，脉沉细。上方加枳壳 10 g、王不留行 30 g、路路通 30 g，续服。

（按）《金匮要略》温经汤能温经散寒、养血祛瘀、扶正祛邪，主治妇人少腹寒，久不受孕或月经不调，是妇科调经之"祖方"。方中，艾叶、附子温经散寒暖血，兼通血脉；当归、川芎养血活血调经；熟地黄、麦冬和当归养血益阴，以生新血；牡丹皮化瘀行血；白芍、甘草缓急止痛；党参、山药补益中气。

运用"温经汤"，须遵循辨证施治原则。万不可以病名、药名为据，贸然对号入座。一般情况下,《金匮要略》温经汤主要用于冲任虚寒而有瘀滞的月经不调、痛经、崩漏等病症,以月经不调、小腹冷痛、经有瘀块、时发烦热为证治要点。本方常用于现代医学的功能性子宫出血、慢性盆腔炎、不孕症等属冲任虚寒、瘀血阻滞证候者。

案例 4

刘某,女,28 岁。2016 年 2 月 18 日初诊。

主诉: 月经未来潮 2 月。

现病史: 停经 68 天,末次月经 2016 年 12 月 5 日,近 5 年来月经周期推后,周期为 40～90 天不等,行经时间一般为 3～5 天,经量与以往相当,经色暗红,有少许血块,无痛经。体型肥胖,纳眠可,二便调。后予黄体酮口服 7 天,停药 5 天月经来潮。舌淡红,苔白稍厚微腻,脉弦。辅助检查:2016 年 2 月 10 日外院 B 超示子宫大小为 6.4 cm×3.8 cm×4.2 cm,宫内肌层回声均匀,宫内膜厚 0.8 cm,切面可探及十数个卵泡;HCG 检查示阴性。

中医诊断: 月经后期。

证候诊断: 肾气虚,痰湿阻络。

治法: 滋阴补肾,健脾利湿。

处方:

女贞子 20 g	墨旱莲 30 g	续断 15 g	桑寄生 15 g
菟丝子 15 g	白术 15 g	法半夏 15 g	陈皮 10 g
南沙参 20 g			

月经来潮后第 3 天开始服。6 剂。

2016 年 3 月 11 日复诊: 2 月 25 日月经来潮,基础体温未升高。

处方:

续断 15 g	桑寄生 15 g	菟丝子 15 g	桃仁 10 g
红花 10 g	当归 15 g	川芎 20 g	赤芍 15 g
白术 15 g	茯苓 15 g	陈皮 10 g	法半夏 15 g
川牛膝 10 g	路路通 20 g		

3 剂。

2016 年 3 月 18 日三诊: 查其基础体温于 3 月 14 日升高 0.3 ℃。

处方:

杜仲 10 g	枸杞子 10 g	菟丝子 15 g	山药 15 g
山茱萸 15 g	茯苓 15 g	当归 15 g	补骨脂 10 g
淫羊藿 10 g	白术 15 g		

每 2 日服 1 剂至月经来潮。

（按）患者月经 2 月未来潮，先予滋阴补肾，健脾利湿，催经下行；待月经来潮，加强行气活血之力，配合祛痰、补肾；月经周期第 16 天开始以温补肾阳之法，促进卵泡发育及排出；后续再治以补肾健脾固本。其中攻补兼施，行而不散，补而不腻，效果甚佳。注意：补肾是建立人工周期最基础和最重要的因素，因而须注意月经周期里每个阶段的补肾要点。

以中药周期疗法治疗女性月经后期，要充分结合女性的生理特点及月经周期的规律。六味地黄丸、寿胎丸都是补肾调经的良方。方中菟丝子补肾益精，肾旺自能荫胎；桑寄生、续断补肝肾，固冲任，使胎气强壮；阿胶滋养阴血，使冲任血旺，则胎气自固。四药相配，共奏补肾助孕之功。

案例 5

范某，女，34 岁。2016 年 10 月 13 日初诊。

主诉：月经失调、尿血半年。

现病史：平素月经失调，近期月经后期，小便内畸形红细胞升高，尿 β - 微球蛋白升高，末次月经 2016 年 9 月 23 日，舌淡红，苔薄，脉细濡。

中医诊断：月经后期。

证候诊断：肾阳虚，瘀血阻络。

治法：补肾温阳，活血通络。

处方：

水蛭 5 g	川芎 10 g	土鳖虫 5 g	桃仁 10 g
牛膝 10 g	茜草 15 g	香附 10 g	炙甘草 5 g
路路通 30 g	柴胡 5 g	益母草 30 g	王不留行 30 g

2016 年 10 月 20 日复诊：尿血，月经正常，舌淡红，尖红，苔薄白，脉沉濡。

处方：

白术 10 g	党参 20 g	白芍 20 g	茯苓 15 g
甘草 5 g	墨旱莲 15 g	女贞子 15 g	枸杞子 15 g
菟丝子 15 g	覆盆子 10 g	熟地黄 15 g	山茱萸 10 g
白茅根 10 g	仙鹤草 30 g		

（按）患者平素月经紊乱，近期月经后期，又有尿血、尿蛋白等症状，考虑肾气不足，肾阳亏虚，并有瘀血阻碍血络，导致尿血等症。故治疗上予大量活血通经药物，破血逐瘀，改善局部血运。待症状好转，即改为补肾填精、益气养阴等治疗，防止破血过度，伤及正气。归根结底，肾虚才是引起月经紊乱、月经后期、尿血、尿蛋白的关键因素。另外，慢性尿血、尿蛋白都会令体内精血亏虚，因此补肾以补肾阴、养阴血为主。

在血瘀证明显的时候，可大胆使用破血逐瘀的药物，如水蛭、土鳖虫等，但疗程不可长，恐伤正气，或配合益气行气之品同用。其余的常用活血药像川芎、鸡血藤、泽兰、益母草、牛膝、五灵脂、郁金等都可在补益正气的基础上常规使用。

案例6

谭某，女，28岁。2017年7月6日初诊。

主诉：月经后期半年余。

现病史：既往月经规律，13岁初潮，周期30～37天，5～7天净，量一般，色正常，无血块，无痛经。半年余前开始月经后期加重，延后15天左右，2017年6月月经未来潮，西医妇科就诊后服用激素方来潮，末次月经7月2日，舌红，苔薄白，脉细。辅助检查：妇科彩超示卵巢呈多卵泡样改变。

中医诊断：月经后期。

证候诊断：肾虚为本，寒湿内阻。

治法：滋养肝肾，温里散寒。

处方：加味五子汤加减。

鹿角霜10 g	蛇床子10 g	枸杞子15 g	女贞子15 g
菟丝子15 g	白芍20 g	覆盆子10 g	熟地黄20 g
山茱萸10 g	山药15 g	甘草5 g	

7剂，每日1剂。

2017年7月14日复诊：无诉特殊不适，考虑B超所示多卵泡样改变为卵泡发育中的状态，不一定是多囊卵巢综合征，可继续监测B超。续予上方去山茱萸，加紫河车3 g，冲服。

2017年8月4日三诊：D26监测卵泡，大小为19 mm×20 mm；D28卵泡较前缩小，大小为15 mm×15 mm。

处方：

补骨脂15 g	党参20 g	枸杞子15 g	女贞子15 g
白芍20 g	桑寄生15 g	熟地黄20 g	白术15 g
山药15 g	甘草5 g		

2017年8月11日四诊：现乳胀不适，舌红，苔白，脉细滑。考虑可能即将月经来潮。

处方：

党参20 g	桑寄生15 g	女贞子15 g	砂仁3 g（后下）
白芍20 g	香附10 g	熟地黄20 g	白术10 g
山药15 g	甘草5 g		

（按）借此病例说明一下正常月经周期卵泡的发育情况。每个月经周期开始时有多个卵泡同时发育但一般仅 1～2 个卵泡发育至成熟，相应的卵泡称为优势卵泡，其余卵泡相继闭锁。优势卵泡逐渐长大，平均每日增长 1.5 mm，排卵前 4 天每日平均增长 1.9 mm，约于第 14 天长至最大，可发生排卵。成熟卵泡呈圆形或椭圆形，直径达 15～30 mm（21.2±0.53 mm）。本例患者监测卵巢呈多囊卵巢样，D26 时见到有优势卵泡，但不一定发育成熟至排卵，总体还是考虑雌激素水平偏低，排卵异常。从中医角度来看就是肾气不足、阳气不足，故而治疗以益肾、助阳、养血为主。

本例患者卵泡发育不良，虽有优势卵泡，但到了生长晚期卵泡始终不能达到成熟卵泡大小，甚至不能正常排卵，自然不能出现子宫内膜脱落，故而月经紊乱、迟至。患者是否诊断为多囊卵巢综合征还有待确定，但分泌雌激素不足、排卵异常的现象肯定存在，治疗上就要在补肾的基础上加强补气、补阳。

案例 7

陈某，女，34 岁。2015 年 7 月 30 日初诊。

主诉：月经未来潮半年。

现病史：半年前顺产 1 胎，哺乳后，月经未来潮，2015 年 6 月中旬曾有少量阴道出血，无明显腹胀腹痛、乳胀等症，舌淡，苔白稍腻，脉滑细。既往史：多囊卵巢综合征，吃促排卵药后生育 1 胎。辅助检查：2015 年 7 月 15 日查 B 超示子宫内膜较厚，达 16 mm。

中医诊断：月经后期。

证候诊断：肾阳虚，寒湿内阻。

治法：温补肾阳，温经驱寒。

处方：艾附暖宫丸加减。

益母草 30 g	蒲黄 5 g	王不留行 30 g	路路通 30 g
川芎 10 g	香附 10 g	牛膝 10 g	白芍 15 g
熟地黄 20 g	鹿角霜 10 g	附子 10 g（先煎）	艾叶 10 g
甘草 10 g			

2015 年 8 月 20 日复诊：服上药后，月经少量来潮，经期仅 2 天不到，舌淡，苔黄，脉濡。

处方：

益母草 30 g	蒲黄 5 g	王不留行 30 g	路路通 30 g
川芎 10 g	艾叶 15 g	牛膝 10 g	枳壳 10 g
熟地黄 10 g	皂角刺 10 g	干姜 5 g	附子 10 g（先煎）

（按）患者有多囊卵巢综合征病史，排卵功能紊乱，体内激素水平异常，故

平素均有月经周期不规律的症状。本次经促排卵后可顺利生育，说明排卵功能尚存，属于可调节状态，但生育后半年月经仍未复来，考虑排卵功能仍紊乱。从中医角度，考虑大部分多囊卵巢综合征患者的证型都属于肾阳虚衰、寒湿凝滞胞宫，即所谓的"宫寒"。治疗上，予艾附暖宫丸，配合补气药物促进卵泡发育和排出。本例患者目前月经迟至，寒湿内阻，故暂以降气行血为主，促经水来复，再予补肾阳、补气血之品，重建月经周期。本病病程较长。

多囊卵巢综合征患者身体经脉敏感，气动则伤神，伤神则损肝肾、乱气血，从而扰乱内环境，抑制内脏功能。故治疗上，以温补肾阳、温经驱寒为主，同时要配合补气药，如黄芪、党参、蛇床子等，调节体内激素水平，促进卵泡发育，协助建立人工周期，从而使月经来潮、顺利受孕。

案例8

刘某，女，28岁。2016年2月18日初诊。

主诉：停经2月余。

现病史：末次月经2015年12月5日，近5年来月经周期推后，周期为40～90天不等，行经时间一般为3～5天，经量与以往相当，经色暗红，有少许血块，无痛经。体型肥胖，纳眠可，二便调。黄体酮胶丸40 mg bid，口服7天，停药5天后月经来潮。舌淡红，苔白稍厚微腻，脉弦。辅助检查：2016年2月10日外院B超检查示子宫大小为6.4 cm×3.8 cm×4.2 cm，宫内肌层回声均匀，内膜厚0.8 cm，切面可探及十数个卵泡；HCG检查示阴性。

中医诊断：月经后期。

证候诊断：肾虚痰湿。

治法：补肾健脾，利湿调经。

处方：

女贞子20 g	墨旱莲30 g	续断15 g	桑寄生15 g
菟丝子15 g	白术15 g	法半夏15 g	陈皮10 g
山茱萸20 g	熟地黄30 g	山药15 g	党参15 g

月经来潮后第3天开始服药，每日1剂，服7剂。

2016年3月3日复诊：

处方：

杜仲15 g	桑寄生15 g	菟丝子15 g	桃仁10 g
红花10 g	当归15 g	川芎20 g	赤芍15 g
白术15 g	茯苓15 g	陈皮10 g	法半夏15 g
熟地黄20 g	党参15 g		

7剂。

2016 年 3 月 10 日三诊：患者觉精神好转，舌脉基本同前。

处方：

杜仲 10 g	枸杞子 10 g	菟丝子 15 g	山药 15 g
山茱萸 15 g	茯苓 15 g	当归 15 g	补骨脂 10 g
淫羊藿 10 g	白术 15 g	熟地黄 20 g	党参 20 g

2 日 1 剂至月经来潮。

2016 年 4 月 2 日四诊：月经来潮，如此调理约半年，月经周期为 34～40 天，较前明显好转。

（按）结合女性生理特点及月经周期的规律，以中药周期疗法治疗围绝经期女性月经后期。月经来潮后治以滋阴补肾、健脾利湿调经；月经周期第 16 天治以补肾活血、健脾利湿；后续治以补肾健脾。

四、月经先期

案例 1

高某，女，34 岁。2016 年 1 月 14 日初诊。

主诉：反复经期提前 7 月。

现病史：患者平素月经规律，12 岁初潮，周期 30 天，行经时间 3～5 天，量偏少，色暗，夹少量血块，经行第 1 天小腹隐痛，喜揉喜按，疲乏无力，伴经前乳房胀痛。7 月前因工作压力大月经开始提前 8～10 天，末次月经 2016 年 1 月 6 日，经期 4 天，量、色、质同前。平素性情急躁易怒，腰酸明显，经期加重，纳眠可，二便调，脉沉而弦细。

中医诊断：月经先期。

证候诊断：肝郁肾虚。

治法：补益肝肾，柔肝理气。

处方：

山茱萸 20 g	白芍 15 g	女贞子 15 g	柴胡 15 g
菟丝子 15 g	桑寄生 15 g	杜仲 15 g	枳壳 15 g
枸杞子 15 g	牛膝 15 g	熟地黄 10 g	当归 15 g
山药 15 g			

水煎服，7 剂。

2016 年 2 月 4 日复诊：末次月经 2016 年 2 月 1 日，经前乳胀、腰酸等症减轻，续予上方加减服用 1 月余，月经周期基本正常。

（按）肝司血海而主疏泄、喜条达，若情志抑郁，可致肝气逆乱，疏泄失司，冲任失调，血海蓄溢失常；肾主闭藏，若素体肾气不足，可致肾气不守，闭藏失职，冲任功能紊乱，血海蓄溢失常，月经周期紊乱。肝肾同源，精血互生，二者相互影响，使月经先期而至。审证求因，该患者平素工作压力大，性情急躁易怒，提示肝郁；腰酸明显，经期加重，即肾气亏虚；肝肾相互影响，肝郁则肾气亦郁，结合舌脉，辨证为肝肾气郁兼肾虚。施以疏肝补肾、养血调经之法，故诸症缓解。

案例2

王某，女，29岁。2015年12月3日初诊。

主诉：反复月经提前10余年。

现病史：婚后5年未孕，男方精液正常，平时月经先期，约3周一至，时有痛经，腰酸乏力，性欲淡漠，带下量多、色白、有腥味，舌色淡暗，苔薄白腻，脉沉缓。

中医诊断：月经先期。

证候诊断：肾精不足，冲任虚寒。

治法：补肾养精。

处方：

| 女贞子30 g | 黄精30 g | 制何首乌30 g | 麦芽15 g |
| 山药30 g | 山茱萸15 g | 紫河车粉15 g | 甘草6 g |

每日1剂，水煎服，连服4剂。

（按）由中医理论可知，每个月经周期中，阴阳气血具有规律性的消长变化，若这种消长节律发生变化，可导致月经的周期、经期或经量的异常。在调经的治法方面，也应遵循月经周期阴阳气血的消长规律，进行周期性的调理。针对行经期、经后期、经间期、经前期选方用药，以达到调经种子的目的。同时也可配合西医激素理论协同理解，关键还是在于恢复体内的阴阳气血平衡制。

本患者辨证考虑肾精不足，冲任虚寒。方用女贞子、黄精、制何首乌、紫河车粉滋阴养精；山药、山茱萸固精；甘草调肝缓急。于月经后第20天服滋阴养精，此时正是黄体分泌、子宫内膜增殖期，可促进黄体的分泌，营养子宫内膜，缓解子宫平滑肌痉挛，为受精及受精卵着床做准备。

案例3

夏某，女，23岁。2015年10月29日初诊。

主诉：月经先期、量少半年。

现病史：月经提前5天，间中经行腹痛，月经色暗，有小血块，末次月经2015年10月27日，前次月经2015年9月28日，量稍少，3天净，舌淡红、尖红，苔薄，脉稍滑细。既往史：结婚3年，1年前曾孕3月后自然流产。

中医诊断：月经先期。

证候诊断：肾阳虚，气血不足。

治法：益肾温阳，补气养血。

处方：左归丸加减。

熟地黄 20 g	山茱萸 10 g	山药 15 g	菟丝子 15 g
枸杞子 15 g	桑椹 15 g	白术 10 g	党参 15 g
白芍 15 g	生地黄 20 g	麦冬 15 g	甘草 5 g

5 剂。月经第 4 天后开始服。

2015 年 11 月 5 日复诊：查经期孕酮偏高，舌淡红，苔白稍腻，脉濡细。

处方：

党参 15 g	白术 15 g	枳壳 10 g	山药 15 g
茯苓 25 g	黄柏 10 g	地骨皮 15 g	知母 5 g
生地黄 20 g	山茱萸 10 g	牡丹皮 10 g	炙甘草 5 g

7 剂。

2015 年 11 月 12 日三诊：少许咳嗽，现月经第 17 天，偶有下腹刺痛，舌红，苔薄腻，脉弦细。

处方：

熟地黄 20 g	山药 10 g	山茱萸 10 g	菟丝子 15 g
枸杞子 15 g	桑椹 15 g	白术 10 g	党参 15 g
白芍 15 g	生地黄 20 g	麦冬 15 g	玄参 15 g
炙甘草 5 g			

2015 年 12 月 3 日四诊：末次月经 2015 年 11 月 23 日，量少，服上药后，复出鲜红血 3 天，无痛经，舌红，苔薄黄，脉细。

处方：

熟地黄 20 g	山药 15 g	菟丝子 15 g	枸杞子 15 g
黄芪 15 g	白术 10 g	党参 15 g	白芍 20 g
生地黄 20 g	当归 5 g	山茱萸 10 g	茯苓 10 g
炙甘草 5 g			

（按）患者既往月经正常，1 年前有自然流产史，其后出现月经先期、月经过少，考虑患者素体肾阳不足，不能稳固胎元，导致小产，而小产后气血耗失，却未及时调理，恢复不良，气虚血少，故经水来潮无源。目前患者欲调理备孕，故首先应补益气血，使月经来潮规律，再温补肾阳，填补肾精，以助稳胎安产。方药中以熟地黄、山药、山茱萸、菟丝子等补肾益精，枸杞子、桑椹、生地黄、当归、白芍等补血养阴，黄芪、党参、白术、茯苓等益气生血，多管齐下，共调气血阴阳。

本例患者为较为典型的肾虚、阳气不足，又小产后气血耗伤、恢复不良，而出现月经异常。故治疗上仍以益肾温阳为重点，配合补气养血，复诊可见患者经行腹痛、量少等症有所改善。现在患者月经有所好转，可尝试备孕，嘱其监测卵泡，适时同房。

五、月经先后不定期

案例1

汤某，女，16 岁。2016 年 3 月 31 日初诊。

主诉：月经周期提前或推后 6 月。

现病史：半年前因学习压力大月经开始不规则，时而提前，时而推后 8 ～ 14 天。末次月经 2016 年 3 月 17 日，经期 3 天，量、色、质同前。平素白带正常，纳可眠差，无口干口苦，易腰酸软，夜间腰部坠痛，手足心热，夜间尤甚，情绪易激惹，大便 2 ～ 3 日 1 行，小便正常，舌暗红，苔白，脉弦细。

中医诊断：月经先后不定期。

证候诊断：肝郁肾虚。

治法：益肾疏肝。

处方：

柴胡 15 g	白药 15 g	菟丝子 15 g	桑寄生 15 g
杜仲 20 g	枸杞子 15 g	女贞子 15 g	墨旱莲 15 g
牛膝 15 g	枳壳 15 g	山茱萸 15 g	熟地黄 10 g
山药 15 g	柏子仁 15 g		

7 剂。

2016 年 4 月 7 日复诊：诉腰酸好转，仍易怒急躁，大便可解，舌暗红，苔白，脉弦细。予上方加郁金 15 g、合欢花 6 g，7 剂。

2016 年 4 月 21 日三诊：末次月经 2016 年 4 月 20 日，量较往常稍多，经前乳胀、腰部酸软、手足心热、便秘等症明显缓解，再予 7 剂。

（按）若情志抑郁，致使肝气逆乱，气乱则血乱；肾主闭藏，若素体肾气不足，以致开合不利；肝失疏泄，肾失封藏，肝肾同源，相互影响，冲任失调，血海蓄溢失常，以致月经周期错乱，时而提前，时而推后。该患者平素学习压力大、性情易激惹，提示肝郁，初潮后肾气本未充，再者肝郁影响肾之开合，肝气郁而肾精亏虚，气血疏泄无度，导致月经先后无定期。

案例2

陈某，女，23 岁。2017 年 5 月 11 日初诊。

主诉：月经周期紊乱、先后不定期 6 年。

现病史：月经以推后多见，经血夹块，经期小腹疼痛剧烈，平素白带正常，生活压力大，情绪抑郁，纳眠可，二便调，舌红，苔薄黄，脉弦细。既往史：月经周期 20～50 天，经期 4～5 天。

中医诊断：月经先后不定期，痛经。

证候诊断：肝郁气滞，疏泄失常。

治法：疏肝理气，活血调经止痛。

处方：柴胡疏肝散加减。

柴胡 10 g	白芍 10 g	陈皮 10 g	枳壳 10 g
香附 10 g	当归 10 g	熟地黄 10 g	赤芍 10 g
茺蔚子 15 g	鸡血藤 30 g	川楝子 10 g	甘草 6 g

2017 年 5 月 18 日复诊：服药 2 周后月经来潮，经行腹痛有所缓解。继以前方加减调治使月经周期规律。

（按）本例患者月经周期先后不定期伴痛经，当责之于肝郁气滞。肝郁则疏泄失常，气血运行不畅，气滞血瘀，则见月经周期先后不定期，不通则痛，则见痛经。故治当疏肝解郁，理气活血调经。柴胡疏肝散为疏肝行气、活血止痛之名方，主治肝气郁滞证，目前此方广泛应用于各科疾病，在妇科应用中验证疗效确切。但此方在临床应用于妇科疾病时必须抓住要点：一是证属肝郁，二是无明显虚证。

案例 3

邹某，女，28 岁。2015 年 4 月 23 日初诊。

主诉：月经周期紊乱 8 年余。

现病史：月经不调，先后不定期，B 超监测卵泡发育不良，经量、性质等无异常，舌淡，苔薄，脉细。

中医诊断：月经先后不定期。

证候诊断：肾阳亏虚，寒湿内阻。

治法：温肾散寒，祛湿养血。

处方：

熟地黄 20 g	女贞子 15 g	枸杞子 15 g	菟丝子 15 g
山药 15 g	党参 15 g	白芍 20 g	鹿角霜 10 g
蛇床子 10 g	生地黄 20 g	甘草 5 g	

7 剂。

2015 年 4 月 30 日复诊：服药后觉夜间烘热，夜尿多，腰酸，予前方加麦冬 20 g。

（按）患者辨证考虑肾阳亏虚，寒湿内阻。补肾是首要大法，以温补肾阳为主，配合散寒祛湿、养血敛阴之品。当患者月经不调日久，应予重新建立人工周期，从重新刺激卵泡发育、促进排卵，到经行通畅顺利、经量充足等，重新恢复体内气血阴阳平衡。中药对于建立人工周期疗效显著，但需数月的按时服药。本方中熟地黄、女贞子、枸杞子、菟丝子等药意在滋补肾阴；山药、党参、白芍等药是为补气健脾养血；鹿角霜、蛇床子温阳、促进脾胃气血生化；生地黄有养阴行血、调和阴阳之用。

故当患者诉服用上方后觉夜间烘热、夜尿多、腰酸时，考虑因肾阴肾阳得到缓慢补充，而致体内一时郁热，故予麦冬养阴和胃。

案例 4

曾某，女，34 岁。2015 年 10 月 27 日初诊。

主诉：月经先后不定期、月经过少 6 年余。

现病史：月经先后不定期，量少，末次月经 2015 年 10 月 27 日，前次月经 2015 年 10 月 2 日，经期仅 3 天，孕 3 产 2，产第一胎后调经，服激素半年，效可，停药后数月又月经不调，无腹胀，矢气多，白带味重。曾在 D3 查 B 超示子宫内膜厚 8～13 mm，子宫肌瘤直径 1 cm，下段憩室，查激素水平正常。舌淡红，苔白，脉弦。

中医诊断：月经先后不定期，月经过少。

证候诊断：瘀血阻络。

治法：益气活血，化瘀通络。

处方：血府逐瘀汤加减。

赤芍 10 g	红花 5 g	牛膝 15 g	桃仁 10 g
枳壳 10 g	大黄 10 g	益母草 30 g	路路通 30 g
桔梗 5 g	川芎 10 g	香附 10 g	水蛭 5 g
白芍 15 g	炙甘草 10 g		

3 剂。

2015 年 11 月 3 日复诊：月经量过少，周期乱，白带多、味臭，舌淡红，苔薄白，脉细软。

处方：

当归 10 g	白芍 15 g	白术 10 g	熟地黄 20 g
丹参 15 g	枳壳 10 g	山药 10 g	党参 20 g
黄芪 15 g	枸杞子 15 g	香附 10 g	山茱萸 10 g
甘草 5 g			

2015 年 11 月 10 日三诊：月经量过少，服上药后矢气多、味臭，月经来完后

内膜厚度仍有 7 mm，月经有血块，舌稍红，脉细滑。

处方：

党参 20 g	红花 5 g	山药 15 g	黄芪 15 g
枳壳 10 g	三棱 15 g	莪术 15 g	泽兰 10 g
川芎 10 g	白芍 10 g	艾叶 15 g	附子 10 g（先煎）
牛膝 10 g	炙甘草 10 g		

（按）大部分月经先后不定期、月经过少的患者的病因是肾气虚衰，肝血不足，无血以下。但本例患者并无明显虚弱、气血亏少的表现，反而多次检查均示子宫内膜较厚，故考虑月经不至、月经量少的原因为瘀血阻络，内膜剥脱不畅，而致血不下行。治疗上，无须使用大量补益滋腻的药物，如熟地黄、山茱萸、女贞子、杜仲等，而应加强活血祛瘀、引血下行之力，如首方中的赤芍、红花、牛膝、桃仁、川芎、大黄、水蛭、白芍等都是强力的活血祛瘀药，配合益母草、枳壳、路路通、桔梗、香附等行气活血药，助血下行。后患者可有经血下行之势，继续行血祛瘀，佐以少量补气药，防止祛瘀伤正。

六、闭经

案例 1

韦某，女，34 岁。2016 年 8 月 30 日初诊。已婚，孕 3 产 1。

主诉：月经周期延后 3 年，停经 6 月。

现病史：患者自诉盆腔炎病史 13 年，常反复发作，平素因受疾病影响精神抑郁，3 年前开始月经逐渐推后，量少，末次月经 2016 年 2 月 4 日，否认怀孕可能，经期 3 天，量少，色暗红，无血块，伴经期腰痛如折，畏寒肢冷，经前乳房胀痛。心烦易怒，纳可眠差，无口干口苦，胸闷，喜叹气，二便正常，舌淡，苔白，脉弦细。

中医诊断：闭经。

证候诊断：肝气郁滞，气滞血瘀。

治法：疏肝补肾，养血通经。

处方：

柴胡 15 g	白芍 15 g	菟丝子 20 g	肉苁蓉 15 g
杜仲 15 g	淫羊藿 15 g	巴戟天 20 g	枳壳 15 g
枸杞子 15 g	山茱萸 15 g	牛膝 15 g	当归 15 g
熟地黄 30 g	山药 15 g		

7 剂，每天 1 剂。

2016 年 9 月 8 日复诊：精神好转，心烦减轻，月经仍未来潮，予上方加香附

15 g、川芎 10 g、郁金 10 g，7 剂。

2016 年 9 月 29 日三诊：患者诉月经于 9 月 26 日来潮，量少，色暗，有血块，2 天净。续予六味地黄丸合四逆散加减调理。

（按）久病致精神抑郁，气滞血瘀，瘀阻冲任，气血运行受阻。肝肾同源，精血互生，二者相互影响。审证求因，该患者久病伤肾耗精，致经期腰痛、畏寒肢冷，因病长期精神抑郁、肝气郁滞，可见胸闷、经前乳房胀痛、平素喜叹气、叹气后胸闷缓解。肾为肝之母，二者相互制约，相反相成，肾虚则肝气郁滞不通，结合舌脉，辨证为肝肾气郁，肾虚肝郁。故以疏肝补肾、养血调经之法治疗，再配合中成药及心理疗法，故诸症缓解。

案例 2

谢某，女，17 岁。2016 年 9 月 8 日初诊。

主诉：闭经 2 年。

现病史：患者 13 岁初潮，每 1～2 个月来潮一次，持续 3～5 天干净，量较多，有少量血块，色暗红。因经期贪凉饮冷致月经于 2 年前突然停闭。外院给予己烯雌酚配合甲羟孕酮周期调治，患者月经能按月来潮，但停用西药后月经又复停闭。末次月经 2016 年 3 月 14 日。患者体胖，面部及背部散在痤疮，舌质淡暗，舌边、尖红，苔薄白，脉滑略弦。辅助检查：B 超检查示前位子宫，大小为 4.4 cm×3.6 cm×2.8 cm，轮廓清晰，形态规则，浆膜光整，肌层回声均匀，内膜线不显示。

中医诊断：闭经。

证候诊断：痰湿内阻。

治法：月经周期疗法。

处方：

当归 10 g	川芎 10 g	香附 10 g	菟丝子 15 g
淫羊藿 15 g	女贞子 15 g	杜仲 15 g	熟地黄 15 g
泽兰 15 g	山楂 15 g	茯苓 15 g	陈皮 15 g
山药 20 g	白术 20 g	鸡血藤 20 g	制何首乌 20 g

5 剂。

2016 年 9 月 15 日复诊：患者诉无明显不适，又给予经间期促排卵方。

处方：

当归 10 g	山茱萸 15 g	香附 10 g	菟丝子 15 g
女贞子 15 g	蛇床子 15 g	淫羊藿 15 g	肉苁蓉 15 g
茯苓 15 g	熟地黄 20 g	泽兰 20 g	鸡血藤 20 g
白术 20 g	山药 20 g	党参 20 g	黄芪 20 g

7 剂，每天 1 剂，水煎服。

2016 年 9 月 22 日三诊：服上方后患者诉分泌物增多，随后给予经前期方。

处方：

当归 10 g	白芍 10 g	淫羊藿 10 g	山茱萸 15 g
枸杞子 10 g	菟丝子 15 g	女贞子 15 g	熟地黄 30 g
墨旱莲 15 g	泽兰 15 g	黄芪 20 g	党参 20 g
鸡血藤 20 g	白术 20 g	山药 20 g	

2016 年 9 月 29 日四诊：服上方 7 剂后，患者诉分泌物呈粉色，提示月经将潮，故予经期方 5 剂。

处方：

当归 10 g	川芎 10 g	桃红 10 g	红花 10 g
白芍 15 g	香附 15 g	泽兰 15 g	川牛膝 15 g
益母草 15 g	续断 15 g	杜仲 15 g	车前子 15 g
熟地黄 20 g	鸡血藤 30 g	白术 10 g	

服药后月经量中等，色暗红，伴少量血块，无腹痛。

（按）中医周期疗法，在其月经周期的各个不同阶段，选用不同的调节冲任的治疗方药：经后期，阴长阳消，以滋补肾阴（血）而养冲任为主，兼顾肾气，以促进卵泡发育；排卵前期，重阴必阳，在滋养精血的基础上，辅以助阳调气活血之品，以阳施阴化，静中求动，促使卵泡成熟，并促进子宫内膜增生；排卵后期，即阳长阴消，以温补肾阳为主，遵循"阴中求阳"之原则，以维持正常的黄体功能，使子宫内膜从增生期进入分泌期；行经期，重阳必阴，又为阳转阴的阶段，因势利导，以通为主，活血化瘀调经，使子宫内膜正常脱落，除旧以迎新。

本患者有经期贪凉饮冷史，脾胃受损，故治以月经疗法，并加用健脾益气、祛痰化湿之品。因脾为后天之本，主运化水谷精微，此后天之精要靠肾阳的温养才能不断地生成，而肾的先天之精又要依靠水谷精微的不断补充。故将重用白术、山药健脾益气之法运用于经后期、经间期及经前期，以后天养先天；陈皮、茯苓健脾祛湿化痰。

案例 3

陈某，女，23 岁。2017 年 6 月 1 日初诊。

主诉：月经 6 月未潮。

现病史：患者月经无明显原因 6 个月未来潮，否认怀孕可能，无特殊不适，唯感胸腹时有燥热，有月经要来不来之感，于妇科就诊，查性激素水平六项，未见异常，医嘱予黄体酮口服，患者惧服西药，寻求中医治疗。纳可，眠安，大便干，舌暗红、两侧有瘀点，舌下脉络粗迂，苔薄黄，脉弦。

中医诊断：闭经。

证候诊断：血瘀热结。

治法：活血清热化瘀。

处方：

桃仁 10 g	红花 10 g	当归 10 g	川芎 10 g
熟地黄 15 g	赤芍 10 g	熟大黄 10 g	

7 剂。

2017 年 6 月 8 日复诊：月经来潮，量少。嘱其下次月经前来诊。此诊查体无特殊，仍诉有胸腹烦热感，舌暗红、两侧有瘀点，舌下脉络粗迂，苔薄黄，脉弦。守上方加减续服。

（按）患者为年轻女性，月经闭经，第一诊考虑气滞血瘀，治以活血化瘀法，后再诊考虑气血不足也是病机之一，补益气血，使经血生化有源，才能不停。患者月经 6 月未来潮，无特殊不适，唯感胸腹燥热，大便干，舌暗红、两侧有瘀点，舌下脉络粗迂，苔薄黄，脉弦，辨证当为血瘀热结，应予以活血清热化瘀，当时选用桃红四物汤。

案例 4

陈某，女，34 岁。2015 年 5 月 14 日初诊。

主诉：月经未来潮半年。

现病史：近半年月经未来潮，否认怀孕可能，平素月经量少，色暗，有血块，伴痛经，腰酸，疲倦，唇色暗，舌淡，苔黄，脉弦细。

中医诊断：闭经。

证候诊断：气虚血瘀。

治法：益气活血，化瘀催经。

处方：

艾叶 15 g	香附 15 g	附子 10 g（先煎）	泽兰 15 g
路路通 15 g	牛膝 15 g	党参 20 g	黄芪 20 g
蛇床子 15 g	熟大黄 10 g	皂角刺 10 g	甘草 5 g

2017 年 5 月 21 日复诊：上次就诊服药后，月经来潮，但经期仅 2 天不到，量少，现复诊，舌淡，苔黄，脉濡。

处方：

益母草 30 g	蒲黄 5 g	王不留行 30 g	路路通 30 g
川芎 10 g	艾叶 15 g	牛膝 10 g	枳壳 10 g
熟大黄 10 g	皂角刺 10 g	干姜 5 g	附子 10 g（先煎）

（按）此患者查子宫内膜厚，月经却一直推迟不至，考虑气滞血瘀，阻滞经

络，就诊予益气活血、化瘀催经治疗，月经可来少量，嘱复查 B 超，若子宫内膜仍很厚，考虑瘀血仍较为严重，可适当使用虫类药破血下瘀，如斑蝥、水蛭等。

很多月经后期、闭经的患者，以肾气虚、肝血不足为主，但也有少量患者是由于气滞血瘀明显、血不下行所致，故治疗上务必审证查因，不可先入为主，单纯使用滋补，或妄用破血逐瘀之品攻伐，而"犯虚虚实实之戒"。但是毕竟月经不调的女性多有肝肾不足，因此即使是气滞血瘀明显的患者，使用破血逐瘀的虫类药时仍需注意其峻猛药效和毒性，应在培补元气的同时使用，且破血之余，宜配合理气、下行的药物，使瘀血得下，本方中大黄便有此用意。

案例 5

李某，女，23 岁。2017 年 8 月 10 日初诊。

主诉：月经后期 8 年余，闭经半年。

现病史：既往月经后期，3 个月至半年一行，7 天净，经量一般，色稍暗，无痛经，无乳胀，育有 1 子。近半年月经不至，否认怀孕可能，外院西医就诊后予人工周期治疗，服药后末次月经 2017 年 4 月 29 日，查性激素示睾酮、催乳素稍高，2017 年 6 月 28 日曾查妇科 B 超示子宫内膜厚 8 mm，卵巢呈多囊卵巢改变。后至中医科就诊，服用中药 3 月仍未来潮，可有白带，色偏黄，痤疮多，体毛多，舌红，苔薄腻，脉沉细滑。

中医诊断：闭经。

证候诊断：痰瘀内阻，内郁化热。

治法：行气活血，化痰通瘀。

处方：四物汤加减。

熟地黄 20 g	白芍 15 g	川芎 10 g	桃仁 15 g
枳壳 10 g	牛膝 10 g	益母草 30 g	枸杞子 15 g
菟丝子 15 g	鹿角霜 10 g	大黄 10 g	炙甘草 10 g

7 剂。

2017 年 8 月 17 日复诊：月经仍未至，无明显腹胀腹痛、小腹坠胀、乳胀等表现，精神一般，面色稍暗，舌红，苔黄厚，脉沉细滑。处方加强活血通经之力，以助催经。

处方：

桃仁 15 g	红花 5 g	川芎 10 g	土鳖虫 10 g
枳壳 10 g	牛膝 10 g	益母草 30 g	水蛭 5 g
路路通 30 g	炙甘草 10 g	白芍 15 g	大黄 10 g
白术 15 g	山药 15 g		

4 剂。若上方服后仍未来月经，则续服 3 剂。

2017 年 8 月 24 日三诊：月经仍未至，无明显腹胀、乳胀等月经将至的表现，舌淡、嫩红，苔黄厚腻，脉沉滑。

处方：

熟地黄 20 g	菟丝子 15 g	女贞子 15 g	枸杞子 15 g
枳壳 10 g	蛇床子 15 g	鹿角霜 10 g	牡丹皮 10 g
艾叶 15 g	附子 10 g（先煎）	炙甘草 5 g	

5 剂。上方服完后，再服 3 剂下方。

处方：

当归尾 10 g	水蛭 5 g	土鳖虫 10 g	茺蔚子 10 g
鸡血藤 30 g	牛膝 10 g	皂角刺 10 g	路路通 30 g
王不留行 30 g	香附 10 g	蒲黄 5 g	炙甘草 10 g

2017 年 9 月 7 日四诊：诉 9 月 2 日月经少量来潮，小腹痛，舌淡、嫩红，苔黄，脉沉细滑。予四物汤加减续服养血。

（按）患者表现出湿热之象，但仅为标证，其月经迟至、闭经之本为肝肾不足、气虚血少。但患者并未及时规范就诊调理，反而因其痤疮多，以为湿热内盛，煲大量凉茶予饮，加重体内气血不和、阴阳失衡。患者年轻，却长期月经迟至，甚至闭经日久，说明体内阴阳、气血失衡明显。初诊时见其脉象沉细，考虑肾虚而血少不下，故使用补益气血、活血通经的四物汤，但效果不显，且出现舌苔黄厚腻，考虑虽有虚证，却也合并有湿瘀互结阻于下焦，导致经血闭而不下，故加强祛瘀通经之力，使用了如土鳖虫、水蛭等破血逐瘀的虫类药物。然患者毕竟本虚，虫类药使用过多易伤胃，故佐以山药健运中焦、顾护脾胃。用药一段时间后，中焦可运化，则大调阴阳，加强温补，补通同用，标本同治。

七、崩漏

案例 1

方某，女，42 岁。2016 年 6 月 16 日初诊。

主诉：阴道不规则流血 20 天。

现病史：阴道不规则流血 20 天。曾在外院行诊断性刮宫术，内膜病理检查结果为子宫内膜增生过长，予止血和抗感染治疗后未见明显好转。症见：阴道流血时多时少，淋漓不尽，血色暗红，神疲乏力，腰骶冷痛，小腹胀痛，纳食一般，夜寐欠佳，二便正常，舌淡红，苔薄白，脉沉细稍弦。

中医诊断：崩漏。

证候诊断：肾阳虚。

治法：调补冲任，温经养血止血。

处方：胶艾四物汤加减。

阿胶 15 g（烊化）	艾叶炭 10 g	川芎 15 g	当归 15 g
白芍 15 g	熟地黄 15 g	党参 15 g	淫羊藿 10 g
黄芩炭 5 g	三七 5 g	酸枣仁 15 g	续断炭 15 g
黄芪 20 g	牡蛎 30 g	香附 10 g	炙甘草 6 g

7剂，水煎服。

2016年6月23日复诊：诉阴道流血停止，各症减轻。续予原方加减以巩固疗效。

（按）胶艾四物汤由四物汤加入阿胶、艾叶、炙甘草组成，全方通过温煦、滋补、活血，使阴血充盈，冲任得补，胞寒得温，瘀血得祛，脏腑冲任气血调和，塞流中重调养，动静相宜，血调而出血自止。方中阿胶、当归、熟地黄、白芍属血分药，川芎气血俱入，阿胶滋阴止血，艾叶炭温经止血，三七活血止血，淫羊藿温补肾阳，与四物汤合用，取阳生阴长、阴阳互根之意。《血证论》中提到"崩中虽是血病，而实气虚故也"，故加入党参补气以达到养血止血之功。而失血日久耗伤精血津液易伤阴，常出现气阴不足之见症，阴虚则火旺，虚火动血，又迫血妄行，方中予黄芩炭预防伤阴，也是防全方温燥太过。

案例2

周某，女，51岁。2015年8月6日初诊。

主诉：月经淋漓不尽数年，加重2月。

现病史：平素月经淋漓难尽，末次月经2015年6月12日—7月12日，淋漓不尽，色暗红，并觉腹部隐痛，现头晕，面部潮红，出冷汗，全身骨痛，眠差，舌淡，苔薄稍黄，脉细无力。

中医诊断：崩漏。

证候诊断：气血两虚。

治法：补气养血，收敛止血。

处方：

党参 30 g	白术 20 g	山药 20 g	白芍 20 g
黄芪 30 g	熟地黄 30 g	生地黄 20 g	山茱萸 15 g
五味子 10 g	酸枣仁 15 g	大枣 20 g	

2015年8月20日复诊：月经仍淋漓不尽至今，量稍减少，汗多，烘热。予加强补阴。上方去黄芪，加麦冬 20 g、天冬 20 g、黄柏 10 g。

2015年8月27日三诊：月经基本干净，续予上方加减调理。

（按）反复月经过多、淋漓不尽的患者，务必注意其阳气是否固存。因气血同源，血为气母，崩漏最易出现气随血脱。此病患就诊时，面色青白，唇淡，脉细无力，考虑气血亏虚严重，在予以中药补气养血固本的同时，务必建议患者行妇科检查，排除器质性病变。患者是典型的因虚致实，平素气血亏虚，气不摄血，月经淋漓难尽，造成气血亏虚不断加重，恶性循环，就诊时月经淋漓不尽比往日更甚，考虑气血亏虚已积重难返，头晕、面部潮红、出冷汗、全身骨痛、脉细无力等症，均属气阴两虚、气不摄津、血不荣身的重症，此时正气不存，若再使用收敛止血之品，不但不能有效止血，反而会更加耗伤阳气。故以纯补无泻的八珍汤加减，积极培补气血，让气的摄血、摄津功能恢复，从而达到止血之效。

案例 3

梁某，女，54 岁。2015 年 7 月 30 日初诊。

主诉：经期延长、淋漓不尽半月。

现病史：月经期延长，前次月经 2015 年 6 月 14 日，7 天净，末次月经 7 月 14 日，淋漓不尽，7 月 29 日又有少量阴道出血，量多，色鲜红，味臭；胃痛，嗳气，畏寒，大便日行 2～3 次，心烦，失眠，舌淡红，脉弦。体格检查：下腹无明显压痛。余无特殊。辅助检查：妇科 B 超示子宫内膜厚 10 mm。

中医诊断：崩漏。

证候诊断：肝肾不足，虚火内扰。

治法：补益肝肾，行气益气。

处方：丹栀逍遥散加减。

香附 10 g	白术 15 g	仙鹤草 15 g	白芍 20 g
墨旱莲 15 g	党参 15 g	山药 15 g	黄连 3 g
茯苓 25 g	大枣 15 g	海螵蛸 15 g	

7 剂。

2015 年 8 月 6 日复诊：末次月经 2015 年 7 月 29 日—8 月 3 日，本次经量多，服上方后睡眠好转，仍腹痛，嗳气，舌淡红，苔少薄，脉弦。续予补气养阴、行气。

处方：

党参 20 g	牡丹皮 10 g	枳壳 10 g	玉竹 15 g
厚朴 10 g	白芍 15 g	白术 10 g	砂仁 5 g（后下）
枸杞子 15 g	菊花 15 g	薄荷 5 g	石斛 10 g
甘草 5 g			

（按）月经淋漓不尽时，勿随意使用止血药物，务必先辨别清楚根本病因，是虚、瘀，还是其他。止血药物大多偏凉，大量使用可能耗伤阳气、损伤阴血，或阻碍气机运行，故辨证查因最为关键。另外，根据脾主统血的理论，月经淋漓

不尽可考虑有脾气虚弱作为病因，因此无论是补肾还是补肝血，都应加入补益脾气之品，以助升提脾气、统摄止血。

患者月经期延长、淋漓不尽、出血量多、色鲜红、味臭，考虑肝肾阴血亏虚；又虚火上炎，胃痛、嗳气、心烦、失眠均为阴虚内热之象；而畏寒、便溏为阴阳失调、阳气不达肌表、阴液丢失之见症；舌淡红、脉弦主内热。此病予丹栀逍遥散加补气、补肾药，而少用止血药，主要是取其肝血不足之本，配合益肾补气，通过健运中焦脾土，脾之摄血功能得到调节，故不需大量止血药也能止血，或恐大量止血药物遏制阳气运行，反至症状日趋复杂。另此患者行 B 超检查示子宫内膜厚 10 mm，不排除子宫腺肌病，注意复查。寻找崩漏患者月经周期紊乱、淋漓不尽的本质原因要比单纯止血重要，然后在辨证论治的基础上，审证查因，对不同原因、不同特点的患者进行辨证施药；即使是出血时间较长、量较多，已造成气血亏虚明显，也应积极补气生血止血。

案例 4

薛某，女，36 岁。2016 年 12 月 17 日初诊。

主诉：月经 1 月余未净。

现病史：末次月经 2016 年 11 月 2 日，初期经量少，D5 开始增多，暴下如注，遂前往妇科就诊。检查示子宫大小正常，双侧附件未见异常。使用中西药物治疗后经量减少，但未能止血。12 月 3 日行诊断性刮宫，病理检查示子宫内膜增生过长（单纯型与腺囊型混合）。为进一步治疗前来就诊，现出血量多，色暗红，有血块，腰骶酸痛，全身疲倦，舌暗红，有瘀点，苔微黄稍腻，脉滑数。既往史：曾有崩漏病史。

中医诊断：崩漏。

证候诊断：肾虚血瘀，夹有下焦湿热。

治法：补肾化瘀，益气祛湿。

处方：

补骨脂 30 g	白花蛇舌草 30 g	党参 30 g
续断 20 g	蒲黄 15 g	三七粉 3 g（冲服）

7 剂。

2016 年 12 月 22 日复诊：出血已止，改为六味地黄丸加减，继续补益肾气。

（按）患者表现出肾气虚弱，摄血无权，又夹有血瘀、湿热之邪，病情复杂，寒热虚实错杂，故单纯补、通均不合适。陈小忆用补骨脂、续断补肾固冲以治本，三七粉、蒲黄化瘀止血以治标，配合党参益气行血摄血，白花蛇舌草清热凉血，以加强行瘀散结止血之效，全方通络祛湿而不伤正，补肾而不留瘀，用于治疗崩漏之肾虚血瘀挟湿热者，有较好的止血调经效果。待到出血已止，即改为补益为主的六味地黄丸加减，顾护正气，补充精血之源，并加强补气补血之用，为下一次月经的来潮及防止再一次崩漏做物质准备。

本方以功血饮加减，以补肾活血立法，标本兼治，临床用于崩漏的治疗，疗效显著。从现代医学的角度看，方中补骨脂对子宫有明显的收缩作用，能缩短出血时间；三七、蒲黄水提取物均能缩短凝血酶原时间，因而有凝血作用；蒲黄对离体子宫有兴奋作用，大剂量能使子宫呈痉挛性收缩，因而对子宫出血有治疗效果；而党参可促进卵泡形成，调整体内激素水平，帮助恢复激素周期变化。

案例 5

邓某，女，21 岁。2016 年 8 月 11 日初诊。

主诉：反复月经淋漓难尽 10 年。

现病史：患者初潮 12 岁，每次月经量多，色淡质稀，经期长达 10～15 天。B 超检查未见明显异常。血红蛋白长期偏低，仅 82～96 g/L。面色无华，头晕乏力，伴腰膝酸软，经后白带多、质清，精神萎靡，初诊日适逢经至，舌淡，苔薄，脉细弱。

中医诊断：崩漏。

证候诊断：脾肾亏虚。

治法：益肾健脾，固冲止血。

处方：

熟地黄 30 g	黄芪 30 g	党参 20 g	白术 16 g
山茱萸 15 g	山药 15 g	续断 15 g	艾叶炭 15 g
玉竹 30 g	炙甘草 6 g		

2016 年 12 月 16 日复诊：服上方后，经来 5 天即净，精神较前振作。遂以中药周期疗法按各阶段予以调理。

（按）年轻女性出现功能性出血，其病机之根本在肾。遵"治崩不忘肾"的原则下，适当加入治肾之药，如血热致崩漏，出血量多而色红，用四物汤去辛窜动火之当归、白芍，加入黄柏、女贞子、墨旱莲以清下焦伏火而滋阴止血；气滞化热致崩漏，用丹栀逍遥散以疏肝清热，加入藕节、生何首乌、玄参之类，增强滋阴止血之功；阳虚崩漏，则用右归丸以温肾固涩；阴虚崩漏，则用两地汤或左归丸以滋阴清热，补肾止血；因癥而致崩漏者，用化癥止血之桃红四物汤，加入补骨脂、杜仲、续断、骨碎补以补肾活络；脾不统血之崩漏，则用归脾汤补心健脾以摄血，加菟丝子、覆盆子之类以温肾固涩。

八、经间期出血

案例1

邓某，女，36岁。2015年3月12日初诊。

主诉：经间期出血3月。

现病史：自诉平素月经周期规律，月经周期28～30天，经期5～7天，近3个月来，月经干净1周左右出现阴道出血。末次月经2015年2月26日，7天干净，经净5天后阴道有少许出血3天，量少、色暗、无血块，伴有下腹胀痛，腰骶酸胀不适，心烦，口干口苦，大便干燥，小便黄，舌红，苔黄，脉弦。

中医诊断：经间期出血。

证候诊断：肝郁血热。

治法：疏肝清热，止血养血。

处方：丹栀逍遥散合二至失笑散加减。

牡丹皮10 g	栀子10 g	白术10 g	茯苓10 g
蒲黄10 g	五灵脂10 g	当归15 g	白芍15 g
柴胡15 g	女贞子15 g	墨旱莲20 g	仙鹤草30 g
地榆炭20 g			

服4剂，每日1剂。

2015年3月15日复诊：诉服药后血止。嘱每于经净3天后服药，3个月经周期为1个疗程。

（按）月经排出后，血海空虚，冲任衰少，经气逐渐蓄积，由空虚渐转充盛，至两次月经之间为经气由虚至盛，肾阴肾阳消长转化之期。若机体强健，体内阴阳调节功能正常，则可适应此变化而无特殊症状；若为阴血不足之体，阴不及阳，阳气内动，则损伤阴络而出血。加之社会、家庭、个人性格、心态等诸多因素的影响，人们的精神紧张，情绪不畅，肝郁化热，热伏冲任，冲任不固，经血妄行；肝失疏泄，木侮脾土，脾失健运，生化不足，木盛土衰，故气滞而血虚。丹栀逍遥散主治肝郁血虚发热、月经不调等证。方中牡丹皮泻血中伏火，活血散瘀；栀子泻火除烦，兼利三焦；白芍和营养阴，敛肝止痛，与当归合用，养血调经；白术和中而补土；柴胡舒肝解郁；茯苓清热、利湿助白术以益脾土；减去煨姜、薄荷之湿燥辛散耗伤阴血之品，加入补而不滞、润而不腻、甘凉平补的女贞子、墨旱莲，又加苦涩性平的仙鹤草入血分，地榆炭收敛止血，蒲黄、五灵脂化瘀止痛。诸药合用，疏肝泻热，固冲调经止血。

案例2

许某，女，39岁。2018年1月4日初诊。

主诉：经间期出血 10 余年。

现病史：患者平素月经先期，周期约 20 天，经量中等，色暗，夹血块，经期约 6 天，无痛经史。每次月经干净 6 天后，即出现阴道点滴出血，色暗，一直持续到下次月经来潮。曾在外院经中西医治疗，疗效欠佳。平时偶有腰酸，倦怠乏力，手足欠温，舌质暗、有瘀点，苔薄白微腻，脉弦细涩。

中医诊断：经间期出血。

证候诊断：虚瘀互夹。

治法：补肾益气，活血祛瘀，补血调经。

处方：

党参 20 g	续断 15 g	桃仁 10 g	益母草 15 g
生蒲黄 10 g	鸡血藤 30 g	五灵脂 10 g	荆芥炭 10 g
姜炭 6 g			

每日 1 剂，水煎服。

2018 年 2 月 20 日复诊：患者诉本次月经中期未见出血，且周期延长至 26 天。

（按）经间期是重阴转阳的重要转化期，若体内阴阳失衡，导致阴阳转化不协调，血海失于固藏，溢于脉外，则发为经间期出血。本例患者体质素弱，长期月经先期合并经间期出血，日久气随血耗；加之在外院治疗时过用寒凉止摄之品，损伤脾肾阳，失血失气，故见腰酸、倦怠乏力、手足欠温。气虚无力行血，以致瘀血滞留为患，症见舌暗、有瘀点，脉弦细涩。瘀阻冲任胞宫，血不归经则经血非时而下。故治疗应以补气活血为主，促使阴阳转化，同时辅以止血药物以固冲任。

方中党参益气摄血，续断补肾止血以固本，鸡血藤养血活血，益母草、桃仁、五灵脂、生蒲黄活血化瘀，荆芥炭收敛止血，姜炭温经止血。傅青主曰"黑姜引血归经，是补中而有收敛之妙"，非时之血溢于脉外，日久必留瘀为患，患者虽无腰腹疼痛等症，但久病必瘀，且患者舌质暗、有瘀点，故治疗从瘀入手通因通用，使瘀去新生则血自止。

案例 3

林某，女，21 岁。2017 年 6 月 2 日初诊。

主诉：反复经间期出血 3 月余。

现病史：近 3 月反复在月经间期阴道出血，量少，色暗，伴小腹隐痛，再前次月经 2017 年 4 月 27 日，前次出血 2017 年 5 月 10—16 日，末次月经 2017 年 5 月 30 日至今，经量常较多，前 2 次月经出现痛经、有血块，舌淡，苔白，脉沉细。

中医诊断：经间期出血。

证候诊断：气血亏虚，夹有瘀血。

治法：益气养血，养阴止血。

处方：八珍汤加减。

熟地黄 20 g	白芍 15 g	山药 15 g	山茱萸 10 g
黄芪 10 g	仙鹤草 30 g	墨旱莲 30 g	党参 20 g
白术 10 g	茯苓 10 g	炙甘草 5 g	

2017 年 7 月 21 日复诊：末次月经 2017 年 7 月 17—21 日，腰酸痛，经色淡暗，手足汗出，舌淡红，苔薄黄，脉弦细滑。嘱勿剧烈运动，勿进食煎炸之品。

处方：

山茱萸 15 g	仙鹤草 30 g	墨旱莲 30 g	熟地黄 15 g
山药 15 g	党参 20 g	白术 15 g	茯苓 15 g
黄柏 10 g	海螵蛸 15 g	桑螵蛸 15 g	甘草 5 g

（按）患者多次在经间期出现阴道出血，中医考虑气血不足，尤以脾气不足为主，导致脾不统血，故治疗以八珍汤加减，益气养血，固摄止血。从西医的角度，考虑为月经期子宫内膜剥脱不全，经血排出不畅，滞留宫内，经间期时排卵导致激素波动，遂再次出现出血。故治疗上，予养血补血的同时，还需在月经期活血行血，令经血尽可能全部排出，经间期自然无血可下。气血同源，阴血同源，故补气、补阴、补血三管齐下，共同促进气血、阴液的恢复，收敛止血。

本例患者在出血期间，勿贸然使用止血药物，避免闭门留寇，可以益气起到固摄作用。而待月经第 5 天后，子宫内膜开始修复，可开始用止血药，但仍应以补气止血、补肾止血为主，如仙鹤草、墨旱莲、山茱萸等药；若数月淋漓不尽，可予五倍子、乌梅等强力酸收之品。

九、行经诸证

案例 1

周某，女，22 岁。2015 年 7 月 16 日初诊。

主诉：经行鼻衄 6 月。

现病史：近 6 月经行第 1～3 天鼻衄，量少，色鲜，月经准时，经血量少，少腹隐痛，平素易头晕目眩，神疲乏力，口干，大便干结，舌质红，苔薄黄，脉细数。

中医诊断：经行鼻衄。

辨证：肝肾阴虚，虚火上逆。

治法：滋阴补肝肾，兼以摄血。

处方：六味地黄丸加减。

熟地黄 15 g	山药 15 g	泽泻 15 g	阿胶 15 g（烊化）
茯苓 15 g	牛膝 15 g	山茱萸 15 g	牡丹皮 15 g
茜草 15 g	仙鹤草 15 g	炙甘草 5 g	

每日 1 剂，水煎服。

2015 年 9 月 2 日因他病就诊时反馈此病情况，诉服药后鼻衄减少，次月再少，本月行经未见出血。

（按）经行鼻衄，常因肝肾阴虚，虚火上逆而致。《傅青主女科》云："妇人有经未行之前一二日，忽然腹痛而吐血，人以为火热之极也，谁知是肝气之逆乎！经逆在肾不在肝，何以随血妄行？殊不知少阴之火急如奔马，得肝火直冲而上，其势最捷，反经为血，亦致便也。"故用六味地黄丸加味治疗经行鼻衄，能取其效。

案例 2

卫某，女，35 岁。2016 年 8 月 18 日初诊。

主诉：月经后期伴午后低热 4 年。

现病史：4 年前因工作原因心情郁闷，出现月经后期，2 个月经行一次，经量适中，色鲜红，5 天净。4 年来，自感内热，午后尤甚，测体温 37.5 ℃左右，心烦不适，神疲乏力，口干多饮，夜寐梦扰，舌质红，苔薄，脉细。

中医诊断：内伤发热。

证候诊断：肝郁化热，阴虚阳盛。

治法：疏肝清热，养阴和营。

处方：丹栀逍遥散加减。

当归 15 g	生地黄 25 g	白芍 15 g	川芎 10 g
牡丹皮 15 g	栀子 10 g	白术 15 g	茯苓 15 g
柴胡 15 g	龟板 30 g（先煎）	青蒿 10 g	知母 10 g
太子参 30 g	夜交藤 30 g		

每日 1 剂，水煎后分 2 次服。服用 10 剂后，低热消失，心烦亦止，睡眠转佳。再按上法治疗 2 个月后，月经周期正常，28～30 天一行。

（按）丹栀逍遥散治疗以疏肝解郁、清热养阴为主。方用丹栀逍遥散加味，方中牡丹皮、栀子清肝泻热，逍遥散加减疏肝和胃；生地黄、知母、青蒿、龟板清热养阴；或加夜交藤、太子参养心益气安神，加川芎活血疏肝通络。

案例 3

林某，女，36 岁。2016 年 5 月 5 日初诊。

主诉：经行腹泻5年。

现病史：近5年来，每逢月经周期，腹泻水样便，每日三四行，经停方止。末次月经2016年5月4日，平素腰酸，神疲乏力，夜寐不宁，面色不华。舌淡，苔薄白，脉濡缓。

中医诊断：经行腹泻。

证候诊断：肾阳虚。

治法：补肾健脾，温阳止泻。

处方：

山药30 g	黄芪15 g	党参15 g	补骨脂15 g
诃子15 g	白芍15 g	大枣15 g	芡实15 g
白术10 g	茯苓10 g	五味子6 g	木香6 g
黄连5 g	肉桂5 g（焗服）	陈皮5 g	甘草5 g

7剂，每日1剂，水煎服。

2016年5月12日复诊：服药后大便每日一行，质软，精神好转。上方去诃子、茯苓、肉桂、黄连，改山药为15 g，加用干姜5 g、菟丝子30 g，7剂。

2016年5月19日三诊：一周来大便每日一行，未再腹泻，饮食正常，夜寐转安。

（按）经行腹泻以脾虚居多，该患者腹泻日久，以肾阳虚为本，命火不足，而脾阳不温。首诊方重在温阳补肾，固涩力强。方中党参、白术、茯苓健脾渗湿，补骨脂、肉桂温肾扶阳，诃子、五味子、芡实固涩止泻，陈皮、大枣健脾和胃，酌加黄连清热燥湿，使肾气得固、脾气健运，化湿浊而止泄泻。复诊时患者腹泻已止，故减少收敛固涩之品，加用干姜温阳、菟丝子补肾固本，使脏腑得安。

案例4

凌某，女，22岁。2017年1月5日初诊。

主诉：经前乳房胀痛半年余。

现病史：近半年来每次经前1周左右自觉乳房胀痛，伴烦躁易怒、神疲乏力、食欲不振、口苦，经来症状缓解，经行后症状消失。平素月经周期28～30天，经期5天，经量中，色暗红，有血块，乳房胀痛，烦躁易怒，舌红，苔薄黄，脉弦。

中医诊断：经行乳胀痛。

证候诊断：肝郁化热。

治法：疏肝泻热。

处方：丹栀逍遥散加减。

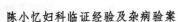

牡丹皮 15 g	茯苓 15 g	当归 15 g	栀子 10 g
柴胡 10 g	白芍 10 g	白术 10 g	郁金 10 g
香附 10 g	薄荷 5 g	炙甘草 5 g	

7 剂，日服 1 剂。

2017 年 1 月 12 日复诊：上诉症状减轻。嘱每予经前复诊，继续调理 3 个月经周期。

（按）经前期综合征的主要病机为肝郁，因五脏中肝主疏泄、藏血、调情志，且肝脉连及冲任，故与月经周期密切相关。情志失调可致肝郁，肝郁气滞、血行不畅则出现气滞血瘀证候；"气有余便是火"，肝郁久、气郁化火。方中柴胡、香附疏肝解郁，当归、白芍养血柔肝，白术、茯苓健脾祛湿，牡丹皮、栀子、薄荷清散郁热，当归、牡丹皮尚有化瘀之力，郁金解郁清心，炙甘草益气补中、缓肝之急。全方养血健脾、疏肝清热，故可收到满意疗效。

经前期紧张综合征是一组原因不明确的症候群，与内分泌、代谢、经期心理等因素有关，其特点是伴随月经周期性出现，且本病的发生与经前期脏腑功能失调有关。《妇科玉尺》云："妇人平日水养木，血养肝，未孕为月水，既孕则养胎，既产则为乳，皆血也。今邪逐血并归于肝经，聚于膻中，结于乳下，故手触之则痛……"

案例 5

陈某，女，21 岁。2017 年 5 月 18 日初诊。

主诉：经前乳房胀痛 2 月余。

现病史：刻下见乳房胀痛，伴下腹胀痛，眠差，情绪急躁，舌红，苔薄白，脉细弦。月经情况：月经周期 27～29 天，经期 4～5 天。

中医诊断：经前乳房胀痛。

证候诊断：肝郁气滞。

治法：疏肝理气，活血通络。

处方：柴胡疏肝散加减。

柴胡 10 g	赤芍 10 g	枳壳 10 g	陈皮 10 g
白芍 10 g	青皮 10 g	丝瓜络 10 g	香附 15 g
路路通 15 g			

患者服药 5 剂时乳房胀痛明显好转，继予原方加减服用 5 剂。

2 周后复诊，患者述服药后乳房胀痛明显缓解，月经通畅。

（按）本例患者经前乳胀明显，伴下腹胀痛，情绪急躁，结合舌脉，中医辨证属于肝郁气滞型。平素肝郁气滞，气血运行不畅，经前冲气偏盛，循肝脉上逆，肝经气血郁滞，克伐脾胃，乳络不畅，可出现经前乳房胀痛。治宜疏肝理气，活血通络。用柴胡、枳壳、陈皮、青皮、香附以疏肝行气，丝瓜络、路路通活血通络。

"女子以肝为先天"，肝为刚脏，喜条达而恶抑郁，现代女性在工作和生活中担任重要角色，处于学习与生活的双重压力之下，易导致肝失疏泄，疏泄不畅，气机阻滞，发生妇科疾病，故治疗上从肝论治可取得满意疗效。

案例6

牟某，女，41岁。2015年2月12日初诊。

主诉：经行头痛半年。

现病史：患者婚后生1女，自2014年秋行人流术后，每值行经时，左侧头部隐隐作痛，曾以针灸治疗，只能缓解一时，次月行经又复作，历时数月，痛苦不堪。刻下见：正值经期第1天，经血量少而色红，偏头痛又作，两目干涩，腰酸乏力，口干心烦，舌质淡红，苔薄白，脉细数。

中医诊断：经行头痛。

证候诊断：肾阴亏虚，肝血不足，不能上荣髓海。

治法：滋肾养肝，疏调气血。

处方：归芍地黄汤加减。

当归10 g	赤芍10 g	白芍10 g	熟地黄10 g
茯苓10 g	山茱萸10 g	泽泻10 g	泽兰10 g
丹参10 g	川芎10 g	香附10 g	蒺藜10 g
太子参30 g	炙甘草5 g		

5剂，每天1剂，水煎服。

2015年2月19日复诊：左侧头痛大减，经行顺畅，经量增多，余症均减。予六味地黄丸、归脾丸口服，以资巩固。

（按）患者小产后气血亏虚，日久未复，以致肝肾阴亏，行经时阴血更耗，血亏不能充养髓海，肝血不荣而致头痛。阴血不足之虚痛者，非营养不可，如张景岳所言："凡属诸痛之虚者，不可不补也。"以归芍地黄汤加减治之，滋肾柔肝，荣养髓海。经期服汤药以疏调气血，经后予丸药补益巩固而获佳效。

案例7

谢某，女，43岁。2017年5月9日初诊。

主诉：经行头痛10余年。

现病史：间断经行头痛10余年，生气后加重，头部钝痛，巅顶部较甚，偶伴头晕目眩，甚则牵扯太阳穴，伴恶心，偶有呕吐，月经周期25天，经期6天，量较多，色红，质稠，夹血块，痛经，腰酸，末次月经2017年4月11日，至今未净，纳差，寐安，小便黄，大便偶秘结，舌红，苔黄，脉弦数。

中医诊断：头痛病。

证候诊断：肝阴不足，肝阳上越。

治法：清热疏肝，滋阴降火。

处方：杞菊地黄丸。

菊花 15 g	茯苓 15 g	川芎 15 g	石决明 15 g
钩藤 15 g	枸杞子 10 g	泽泻 10 g	牡丹皮 10 g
天麻 10 g	牛膝 10 g	柴胡 10 g	蔓荆子 10 g
藁本 10 g	砂仁 10 g（后下）	阿胶 10 g（烊化）	

三七粉 3 g（冲服）

7 剂，每日 1 剂，水煎服。

嘱其禁生冷辛辣油腻之品，调情志，避风寒。

2017 年 5 月 14 日复诊：患者头痛好转，无恶心、呕吐等其他不适。

（按）经行头痛是女性每遇经期或行经前后出现的以头痛为主要证候的病症，为妇科常见病症之一。导致本病的病因，历代医家见解有异。《素问·脏气法时论》曰："肝病者，两胁下痛引少腹，令人善怒，气逆，则头痛耳聋不聪颊肿。"《证治准绳·杂病》言："怒气伤肝，及肝气不顺，上冲于脑，令人头痛。"

该病病因病机虽多，但尤以肝火证更为多见。职业女性的家庭与工作压力较大，肝郁化火，经行冲脉挟肝气上逆，肝经与督脉会于巅，气火夹杂，上扰清窍而发头痛；或女性年逾 4 旬，肝肾同居于下焦，乙癸同源，肝肾阴虚，虚阳上扰。方以杞菊地黄丸为主方，补益肝肾，平肝熄风，根据头痛部位及性质酌情加减。方中枸杞子、菊花平抑肝阳，"强盛阴道"；茯苓、泽泻、牡丹皮"三泻"，泻三阴经热浊；川芎能上行头目，为治头痛的要药，《医学启源》称其为"补血，治血虚头痛之圣药"；三七粉、阿胶养血止血；天麻、钩藤、石决明、牛膝平肝降逆；柴胡入肝经，善治少阳经头痛，条达肝气，疏肝解郁；蔓荆子、藁本引诸药上行至头面、巅顶为使。纵观此方，肝、脾、肾三经兼顾，共收平肝熄风止痛之效。

第二节　妇科杂病

一、不孕症

男女双方在"肾气盛，天癸至，任通冲盛"的条件下，女子月事以时下，男子精气溢泻，两性相合，便可媾成胎孕。女子婚后，夫妇同居 2 年以上，配偶生殖功能正常，未避孕而未受孕者，或曾孕育过，未避孕 2 年以上未再受孕者，称为"不孕症"。

原发性不孕，中医古籍中称为"全不产""绝产""绝嗣""绝子"等；继发性不孕称为"断绪"。在《周易》中，就有"妇三岁不孕"之记载。《素问·上古天真论》云"女子七岁，肾气盛，齿更发长。二七，而天癸至，任脉通，太冲脉盛，月事以时下，故有子。……七七，任脉虚，太冲脉衰少，天癸竭，地道不通，故形坏而无子也"，详尽地论述了女子肾气的充盛程度对生育的影响。除了"人年老而无子者，材力尽耶，将天数然也"的生理性退化原因之外，肾气耗损、感受外邪、经络不通、气血运行障碍等病因均可导致女子不孕。

（一）常见病因病机

1．带脉病变

《傅青主女科》认为"凡种子治法，不出带脉胞胎二经"。带脉循行绕身一周，总束腰以下诸脉。带脉强健可以固精、强肾、壮阳，还有固护胎儿和主司妇女带下的作用。故带脉配合冲、任二脉与男女生殖器官的关系尤为密切。

《傅青主女科》"少腹急迫不孕"篇云："妇人有少腹之间，自觉有紧迫之状，急而不舒，不能生育……今带脉之急……由于脾胃之气不足也。"脾肾两虚，带脉拘急，冲任失调，胞宫失养可致不孕。《傅青主女科》"嫉妒不孕"篇云："妇人……不能生子者……谁知是肝气郁结乎……以肝木不舒，必下克脾土……则带脉之气亦塞矣。则带脉亦气塞……精即到门。亦不得其门而入矣。"此篇又云："妇人有腰酸背楚……百计求嗣，不能如愿。"任督脉虚，累及带脉，带脉失调，失于升举，又加任脉虚而发疝瘕，积于胞宫而不能摄精成孕。《傅青主女科》"胸满少食不孕"篇云"妇人有素性恬淡……久不受孕""纵然受胎，而带脉无力，亦必堕落"。脾胃虚寒，带脉无力，亦可导致不孕或滑胎。

2．冲任损伤

《医宗金鉴》载"不子之故伤任冲，不调带下经漏崩，或因积血胞寒热，痰饮脂膜病子宫"，认为女子不孕的原因是任、冲二脉受损。若因寒湿、七情等病因侵袭冲任之脉，脉络不通，导致月经失调、赤白带下、崩漏等妇科疾病，或痰浊、宿血积于胞中，胞寒、胞热等因，影响摄精成孕，故而不孕；或肝气郁结，情志过极，气郁伤肝，肝失疏泄，气血失和，冲任不能相资，发为不孕；或经期产后，胞脉虚乏，摄生不慎，下阴不洁，或妄行房事，湿热邪毒乘袭，以臻经脉阻遏，发为不孕；或经期产后，感受寒邪，寒凝血瘀，阻遏经脉，冲任不通，两精不能搏结，故而不孕；或素体肥胖，或饮食不节，偏嗜肥甘厚味，以致痰浊内生，气机不畅，冲任阻遏，发为不孕。

（二）论治经验

女子不孕的首要因素为肾虚，并以肾阳虚为多。肾为元阳之本，是人体机能活动的原动力。肾气是否充足，肾之阴阳是否平衡，与女子月经的量、质、期，有无排卵、卵泡发育状态等情况息息相关。不少补肾、补阳、补气的中药都被现代医学研究证实具有类雌激素作用，可刺激卵泡发育、促进卵泡顺利排出，从而获得相对规律的月经，帮助怀孕。

肾为经产之本，对女子月经的量、质、期，有无排卵、卵泡发育状态等情况影响甚大。先天禀赋不足，或房事不节，损伤肾气，冲任虚衰，胞脉失于荣养，则难以受孕。肾中真阳耗伤，命门火衰，下元虚寒；或后天过受寒凉，阴寒内盛，阳气无从化生，寒客胞中，胞宫不得温煦，故出现小腹坠冷、月经后期、经量少，性欲低下、卵泡发育不良、前行无力、不易着床、胎停不育等情况。研究表明，阳虚体质是女子不孕症中最常见的体质状态。

调畅月经是治疗不孕症的基础，以维持相对稳定的月经周期为要，经期的长短和经量的多少不作首要考虑。使用中药人工周期法，可建立月经周期、促进卵泡发育、促排卵、稳固胎元。多使用黄芪、党参、艾叶、附子、鹿角霜等益气、益肾、温阳、散寒祛湿之品，配合加味五子汤、艾附暖宫丸等方药，以调理冲任、温煦胞宫。当月经周期已重新稳定建立，可在继续服用中药的同时，借助妇科 B 超检查监测排卵，避免同房，以免影响受精卵着床。

加味五子汤是陈小忆根据著名补肾良方五子衍宗丸化裁而得，续予五子衍宗丸之枸杞子、菟丝子、覆盆子以益肾填精，改五味子、车前子为女贞子、蛇床子，减少酸涩、通泻作用，而增强填精助阳之力，配合"三补"之熟地黄、山茱萸、山药以益肾补髓、扶阴助阳，以及鹿角霜、白术等以充先、后天之本，培补元气，合为加味五子汤，阴阳同调、阳中求阴，有补肾助阳、健脾固本之效，对于肾阳不足、元气虚亏、月经不以时下的患者，可有促孕之功。

案例 1

张某，女，36 岁。2015 年 8 月 6 日初诊。

主诉：备孕 2 年未果，月经后期半年余。

现病史：末次月经 2015 年 7 月 12—16 日，周期 32～35 天，7 月 22 日基础体温才开始稍升高，3 天后降低，7 月 23 日曾行一侧输卵管复通术，术后阴道少许出血，面色晦暗，舌淡，苔薄黄，舌体有裂纹，脉弦细。余查体无特殊。既往史：已顺产 1 女，本次备孕后发现一侧输卵管堵塞，已行输卵管复通术。

中医诊断：不孕症，月经后期。

证候诊断：肾阳虚，气血瘀滞。

治法：益肾温阳，活血化瘀。

处方：加味五子汤加减。

熟地黄 20 g	山药 15 g	山茱萸 10 g	女贞子 15 g
枸杞子 15 g	菟丝子 15 g	蛇床子 10 g	覆盆子 10 g
车前子 15 g	甘草 5 g	白芍 15 g	鹿角霜 10 g

7 剂。

待月经第 5 天后，以上方加当归 10 g、鸡血藤 30 g、牛膝 10 g、益母草 30 g 煎服。患者因工作忙碌无法就诊，以上方持续服用 2 月余。

2015 年 11 月 5 日复诊：D19（10 月 30 日）监测卵泡，大小 22 mm × 18 mm × 17 mm，11 月 1 日卵泡已排，体温同日上升，现不能明确是否怀孕。舌淡，苔薄黄，有裂纹，脉沉弦。

处方：上方去蛇床子，加白术 10 g，7 剂。嘱注意休息，多喝水，忌食牛羊肉、海鲜、煎炸，避热毒食品及环境。

2015 年 11 月 12 日三诊：11 月 1 日排卵，至今基础体温均较常升高 0.8 ℃ 以上，考虑有孕。诉眠差。舌红，苔薄，脉细滑有力。予查血 HCG 及孕酮，嘱注意休息，防止滑胎。

处方：

熟地黄 20 g	山茱萸 10 g	山药 15 g	枸杞子 15 g
菟丝子 15 g	女贞子 15 g	覆盆子 10 g	党参 15 g
黄芪 15 g	鹿角霜 10 g	白术 10 g	酸枣仁 10 g
甘草 5 g			

隔天 1 剂，7 剂。忌牛羊肉，以及寒凉、煎炸、辛辣之品。

2015 年 11 月 26 日四诊：已确定怀孕，但末次月经 D35 阴道有少许出血，左下腹小痛，无腰痛、腹痛，大便干，舌边、尖红，舌苔薄、有裂纹，脉细数。上周查孕酮、血 HCG 升高至理想数值，妇科就诊予口服地屈孕酮、滋肾育胎丸，2 天后无可疑出血。嘱继续监测孕酮及血 HCG 水平。

处方：

太子参 15 g	白术 10 g	黄芩 10 g	山药 15 g
桑寄生 15 g	白芍 15 g	生地黄 10 g	杜仲 10 g
续断 10 g	仙鹤草 10 g	墨旱莲 10 g	甘草 5 g

7 剂。嘱安心养胎，尽量休息，少大幅度活动，避免做举手、晾衣服、抬手拿东西等牵拉性动作。

（按）患者备孕 2 年无果，月经推后，监测排卵不顺利，故来求诊。结合其症状特点，考虑肾阳不足，阳气不得鼓动血行，胞宫又夹有气血瘀滞。故予加味五子汤加减盖贫助阴，填精助原，间断治疗。因患者舌淡、舌体有裂纹、脉弦细，考虑阴血亦不足，故予月经后期酌加补血行血之品，避免失血更加重伤阴，导致阴阳俱虚。

本例患者在脏腑功能上处于低下水平，体内激素水平不足，排卵亦存在障碍，考虑体内阳气不足，又月经后期，故肾虚、阳虚较为明确，并夹有血瘀。幸而其坚持服药近半年，月经周期已基本正常，且已顺利怀孕，治疗调整为以固肾保胎为主。

案例 2

钟某，女，32 岁。2016 年 6 月 2 日初诊。

主诉：婚后未孕 5 年余。

现病史：婚后 5 年余一直未避孕而不孕，丈夫检查未及器质性问题，本人查输卵管未及异常。既往月经经期间中迟至，经量偏少，末次月经 2016 年 5 月 9 日，自测基础体温较低，无双相体温，测孕酮 >0.64 nmol/L，催乳素升高，舌稍红，苔薄白，脉缓滑。查体无特殊。

中医诊断：不孕症。

证候诊断：肾阳虚。

治法：温肾益气，补阳助孕。

处方：加味五子汤加减。

熟地黄 20 g	女贞子 15 g	枸杞子 15 g	黄芪 20 g
白芍 15 g	山药 15 g	党参 20 g	甘草 5 g
鹿角霜 10 g	麦冬 20 g	菟丝子 15 g	

共 7 剂。

2016 年 6 月 23 日复诊：本月监测基础体温为单相，B 超检查提示有优势卵泡，末次月经 6 月 5 日，近日面长痤疮，舌淡红，苔薄白，脉细滑。考虑患者存在黄体功能不全，嘱排卵后服药。

处方：

鹿角霜 10 g	蛇床子 15 g	菟丝子 15 g	枸杞子 15 g
紫河车 3 g	女贞子 15 g	白芍 15 g	白术 10 g
肉苁蓉 15 g	补骨脂 15 g	麦冬 15 g	甘草 5 g

2016 年 6 月 30 日三诊：测基础体温稍升，仍非双相，现有小腹坠胀等月经即将来潮的感觉，少许口腔溃疡疼痛，舌稍红，苔薄，脉细滑。予活血通经止痛之法治疗。

处方：

附子 10 g（先煎）	艾叶 10 g	鸡血藤 15 g	益母草 15 g
白术 12 g	党参 20 g	黄芪 15 g	白芍 15 g

炙甘草 10 g

若月经来潮，连服上方 3 天；若未来潮，则持续服用上方，可协助补充孕酮。

2016 年 7 月 14 日四诊：末次月经 7 月 1 日，本次月经量很少；7 月 11 日监测右侧有优势卵泡，大小 23 mm×21 mm×20 mm，7 月 13 日已排；月经来潮第 11 天测基础体温低，其后无明显升高。舌红，苔白，脉细稍滑。

处方：

鹿角霜 10 g	覆盆子 10 g	菟丝子 15 g	枸杞子 15 g
女贞子 15 g	白芍 15 g	白术 10 g	紫河车 3 g
熟地黄 20 g	山茱萸 10 g	甘草 5 g	

2016 年 7 月 21 日五诊：监测基础体温较上月稍好，近似双相。舌淡红，苔薄白，脉细缓稍滑。上方去紫河车，加山药 15 g，白术改为 12 g。

后患者因工作原因未能来诊，嘱其自行煎服加味五子汤，半年后随访，称已怀孕。

（按）患者婚后多年未孕，检查未及器质性病变，但监测孕酮较低，且基础体温非双相，考虑排卵不畅，另外考虑不排除存在内膜息肉，影响受精卵着床，故以加味五子汤为基础，搭配益气养血、补肾填精之品以助升高孕酮，排卵期则搭配通经活血之品以协助顺利排卵。患者孕酮水平低、卵泡能发育排出却无双相体温，从中医的角度而言是体内阳气不足所致，故温肾助阳必不可少，之后患者基础体温有所上升，亦说明用药有效。

阳气对于受孕十分重要。阳气的推动作用可助卵泡顺利排出、月经以时而下；其温煦作用则令胞宫内外气血温润、循行畅通；其气化作用也可协助阴阳相合、精卵结合。患者基础体温较低，平素畏寒、肢冷，月经迟至，脉缓无力，是体内阳气不足所致，归根结底为肾阳不足，故治疗以温补肾阳为主，必得良效。

案例 3

潘某，女，30 岁。2017 年 6 月 2 日初诊。

主诉：婚后未孕 2 年余。

现病史：婚后 2 年余未孕，既往检查不排除输卵管阻塞。既往月经正常，末次月经 2017 年 6 月 1 日，前次月经 2017 年 5 月 2 日，5 月监测基础体温呈双相，B 超监测到 D16 排卵，未成功受精着床。舌淡红，舌体胖、边有齿痕，苔白，脉沉细。

中医诊断：不孕症。

证候诊断：脾肾不足。

治法：益肾填精，健脾益气。

处方一：

熟地黄 20 g	黄芪 15 g	山药 15 g	山茱萸 10 g
麦冬 20 g	白术 10 g	白芍 20 g	党参 20 g
女贞子 15 g	菟丝子 15 g	黄精 15 g	桑椹 15 g
甘草 5 g			

共 7 剂（月经开始时服用）。

处方二：

熟地黄 20 g	黄芪 15 g	女贞子 15 g	枸杞子 26 g
菟丝子 15 g	覆盆子 15 g	白芍 20 g	党参 20 g
蛇床子 10 g	鹿角霜 10 g	艾叶 10 g	桑椹 15 g
甘草 5 g			

共 7 剂（排卵后开始服用，促进排卵）。

处方三：

皂角刺 10 g	丹参 15 g	路路通 15 g	炙甘草 10 g
鸡血藤 15 g	党参 20 g	黄芪 15 g	

D15 行 B 超监测排卵，若仍未排卵则服 1 剂。

2017 年 6 月 23 日复诊：B 超监测到本月有优势卵泡，D18 排卵，基础体温有 2 天稍有升高，为 37.2 ℃，子宫内膜厚 8 mm，但仍未受孕。患者诉有阴道瘙痒，白带增多、色黄，考虑有阴道炎症，不宜同房。

处方：

熟地黄 20 g	黄芪 15 g	枸杞子 20 g	菟丝子 20 g
补骨脂 15 g	肉苁蓉 15 g	党参 20 g	鹿角霜 10 g
紫河车 3 g	白术 12 g	甘草 5 g	

7 剂，配合清热祛湿类中成药清热消炎。

2017 年 7 月 14 日三诊：D13 监测卵泡，大小 20 mm × 19 mm × 20 mm。舌淡胖，苔黄白，脉弦细滑。现卵泡状态比较理想，可隔 1 天行 B 超监测，排卵后同房。

处方：

党参 20 g	白术 12 g	大枣 15 g	鹿角霜 10 g
紫河车 3 g	黄芪 20 g	山药 15 g	枸杞子 20 g
熟地黄 20 g	女贞子 20 g	炙甘草 5 g	

7 剂。

2017 年 7 月 21 日四诊：D15 监测卵泡，大小 19 mm × 12 mm × 16 mm，D17 监测卵泡，大小 23 mm × 14 mm × 18 mm，考虑 D15 已排卵。现为 D20，基础体温稍有波动。舌淡，苔白，脉细弦滑。予上方加麦冬 20 g。注意监测血 HCG 及孕酮，若孕酮偏低，予药物积极补充。

（按）本患者婚后 2 年未孕，月经周期基本正常，整体监测基础体温双相，且每月均有优势卵泡并顺利排卵，考虑体内阳气尚足，能够促进卵泡形成和排出，但仍不能受孕。西医需注意有无输卵管阻塞、盆腔炎等器质性病变，必要时行针对性治疗。中医则需考虑其脾肾不足，虽肾精尚充，但气血不足，导致脾肾气虚，夹有湿邪下注，不能温煦胞宫、畅调下焦，以致胎元种养不利。经积极益肾健脾、温阳暖胞治疗，患者有怀孕希望，故继续积极调理。

案例 4

吴某，女，30 岁。2015 年 2 月 26 日初诊。

主诉：月经失调 14 年，结婚 6 年未孕。

现病史：结婚 6 年，夫妻同居未孕，夫妻双方曾查生殖免疫全套、男方精液常规均正常。曾测基础体温无双相。服补佳乐加克罗米芬时测基础体温有双相。初潮起月经即紊乱、后期，常 45 ~ 100 天一潮，量一般，色红，有小血块，无痛经。就诊时 D12，白带量一般，时诉腰酸，心烦不宁，眠差，无小腹疼痛，纳可，二便调，舌红，苔薄腻，脉细弦。辅助检查：2 月前在外院就诊，盆腔 B 超检查示双侧卵巢见多个小卵泡呈项链征，提示多囊卵巢。促黄体生成素（LH）/促卵泡激素（FSH）>3。即在腹腔镜下行双侧卵巢楔形切除手术，术后月经仍紊乱。

中医诊断：不孕症。

证候诊断：肾虚偏阴虚，阳亦不足，癸水不充，肝郁夹痰浊。

治法：益肾填精，化痰祛湿；经后期以养阴为主，佐以疏肝化痰。

处方：

鳖甲 15 g（先煎）	龟板 15 g（先煎）	山药 10 g	山茱萸 15 g
五味子 10 g	牡丹皮 10 g	茯苓 10 g	续断 10 g
菟丝子 10 g	紫河车 3 g	木香 10 g	陈皮 6 g
苍术 10 g			

7 剂。

2015 年 3 月 19 日复诊：患者因工作原因不能及时复诊，自行续服上方 14 剂后出现小腹胀、大便稀溏等脾虚症状。再来诊，转从健脾益肾、行气化湿着手治疗。

处方：

党参 15 g	白术 10 g	山药 10 g	山茱萸 10 g
木香 10 g	陈皮 6 g	茯苓 15 g	续断 15 g
菟丝子 15 g	合欢皮 10 g		

服药 30 剂后，患者诉白带增多、出现拉丝样白带，考虑有排卵可能。即将上方改为健脾补肾促排卵汤加减，滋阴健脾，调气和血，以促转化。

处方：

党参 15 g	白术 15 g	山药 10 g	山茱萸 10 g
茯苓 15 g	续断 10 g	菟丝子 15 g	紫石英 15 g（先煎）
五灵脂 10 g	木香 10 g	陈皮 6 g	

服药 7 剂后患者基础体温开始上升，持续上升 21 天时，查尿 HCG 阳性，予保胎治疗。

（按）本病患者西医诊断考虑多囊卵巢综合征。多囊卵巢综合征属于中医不孕、闭经、崩漏、癥瘕等病的范畴。古人认为本病由于肥胖痰浊壅盛致气滞不行，痰瘀壅结不能成孕。近代临床研究认为该病病机为本虚标实。本虚为肾虚，癸水不充，标实乃痰湿瘀血壅塞胞宫而形成一系列的病理变化。本例患者月经一贯稀发，夹有血块，就妇科特征而言此为肾气不足，肾虚偏阴，癸水不充，病程日久，阴虚及阳，阳亦不足，夹有瘀滞。就全身症状看，患者常感心烦不宁，夜寐欠安，口干欲饮，舌红苔腻，此为阴虚生热，肝脾不调，夹有瘀浊，可见妇科特征上的瘀滞，亦由心肝气郁所致。肝郁不仅可以化瘀并致瘀滞，肝郁日久，还可致脾胃失调、肝胃失和、脾虚生湿。故患者在用滋阴方药后出现大便稀溏、小腹胀的脾虚病变。故转以健脾和胃、滋阴养血之法调治。患者服药后小腹胀消失，大便正常。

多囊卵巢综合征的治疗，强调经后期的奠基治疗，也就是阴长的充分、癸水的充足。因为只有通过经后期的滋肾健脾、养阴的治疗，患者的阴精有了一定的基础，白带增多，并出现拉丝样白带，再转为经间期的治疗，滋阴健脾、调气和血。

案例 5

林某，女，32 岁。2015 年 8 月 27 日初诊。

主诉：结婚 4 年未孕。

现病史：月经后期，甚至 3～4 个月行经一次，经量偏少，经行有血块，腰酸乏力，偶发痛经。结婚 4 年未孕。末次月经 2015 年 8 月 24 日。舌质暗，舌体略胖、边见瘀点，苔薄白，脉细弦。辅助检查：女性内分泌检查示雌、孕激素水平低下。基础体温单相型。

中医诊断：不孕症。

证候诊断：肾虚血瘀。

治法：补肾活血。

处方：

| 益母草 30 g | 枳壳 20 g | 当归 15 g | 川芎 10 g |
| 桃仁 10 g | 续断 10 g | 熟地黄 20 g | |

4 剂，每天 1 剂，水煎服。

2015 年 9 月 1 日复诊：月经期已过，舌暗、有瘀点，苔薄白，脉细弦。

处方：

菟丝子 20 g	当归 15 g	柴胡 10 g	山药 20 g
白芍 15 g	熟地黄 20 g	茯苓 20 g	茺蔚子 10 g
覆盆子 20 g	枳壳 20 g	甘草 5 g	

7 剂。

2015 年 9 月 8 日三诊：上方去白芍、柴胡、茯苓，加紫河车 10 g、红花 10 g，连服 2 周。患者基础体温呈现双相。

2015 年 9 月 22 日四诊：促月经来潮，予益母草 30 g、鸡内金 15 g、柴胡 10 g、当归 12 g、菟丝子 20 g、红花 10 g、枳壳 20 g、熟地黄 20 g，连用 3 天。后诉 9 月 26 日月经来潮，较以前经量增多。

以此法调经 3 个月，患者月经周期基本正常，基础体温示双相，考虑有排卵。2015 年 12 月 15 日，停经 42 天，基础体温高温相持续 22 天不降，查尿妊娠试验阳性。

（按）当女性出现月经紊乱、后期甚至闭经时，阴阳气血失调明显，考虑无排卵可能性大，较难成功受孕。故需使用中药人工周期法，协助调整阴阳、疏肝益肾。经净第 6 天到下次经来前 5 天共 15 天左右正是调经治本之时，此期中医称之为"真机"，包括了氤氲之机。故治疗用药应根据患者的具体病情具体对待，重在调理脏腑、补养气血、疏通经络，使机体正常的生理功能得到恢复。又因经病之本在肝肾，病理表现在冲任胞宫，故以补肾活血为总原则，随证加减，疗效较好。

因为月经紊乱及不孕症病情复杂多样，病程较久，所以一定要坚持治疗，及时复诊，方可巩固疗效，达到调经助孕的目的。

案例 6

叶某，女，37 岁。2016 年 11 月 24 日初诊。

主诉：自然流产清宫术后 2 年多不孕。

现病史：自述 2 年前孕 50 天无明显诱因自然流产，行清宫术，手术顺利，术后抗感染治疗，流血不多，5 天血止。术后 4 月试孕，至今未孕。月经周期正常，经期 9～10 天净，经量少、色红，在月经中期常有少量出血，伴一侧少腹隐隐胀痛。平素白带不多，常有口腔溃疡，手足心热，口干不多饮，腰酸不适，经前乳房胀痛，见其表情抑郁。末次月经 2016 年 11 月 10 日。舌红，苔薄黄，脉细。辅助检查：经来 D3 查内分泌六项提示 FSH、LH、PRL 值略低于正常。

中医诊断：不孕症。

证候诊断：肾虚肝郁。

治法：滋阴益肾，疏肝理气。

处方：

生地黄 15 g	山药 15 g	山茱萸 15 g	菟丝子 15 g
阿胶 15 g（烊化）	枸杞子 15 g	杜仲 15 g	麦冬 15 g
玉竹 15 g	当归 10 g	白芍 15 g	地骨皮 12 g
香附 12 g	川楝子 12 g		

7 剂。

2016 年 11 月 30 日复诊：诉手足心热、口干较前改善，舌脉基本同前。续服上方 3 周。

2016 年 12 月 21 日三诊：月经 D4，查 FSH、LH、PRL 值，均恢复正常。经间期末见出血，经量增多，7 天净。口腔溃疡等症状改善。续服归肾丸 1 月。

（按）患者因素体肾虚，肾虚胎元不固而致堕胎，堕胎后清宫更损肾中精血，肾精不足，致堕胎清宫术后久不能摄精成孕；阴血亏损，胞脉失养，血海不能充盈，致经来量少；阴虚生热，血海热扰，致月经不能如期而净，月经中期出血，并出现口腔溃疡，手足心热，口干不多饮；腰为肾之府，肾虚则腰酸不适；阴血不足，肝经失养，又久不孕，肝气不疏而致经前乳房胀痛，心情抑郁。舌脉符合以上证候。

患者初诊内分泌六项检查中 LH、FSH 值低于正常，后经中药调治使 LH、FSH 值恢复正常。据病史分析患者自然流产原因可能与黄体功能不足有关。根据中医"妇人久无子者，其原必起于真阴不足""肾水足而胎安，肾水亏而胎动"的观点，结合多年的临床经验调治。

案例 7

薛某，女，26 岁。2015 年 3 月 20 日初诊。

主诉：痛经 1 年余（有备孕要求）。

现病史：2014 年自然胎停行清宫术，术后开始出现经行时左小腹隐痛，按痛明显，同房腹痛，平素月经周期、经期正常，量少，色暗红。备孕，现月经 D16，B 超监测提示已排卵。舌淡，苔薄腻，脉细滑。

中医诊断：经行腹痛。

证候诊断：气血亏虚，痰瘀内阻。

治法：补气养血，行气散瘀。

处方：八珍汤加减。

白芍 20 g	女贞子 15 g	枸杞子 15 g	桑寄生 20 g
白术 12 g	党参 30 g	山药 15 g	菟丝子 15 g
黄芪 20 g	甘草 5 g	生地黄 20 g	熟地黄 20 g
忍冬藤 15 g			

患者诉来诊不便，嘱常服上方。

2015 年 11 月 4 日复诊：月经量少，经行乳胀，小腹痛，程度较前减轻，腰酸，舌淡，苔薄腻，脉细滑，2015 年 10 月 16 日月经中期 B 超示内膜厚 3 mm，卵泡大小为 12 mm×9 mm。

处方：

白芍 20 g	女贞子 15 g	枸杞子 15 g	覆盆子 10 g
党参 30 g	山药 15 g	菟丝子 15 g	桑椹 10 g
熟地黄 20 g	甘草 5 g		

2015 年 12 月 17 日三诊：已确认怀孕 6 周，孕酮 78.8 nmol/L（稍低），舌淡，苔薄黄，脉细滑。嘱多食鱼肉、蔬果，勿食牛羊肉。

处方：

白术 10 g	白芍 15 g	山药 20 g	熟地黄 20 g
黄芩 10 g	山茱萸 10 g	女贞子 15 g	枸杞子 15 g
覆盆子 10 g	菟丝子 15 g	生地黄 10 g	太子参 20 g
炙甘草 10 g			

2015 年 12 月 24 日四诊：孕 7 周，恶心呕吐严重，舌淡，苔薄腻，脉弦细滑。

处方：

白术 10 g	山药 20 g	熟地黄 20 g	黄芩 10 g
女贞子 15 g	枸杞子 15 g	覆盆子 10 g	太子参 20 g
炙甘草 10 g	白芍 15 g	法半夏 5 g	竹茹 5 g
砂仁 3 g（后下）			

（按）患者有小产史和清宫术史，均可造成气血耗伤过度，瘀血内停，故出现经行下腹隐痛。月经中期 B 超示内膜厚 3 mm，提示气血亏虚，宜重补气血，佐以活血止痛；舌淡，苔薄腻，脉细滑则提示其体内气血亏虚，气机不运，内生痰湿，湿邪阻滞胞宫，湿瘀互结，病情缠绵。且患者监测到卵泡大小为 12 mm×9 mm，卵泡较小，考虑其阳气不足，肾阳亏虚，下元不温，卵泡发育无权，故治疗上，要加强补益气血之法，并加以补肾、补阳，促进卵泡发育和排出。多方研究表明，运用补肾中药可改善女性卵巢功能及卵巢储备，提高女性生殖潜力。如补肾阳中药大多具有雌激素样作用，部分补肾阴药可升高孕酮等，从而可协助平衡阴阳，帮助受孕。

二、绝经期综合征

绝经期综合征，俗称"更年期综合征"，是指妇女绝经前后，由于卵巢功能衰退，下丘脑－垂体功能退化，出现性激素波动或减少所致的一系列躯体及精神心理症状，在中医学上亦有称"经断前后诸证"。

（一）常见病因病机

《女科百问》载："女子以血为主，七七则卦数已终，终则经水绝。"妇女临近经断之年，先天肾气渐衰，天癸由少渐至衰竭，任脉虚，太冲脉衰，导致机体阴阳失衡，或肾阴不足，阳失潜藏；或肾阳虚衰，经脉失于温养。在此生理转折时期，受内外环境的影响，如素体阴阳有所偏胜偏衰，素性抑郁，宿有痼疾，或家庭、社会等环境改变，易导致肾阴阳失调，而出现月经失调、烘热汗出、烦躁易怒或郁闷叹息、头晕耳鸣、肢体烦疼、心悸失眠、口干便难等一系列脏腑功能紊乱的症候。

若症见月经不调、颜面潮红、烦躁易怒或忧郁、头痛、头晕耳鸣、口干便燥等，为肾阴虚证；若症见月经不调、面白神疲、畏寒肢冷、腰脊酸痛、阴部重坠、纳呆便溏，为肾阳虚证；若症见月经不调，兼见颧红面赤、虚烦少寐、潮热盗汗、腰膝酸软、头晕心悸、血压升高等，为肾阴阳俱虚证。此外，尚有肝肾不足、心肾两虚等证型。

（二）论治经验

陈小忆治疗此类病症，多按《金匮要略》之百合病的诊疗思路，考虑其虚实夹杂，或阴虚内热，或肾虚气郁，或阳虚瘀阻。

1. 从肾阴亏虚论治

肾在五行属水，为阴中之阳，以阴为本，以阳为用。肾之阴阳主一身之阴阳，肾阴和肾阳相互制约、相互依存、相互为用，维持着人体生理上的动态平衡；而女子以血为用，经水的至绝依赖于元阴之天癸，天癸的至竭又依赖于肾气的盛衰。《医学正传》云："月水全借肾水施化，肾水既乏，则经血日以干涸。"《医碥》亦云："阴虚，谓肾水虚也。火性本上炎而外现……若阴亏水虚，则柴干火烈，而焚灼为灾矣。"当体内肾气亏虚、肾阴不足，女子气血渐亏，体内阴阳失衡，阴不制阳，水不制火，而出现阴亏于内、阳浮于外的病理变化，引发月经量少、潮热盗汗、烦躁易怒、头晕眼花、失眠多梦、口干便燥等症。

治疗上，常使用二至丸合六味地黄丸之"三补"药味作为遣方用药的基础，以求固护肾气、滋养肾精和肾阴。二至丸出自《医方集解》，由女贞子、墨旱莲等分组成，具有益肝肾、补阴血之效，对肝肾阴虚者尤为合适；而千古名方六味地黄丸本即为补肾阴之经方，然陈小忆认为阴虚阳亢者，阴液本亏，泻利须谨慎，故"三补"药味常取熟地黄、山茱萸、山药三药，益肾阴、补精气。而"三泻"药味则根据具体病症予以加减调整。如心烦失眠者，改泽泻、茯苓为生地黄、地骨皮，加强清肝热、降心火之力；急躁易怒者，改泽泻为郁金、合欢皮，以助泻热宁神。如此配伍不仅可以调补肾阴、充填肾精，使下元得以充固，又可以柔养阴血、引火归元，使阴阳得以平衡，无论是补阴、补血，还是阴中求阳的补气、补阳，都有肾阴、肾精作为基本保障。

2．从肝气郁滞论治

肝为否极之本，体阴而用阳。肝肾同居下焦，水木相生，乙癸同源，生理上互相促进，病理上相互制约。陈小忆认为，生理上，肝不仅以其主藏血、主疏泄的功能，实现每月经血盛衰的周期性变化，还以其升发之势，助肾水上济心火，从而协助水火既济、阴阳和调。因而肝肾两脏与女子的冲任、天癸、月经、胎乳等功能均密切相关。病理上，肾虚可致肝实，如肾气不足，水不涵木，肝失调达，可致气血运行不畅，出现气郁、瘀阻等病症。同时，肝实也可致肾虚，如肝气郁结，气机不畅，六郁随之而生，气血瘀滞，阻于经脉，日久伤肾；或肝病日久，子盗母气，而引起肾虚。对于年届七七者，肾气衰，天癸竭，肝失疏泄，气机、血行不畅，形成肾虚肝实、气血郁滞之病机，则可出现寒热不调、肢体烦疼、情志失畅、失眠焦虑等症状。朱丹溪曾在《丹溪心法》中说："气血冲和，万病不生；一有怫郁，诸病生焉。故人身诸病，多生于郁。"叶天士在《临证指南医案》亦云："女子以肝为先天，阴性凝结，易于怫郁，郁则气滞血亦滞。"绝经期患者的全身性不适，包括心理、情绪的波动，与肝气郁结、气血运行不畅密切相关。肾源本虚，体内又应升不升、应降不降、应变不变、应和不和，导致肝肾同病，本虚标实，进而产生各种症状。

对于肝血亏虚、肝气郁结的绝经期患者，加减二仙汤为首选。加减二仙汤是陈小忆在张伯纳教授"二仙汤"的基础上，结合岭南地区患者的体质特点进行的加减，方药为仙茅、淫羊藿、熟地黄、当归、生地黄、地骨皮、黄柏、知母、党参、白术、丹参、合欢皮，随证加减。方中既着重于温肾阳、补肾精，又配合泻肾火、滋肾阴，并兼顾养血柔肝、调理冲任，还不忘助运中焦、清火解郁。全方寒热并用，肝肾同调，对于阴阳俱虚于下，肝郁气滞、实邪郁结于上的复杂证候疗效理想。心烦抑郁者，加石菖蒲、郁金；多梦不寐者，加夜交藤、酸枣仁；畏寒腰痛者，去黄柏、知母，加鹿角霜（或巴戟天）、杜仲；多汗烘热者，加龙骨、牡蛎；男子精液检测异常或女子月经失调者，则合用加味五子汤。

3．从阳气不足论治

除肝肾外，陈小忆尤其重视气、阳对于绝经期机体产生的各种影响。气为人之根本。《素问·举痛论》曰："百病生于气也。"《内经》云："凡阴阳之要，阳密乃固。"气者属阳，具有推动、温煦、防御、固涩等作用；阳气不足，则推动无力、温煦无权、防御失职、固涩不能，故可出现疲倦乏力、精神萎靡、胃纳差、完谷不化、肢体困重、手足不温、小腹坠冷、自汗盗汗、性欲低下、男性精子活动度差、女性卵泡发育不良等一系列脏腑气血功能低下的病症。陈小忆认为，女性以阴血为用，本就阳气偏弱，绝经前后肾气亏虚，命门之火衰微，阳气更加不足，故出现阴寒内生、气血凝滞不行、肢体虚寒不荣的临床症状。此时，只考虑肾阳虚是不够的，脾为气血生化之源，失去肾阳温煦的脾土自然不能独存，故脾肾阳虚在绝经期综合征患者的病因分析中也占有较重要的地位。

"得阳者生，失阳者亡。"阳气是人体生理代谢、温阳修复的决定性因素。绝经期患者出现阳气不足时，陈小忆常以黄芪、党参这一药对作为补气、补阳的基础，若是肾阳虚衰，则加附子、蛇床子、鹿角霜、淫羊藿等；若是脾阳不足，则加白术、艾叶、紫河车等。肾为元阳之本，是人体一切机能活动的原动力，肾阳虚衰则无力温化五脏六腑；而脾阳是后天之本，脾阳虚衰则运化水谷无力、气血生化无源。上述药物通过温补肾阳，或温补脾阳、健运脾气，"益火之源"，助火生气，对绝经期综合征患者出现的脏腑机能低下的各种病症，可有理想疗效。

此外，肝血充足、肝气调达是维持女子月经正常来潮、顺利收经的先决条件。七七将临之期，若肝血亏虚，肝气无源可依，疏泄无度，则容易出现忧、思、烦、虑等情志不遂的症状。阴虚阳亢者，多急躁易怒、心烦焦虑；肾虚肝郁者，多喜怒无常、情绪波动较大；阳气不足者，常抑郁低落、敏感恸哭。治疗上，宜根据不同情志表现，予以适当的言语行为辅助；药物上，配合疏肝柔肝之白芍、牡丹皮、枳壳、川芎等药，以补养阴血，让肝气调达且有源可依。

案例 1

韦某，女，51 岁。2016 年 6 月 16 日初诊。

主诉：寒热往来诸症半年。

现病史：收经半年，咽痛重，痤疮，寒热往来，眠差，同房则阴痒、干，无出汗，无口干，大便常，无心悸，舌淡，苔薄白，脉细弦，稍浮。查体无特殊。

中医诊断：经断前后诸证。

证候诊断：肝肾亏虚，阴阳失调。

治法：滋补肝肾，调和阴阳。

处方：

| 熟地黄 20 g | 山药 15 g | 山茱萸 10 g | 牡丹皮 10 g |
| 枸杞子 15 g | 菟丝子 15 g | 玄参 20 g | 生地黄 20 g |

| 地骨皮 15 g | 白术 10 g | 党参 20 g | 黄芪 15 g |
| 麦冬 15 g | 甘草 5 g | | |

2016 年 6 月 23 日复诊：寒热不调，同房无趣，纳差，间中头痛，大便 2 日一行，舌淡，苔白，脉细。

处方：

熟地黄 20 g	山药 15 g	山茱萸 10 g	川芎 5 g
仙茅 10 g	淫羊藿 10 g	玄参 20 g	生地黄 20 g
黄柏 10 g	丹参 20 g	甘草 5 g	党参 15 g
黄芪 15 g	麦冬 20 g		

上方初服后口干等症好转，后效果减弱，改予二仙汤加黄柏防温补过燥。

（按）妇女年届七七之数，肾气不足，天癸衰少，阴阳平衡失调，又思绪焦虑，忧烦无安，导致体内气机郁滞，气血运行不畅，而出现全身各种不适症状。因此在治疗时，以补肾气、调整阴阳为主要方法，佐以行气、和血之品，注意清热不宜过于苦寒，祛寒不宜过于辛热，更不要随便使用攻伐的药物，以免更耗伤精血。很多围绝经期的女性患者对于身体的不适十分敏感，精神焦虑，心烦不宁，这是由于肝血不足、肝失调达、肝气郁滞所致。故在遣方用药时除了补肾填精、调和阴阳，还要兼顾补血养血、疏肝柔肝。另外，还要从言语上对患者多加解释和安慰，帮助患者排解忧烦，理解相关症状的出现，防止因七情过极而加重病情。

案例 2

黄某，女，56 岁。2017 年 9 月 14 日初诊。

主诉：反复头晕、心悸 3 年余。

现病史：反复头晕，以昏沉感为主，劳累则加重，并有头痛，以前额胀痛为主，伴心慌、心悸，精神紧张、易烦躁，间中项背疼痛。48 岁绝经，既往月经规律，周期 30 天左右，经期 4 ~ 5 天，色、量、质均可，胃纳可，睡眠尚可，二便常，舌淡，苔薄白，左脉弦，右脉弱。

中医诊断：经断前后诸证。

证候诊断：肝血亏虚，肝阳上亢。

治法：化痰祛湿，活血化瘀。

处方：逍遥散加减。

柴胡 5 g	丹参 30 g	白芍 15 g	枳壳 10 g
白术 10 g	白芷 10 g	藁本 5 g	党参 15 g
川楝子 10 g	延胡索 10 g	甘草 5 g	

7 剂。

2017 年 9 月 20 日复诊：觉头晕、头痛有所减轻，仍心悸易惊，精神焦虑，心情易烦躁，舌淡，苔薄白，脉细弱。

处方：

熟地黄 30 g	山药 20 g	山茱萸 15 g	党参 20 g
白术 12 g	茯苓 15 g	牡丹皮 15 g	白芍 15 g
女贞子 15 g	枸杞子 15 g	菟丝子 15 g	炙甘草 10 g

（按）本患者虽已绝经近 10 年，但其头晕、心悸、紧张、烦躁等症状仍较符合围绝经期综合征的表现，现治疗的关键在于养血柔肝、调补阴阳。妇女年届七七之数，肾气不足，天癸衰少，阴阳平衡失调，又有思绪焦虑，忧烦无妄，导致体内气机郁滞，气血运行不畅，而出现全身各种不适症状。因此在治疗时，以补肾气、调整阴阳为主要方法，佐以行气、和血之品，注意清热不宜过于苦寒，祛寒不宜过于辛热，更不要随便使用攻伐的药物，以免更耗伤精血。

绝经期综合征多发生于 45～55 岁的妇女，大多数妇女可出现轻重不等的症状，有人在绝经过渡期症状已开始出现，持续到绝经后 2～3 年，少数人可持续到绝经后 5～10 年症状才有所减轻或消失。因此，不必拘泥于患者的具体年龄和绝经时间，只要有典型症状，且辨证考虑肾气不足、肝郁血虚，都可使用类似治法。

案例 3

梁某，女，50 岁。2015 年 10 月 29 日初诊。

主诉：绝经 1 年，烘热汗出、喜悲伤欲哭 3 年。

现病史：3 年前无明显诱因出现头部及面颊阵发性烘热汗出，伴月经推后，手足心热，平素情绪波动大，喜悲伤欲哭，烦躁易怒，睡眠欠佳。月经 15 岁初潮，周期 30～32 天，经期 6～7 天，颜色淡红，量中。舌红少苔，脉弦数。辅助检查：妇科彩超示子宫及其附件未见明显异常，绝经后子宫。

中医诊断：绝经前后诸证。

证候诊断：肝肾阴虚，肝气郁滞。

治法：滋养肝肾，清热疏肝。

处方：滋水清肝饮合甘麦大枣汤加减。

炙甘草 10 g	浮小麦 30 g	大枣 5 枚	熟地黄 20 g
山茱萸 12 g	山药 10 g	茯苓 10 g	泽泻 10 g
牡丹皮 10 g	当归 10 g	白芍 10 g	柴胡 10 g
合欢皮 30 g	夜交藤 30 g	酸枣仁 30 g	

共 7 剂。

2015 年 11 月 5 日复诊：自诉头部、面颊烘热汗出次数减少，症状减轻，效不更方，继服 7 剂，嘱患者放松心情，保持乐观态度，正确认识本病。

2015 年 11 月 12 日三诊：觉头部、面颊烘热汗出症状明显减轻，能入睡但多梦，咽痛。前方减熟地黄，加生龙骨 30 g、生牡蛎 30 g、射干 10 g、马勃 10 g。服 7 剂。

服药后偶尔出现头部、面颊烘热汗出，无咽痛，未诉其他不适，嘱其前方减射干、马勃，服药巩固月余至不适症状消失。后随访不适症状未复发。

（按）《素问·上古天真论》曰："七七任脉虚，太冲脉衰少，天癸竭，地道不通，故形坏而无子也。"《灵枢·五音五味》云："妇人之生，有余于气，不足于血，以其数脱也。"女子年逾七七之年，天癸渐竭，肾气渐衰，精血不足，因水不涵木可致肝气郁结而出现烘热汗出及烦躁失眠等症状。肾主藏精，肝主藏血。本病从肾肝论治，方中六味地黄汤加减滋养肾阴；丹栀逍遥散加减疏肝清热养血；甘麦大枣汤、合欢皮、夜交藤、酸枣仁养心安神。

现代研究表明，绝经前后诸证主要由卵巢功能衰退导致体内雌激素水平下降所致。滋水清肝饮中六味地黄汤具有雌激素样作用，通过改善内分泌系统的功能，促进卵巢与下丘脑－垂体－性腺功能的恢复。

案例 4

谢某，女，49 岁。2018 年 1 月 11 日初诊。

主诉：精神抑郁 1 年余。

现病史：情绪低落，伴见面部及前胸阵发性烘热汗出，平素无故悲伤，喜怒无常，纳眠差，夜寐多梦，记忆力减退。末次月经 2017 年 6 月 20 日，经前乳房胀疼。舌暗红，脉弦细。

中医诊断：绝经前后诸证。

证候诊断：肝郁气滞。

治法：疏肝解郁，安神除烦。

处方：

牡丹皮 15 g	栀子 12 g	当归 15 g	白芍 30 g
柴胡 12 g	郁金 15 g	石菖蒲 30 g	桂枝 10 g
浮小麦 30 g	五味子 15 g	炙甘草 5 g	

2018 年 1 月 18 日复诊：服药后精神好转，夜寐安，烘热汗出症状改善。守上方继服 7 剂，症状消失。嘱患者调畅情志，劳逸结合，增强体质。

（按）《丹溪心法·六郁》云："气血冲和，万病不生。一有怫郁，诸病生焉。故人身诸病，多生于郁。"本病的基本病机为肝郁气滞。肝藏血，女性以肝为用。患者七七之年，阴血亏虚，不能濡养肝脏，肝失血养，其气不疏而郁结，故精神抑郁。肝失疏泄，气机不畅，在情志方面可见无故悲伤、喜怒无常。肝与肾"精血同源",肝血亏渐及肾精,阴虚内热则烘热汗出。

本例运用丹栀逍遥散合甘麦大枣汤加减。丹栀逍遥散疏肝清热,养血健脾。甘麦大枣汤以小麦为君药,养肝补心,除烦安神;甘草和中缓急为臣;佐以益气和中润燥的大枣,善治妇人无故悲伤、喜怒无常。方中将郁金、石菖蒲配伍应用,取郁金行气开郁、活血清心之功。二者合用,加强疏肝安神之效。

案例5

周某,女,51岁。2015年8月6日初诊。

主诉:头晕潮热1月余。

现病史:末次月经2015年6月12日—7月12日,近1年余出现月经淋漓难尽,经色淡,无血块,头晕,面部潮红,烘热感,出冷汗,全身骨痛,眠差,舌淡,苔薄稍黄,脉细无力。

中医诊断:经断前后诸证。

证候诊断:气血两虚。

治法:益气养血,调经助眠。

处方:

党参30 g	白术20 g	山药20 g	白芍20 g
黄芪20 g	熟地黄30 g	生地黄15 g	山茱萸15 g
五味子10 g	酸枣仁15 g	大枣15 g	炙甘草10 g

2015年8月20日复诊:头晕较前减轻,但7月12日月经淋漓不尽至今,汗多、烘热,间中烦躁,舌淡,苔薄稍黄,脉细无力。

考虑气虚不能固摄经血,且月经淋漓日久,阴血耗伤,予加强补阴。以上方去黄芪,加麦冬15 g、天冬15 g、黄柏15 g。续服10剂后月经渐止,烘热、汗出等症缓解。

(按)月经是女性气血所化生,血海满盈,满溢胞宫就会月经来潮。到了七七之期,天癸渐竭,气血亏虚,再加上忧思失眠,阴血耗伤,冲任气血不足,经血乏源,故而出现月经量少、色淡、质稀、周期紊乱,甚至淋漓难尽等症状。因此在治疗经断前后诸证时,除了益肾、柔肝、调养冲任等主要原则外,益气养血也是不容忽视的治法。本例患者诉近1年余出现月经紊乱、淋漓不尽,也是天癸渐竭,肾精亏虚,冲任气血不足所致。此时,为尽早止血,改善因气血亏虚而出现的头晕、烘热面赤、汗出烦躁等上窍不荣、下元失守的表现,宜将治疗重点放在益气养血、养阴固涩上,待血止、气血得续,再加强温肾填精之力。

附：男性更年期综合征

女性在经断前后，因气血阴阳的变化，可出现各种不适症状，俗称"更年期综合征"，而男性同样具有不可忽视的"更年期"。男性更年期综合征患者的常见症状以精神紧张或抑郁、易疲倦、记忆力减退、注意力不集中、失眠、潮热、出汗、性欲下降等为主。比较而言，男性更年期综合征的出现较女性晚，症状群也比女性少。这是因为男性机能衰退导致的雄激素降低，是一个更缓慢的过程。中医考虑其肝肾不足、肝气疏泄失常，一旦出现症状，也需要积极用药、调解阴阳。

案例

张某，男，59 岁。2017 年 6 月 22 日初诊。

主诉：反复头晕、背部沉重 1 月余。

现病史：诉蹲起活动时觉头晕，视物不清，有背部沉重感，口干口苦，自汗多，大便偏烂，每天 3～4 次。精神较为紧张焦虑，反复诉说自己"湿气重"，坐立难安。舌稍红，苔黄腻，脉沉细滑。

中医诊断：郁症。

证候诊断：肝郁脾虚，湿邪内蕴。

西医诊断：男性更年期综合征。

治法：健脾祛湿，养阴柔肝。

处方：

厚朴 10 g	知母 10 g	荷叶 20 g	藿香 15 g
薏苡仁 30 g	栀子 10 g	大腹皮 10 g	陈皮 10 g
黄柏 15 g	牡丹皮 15 g	山楂 10 g	赤小豆 30 g

2017 年 7 月 20 日复诊：仍自觉"湿气重"，程度减轻，间中蹲起头晕，视物不清，口干口苦，自汗多，大便偏烂。舌红，苔白腻，脉沉细滑。

处方：

党参 20 g	白术 12 g	荷叶 20 g	黄芪 15 g
白芍 20 g	山楂 20 g	茯苓 20 g	山茱萸 15 g
山药 30 g	薏苡仁 30 g	麦冬 20 g	陈皮 10 g
玄参 20 g			

若仍考虑患者湿邪较重，则暂予藿香正气散祛湿行气，症状好转后续服上方调理脾胃。

（按）患者在就诊时表现得十分紧张焦虑，对自身不适症状十分担忧，反复诉说，渴求得到关注和认同，结合其年龄，考虑男性更年期综合征的可能性较大。由于男性对此病多不自知，故其在治疗上比女性更年期综合征更难，且男性不似女性愿意及擅长与人沟通，很多焦虑的情绪不容易得到舒缓，郁于体内则更加重气滞。因此除了积极用药调理治疗外，适当的言语开导也很重要，告知其正处于情绪易波动紧张的时期，指引其多与人交往交流，注意生活饮食，顺利度过更年期。

更年期综合征并非女性独有，少数男性也会因为肝脾失调而出现：脾气不足，肝血不足，肝气过旺，肝木克制脾土，脾不运化更加加重，肝血无从充养，形成一个恶性循环。本病里的"湿气重"其实也是脾虚湿盛的一种体现，并非单纯实证。故治疗上仍应以益气健脾、养肝血为主，佐以祛湿药对症改善症状，缓解焦虑。

三、卵巢早衰

卵巢早衰在中医古籍中未见有独立的病名记载，根据其发病特点可归属于"经闭""年未老经水断""血枯""经水早断"等病范畴。《素问·上古天真论》云："女子……二七，而天癸至，任脉通，太冲脉盛，月事以时下，故有子…七七，任脉虚，太冲脉衰少，天癸竭，地道不通，故形坏而无子也。"《傅青主女科》曰："夫经水出诸肾，而肝为肾之子，肝郁则肾亦郁矣；肾郁则气必不宣""其郁而不能成胎者，以肝木不舒，……则胞胎之门必闭……"

（一）常见病因病机

从脏腑论治，卵巢早衰多责之于肾、肝、脾三脏。肾主生殖，藏先、后天之精，为先天之本；肝藏血，主疏泄，为气血运行之枢；脾为气血生化之源，为后天之要。肾、肝、脾三脏均与女性生殖功能密切相关。三脏虚损，功能失调，体内呈现"虚""瘀"之状，气血失衡，肾-天癸-冲任-胞宫轴功能紊乱，故而经水早断。现代学者也多认为，肾虚是本病的病理基础，肝郁为本病病机之枢。有学者聚类分析研究卵巢早衰的中医证候分布特点后得出：肾虚肝郁证、肝肾阴虚证、脾肾阳虚证为卵巢早衰的主要证型，其中肾虚肝郁证占比最多。

（二）论治经验

卵巢早衰的中医病因以肾虚、阴阳两虚为主，并非单纯的阴虚或阳虚。卵巢早衰患者体内雌激素水平偏低、卵泡生长不良、绝经期症状明显，且常合并有继发性闭经、不孕。故中药治疗卵巢早衰主要以补肝肾、调阴阳、益气血为主。

临床上，有小部分女性，由于感染、过度促排卵、反复人工流产、免疫因素等原因，在40岁之前就开始出现第二性征退缩、颜面烘热、心烦、易怒等更年期症状，甚至出现持续月经过少、闭经等症；同时，还可出现平素易感冒，血清促卵泡激素（FSH）水平升高至相当于绝经后妇女水平，而血清雌二醇（E2）水平显著低落等表现。此类病症源自卵巢功能早衰。

中医学认为，"月经全借肾水施化，肾水既乏，则经血日以干涸"。月经的产生必须在肾气盛、天癸至、任通冲盛后至，"七七"则任脉虚、太冲脉衰少、天癸竭而绝经。卵巢早衰的临床特点就是未到绝经年龄而过早绝经，与文献描述中的"七七"变化颇为相似，但年龄可能只有"五七"或"六七"。

由于肾虚是卵巢早衰的主要病机，且以肾阴虚为主，兼肾阳气不足，因此在治疗上，多选用六味地黄丸、二仙汤、艾附暖宫丸、加味五子汤等滋补肝肾、调和阴阳的方为主方，重在调补肾阴肾阳、温养冲任胞宫，之后再根据具体辨证类型进行加减。

1. 阴虚火旺兼血虚证

此型最为多见，症见忽然停经，烘热汗出，潮热面红，五心烦热，头晕耳鸣，腰膝酸软，或足后跟疼，尿赤便干，阴部干涩。B超可示子宫偏小，或两侧卵巢见未能发育的小卵泡或未发现卵泡。实验室检查可示E2水平低下，FSH水平明显升高。舌红或有裂纹，苔少，脉细数或带弦。治以滋阴降火，调理冲任。选用二仙汤合知柏地黄汤加减：知母10 g、黄柏10 g、生地黄15 g、熟地黄30 g、淫羊藿15 g、仙茅15 g、枸杞子15 g、女贞子15 g、山茱萸15 g、墨旱莲15 g、菟丝子15 g、当归10 g、白芍10 g、甘草5 g。

2. 肾虚肝郁证

此型症见经水早断，腰膝酸软，头晕耳鸣，闷闷不乐，胸闷叹息，多愁易怒，失眠多梦，胁腹胀痛，性功能减退，或子宫、卵巢偏小，带下甚少。实验室检查示E2水平偏低，FSH升高。舌暗红，苔薄白或薄黄，脉细弦或沉弦。治以滋肾养血，疏肝调冲。选用二仙汤合六味地黄丸加减：熟地黄30 g、山茱萸15 g、山药20 g、柴胡10 g、当归15 g、白芍20 g、鹿角霜10 g、淫羊藿15 g、仙茅15 g、菟丝子15 g、香附10 g、枸杞子15 g、制何首乌15 g、甘草5 g。

3. 肾阳虚证

此型症见肢冷，头晕耳鸣，腰脊冷痛，性欲淡漠，尿频或夜尿，或五更泄泻，或面浮肢肿，白带无或极少，子宫或卵巢缩小，可未见卵泡，第二性征萎缩。实验室检查示E2水平低下，FSH升高。面色晦暗，舌质淡红，苔薄白，脉沉细或沉迟而弱，尺脉尤甚。治以温肾助阳，调养冲任。选用艾附暖宫丸加减：艾叶15 g、附子10 g（先煎）、肉桂3 g（焗服）、覆盆子15 g、山药15 g、香附10 g、巴戟天15 g、淫羊藿15 g、枸杞子15 g、山茱萸15 g、鹿角霜10 g（先煎）、香附 15 g、黄芪 30 g、党参 20 g、紫河车 10 g、甘草 5 g。

4. 阴阳俱虚证

此型为肾阳虚、肾阴虚错杂并见，时而畏寒肢冷、浮肿便溏，时而烘热汗出、头晕耳鸣，舌淡或红，苔薄，脉细弱或细弦。此类患者临证以阴阳两虚且阴虚火旺者居多，不宜选用大辛大热的桂附，以免伤阴耗液，故治以滋肾温肾，调养冲任。选用二仙汤加减：仙茅 15 g、淫羊藿 15 g、巴戟天 15 g、当归 15 g、菟丝子 15 g、枸杞子 15 g、制何首乌 15 g、女贞子 15 g、墨旱莲 15 g、龟板 30 g（先煎）、鹿角霜 10 g、黄柏 10 g、甘草 5 g。或选用加味五子汤：枸杞子 15 g、菟丝子 15 g、覆盆子 20 g、蛇床子 15 g、女贞子 15 g、熟地黄 30 g、山药 15 g、山茱萸 15 g、鹿角霜 15 g、白术 20 g、葛根 20 g。

案例 1

梁某，女，42 岁。2015 年 3 月 26 日初诊。

主诉：月经周期推后 2 年，停经 6 月。

现病史：孕 2 产 1 流 1。末次月经 2014 年 9 月，否认怀孕可能，平素月经周期 30～60 天，经期 6 天，量少，色暗，有血块，白带量少。情绪可，偶心悸，偶潮热，口干，无口苦，纳眠可，二便调，舌淡红，苔薄黄，脉细。辅助检查：经阴道多普勒超声示子宫大小为 3.2 cm×4.0 cm×4.1 cm，子宫内膜厚 0.3 cm。

中医诊断：闭经。

证候诊断：肾精亏虚。

治法：滋肾阴，养精血。

处方：

紫河车粉 1.5 g（冲服）	知母 10 g	盐黄柏 10 g
熟地黄 10 g	山药 15 g	山茱萸 10 g	泽泻 10 g
茯苓 15 g	牡丹皮 15 g	牡蛎 30 g	枸杞子 20 g
炙甘草 5 g	川牛膝 15 g	黄芪 20 g	党参 20 g
蛇床子 15 g	当归 15 g	白芍 15 g

7 剂。

2015 年 4 月 9 日复诊：前 2 日白带增多。现症见情绪一般，腰膝疼痛，潮热盗汗，纳眠可，大便调，小便稍频，舌淡红，苔薄白，脉细。治以补肾益气、养血活血。

予上方去紫河车粉，加淫羊藿 15 g、仙茅 15 g。

7 剂。

2015 年 4 月 23 日三诊：月经仍未来潮，服药后潮热盗汗诸症缓解。现症见纳眠可，二便调。10 天前测激素 E_2 365.9 pmol/L，P 0.7 nmol/L，FSH 25.2 mIU/mL，

LH 29.3 mIU/mL，T 0.32 nmol/L，PRL 14.8 nmol/L。今日经阴道多普勒超声示子宫大小为 4.5 cm×5.3 cm×6.3 cm，子宫内膜厚 0.6 cm。予加强益肾养血，活血通经。

处方：

三七粉 5 g	路路通 20 g	当归 20 g	熟地黄 30 g
鸡血藤 20 g	甘草 3 g	桂枝 10 g	川牛膝 10 g
桃仁 10 g	川芎 10 g	红花 15 g	白芍 10 g
艾叶 10 g	香附 10 g	党参 20 g	山茱萸 15 g
山药 15 g			

7 剂。

2015 年 5 月 14 日四诊：服药后月经复潮，今日经净；末次月经量少，色暗红，有少量血块，余无不适；纳眠可，二便调，舌淡红，苔薄白，脉弦细。治以补肾填精。

处方：

知母 15 g	黄柏 10 g	熟地黄 30 g	山药 20 g
山茱萸 15 g	茯苓 10 g	丹参 10 g	淫羊藿 10 g
柴胡 10 g	炙甘草 5 g	白芍 15 g	枳壳 10 g

（按）初诊时患者诉偶潮热，故用知柏地黄丸加减，滋阴降火。方中知母清热泻火，生津润燥；盐黄柏清热泻火除蒸；熟地黄滋阴补肾、填精益髓，山茱萸补养肝肾涩精，山药补益脾阴固肾，三药合用，肾、肝、脾三阴并补。泽泻利湿泻肾浊，减熟地黄之滋腻；茯苓淡渗脾湿，助山药之健运，与泽泻共泻肾浊，助真阴复得其位；牡丹皮清泄虚热，制山茱萸之温涩，三药称为"三泻"。六药合用三补三泻，补药重于泻药，以补为主，肝、脾、肾三阴并补，以补肾为主。复诊时患者自诉白带增多，脉略滑，阴精逐渐充沛，冲任气血逐渐充盛，故此期应补肾阴、温肾阳、活血。三诊时患者处于经前期，此期阴精与阳气皆充盛，子宫、胞脉气血满溢，宜因势利导。四诊时患者月经已复潮，为经净第 1 天，阴血下泄，血海空虚，故仍拟知柏地黄丸加减滋补肝肾。原方去泽泻，以丹参易牡丹皮，加柴胡疏理肝气，同时予淫羊藿鼓动阳气，为下一个月经周期做准备。

案例 2

林某，女，34 岁。2015 年 12 月 3 日初诊。

主诉：继发性不孕 3 年，月经紊乱、烘热汗出、失眠 1 年余。

现病史：患者 3 年前行人工流产术 1 次后，迄今未避孕，亦未怀孕。近 1 年多来月经紊乱，常 3～6 个月甚至 8～9 个月一潮，时有烘热汗出、失眠多梦、心烦心慌、耳鸣不已、足后跟痛等症状，食纳尚可，二便自调，舌质红，苔薄，脉细弦。

既往史：既往月经量中等，无痛经。28 岁结婚。

生育史：孕 4 产 1。

中医诊断：闭经。

证候诊断：肾虚偏阴虚，癸水不足。

治法：益肾滋阴，养血通经。

处方：

熟地黄 30 g	山茱萸 15 g	山药 15 g	仙茅 15 g
淫羊藿 15 g	五味子 10 g	枸杞子 15 g	菟丝子 15 g
蛇床子 15 g	覆盆子 15 g	茯苓 15 g	酸枣仁 15 g
白芍 15 g	紫河车粉 1.5 g（冲服）		

7 剂，嘱患者监测基础体温。

2015 年 12 月 10 日复诊：无诉特殊不适，舌稍红，苔薄白，脉细弦。

予上方去酸枣仁，加杜仲 15 g，续服 14 剂。

2015 年 12 月 31 日三诊：患者测基础体温有高温相，稍觉头晕、烦闷。

予上方去白芍、紫河车粉，加鹿角霜 15 g、香附 15 g。

上方加减服用约 2 月，月经可来潮，各症见好转。

（按）本病属中医"闭经"的范畴。患者行人流手术损伤肾气，日久肾精亏耗，肾阴不足，肝血亦虚，冲任亏损，胞宫无血可下。经后期滋阴养血，补肾填精，提高天癸水平，促进卵泡发育；经间期补肾助阳，调气和血，使气顺血动，促发排卵；经前期以补肾助阳为主，健全黄体功能。

治疗疾病时要注意到患者的精神心理变化，要稳定患者的心理，嘱患者放松情绪，使心气下通，胞脉畅达，则月经有望恢复来潮。

案例 3

林某，女，34 岁。2015 年 4 月 2 日初诊。

主诉：月经稀发 2 年，闭经 10 月。

现病史：2013 年 1 月行人工流产术，后始月经稀发，周期 2～3 个月，经期 5 天，末次自然月经为 2014 年 6 月，后无明显诱因至 2014 年 10 月月经未来潮。曾予激素替代治疗 3 个月，治疗期间月经按时来潮，停药后复闭经。现腰酸，潮热汗出，纳可，失眠多梦，大便正常。孕 6 产 1。舌质红，苔薄白，脉细数。辅助检查：2014 年 12 月女性激素检查示 FSH 71.34 mIU/mL，LH 21.32 mIU/mL，E_2 22 pg/mL。B 超检查示：子宫大小为 5.0 cm×4.5 cm×3.8 cm，子宫内膜厚 0.3 cm，左卵巢大小为 2.2 cm×1.8 cm，右卵巢大小为 2.3 cm×1.5 cm。

中医诊断：闭经。

证候诊断：肾阴亏虚，冲任失养。

治法：滋阴补肾。

处方：

熟地黄 30 g	山药 15 g	女贞子 15 g	墨旱莲 15 g
菟丝子 20 g	杜仲 10 g	黄精 10 g	山茱萸 10 g
白芍 10 g	黄柏 15 g	大枣 10 g	浮小麦 20 g
柴胡 5 g	阿胶 3 g（烊化）	甘草 5 g	

每日 1 剂，水煎服。嘱患者自测基础体温。

予加味五子汤合二至丸加减调理 2 月余，患者测基础体温呈不典型双相，再予随证加减，治疗半年余，患者渐恢复至月经周期 40～50 天、经期 3～5 天。

（按）本案患者系因多次人工流产后月经稀发渐至卵巢早衰。多次人工流产，重伤胞络，耗伤阴精气血；又因术后失于调养，肾阴亏虚至耗竭，冲脉不盛，任脉不通，源断其流，终致胞宫无血可下而致闭经。循法继进，巩固治疗，患者疾病向愈。

案例 4

简某，女，26 岁。2017 年 10 月 19 日初诊。

主诉：月经过少 2 年。

现病史：平素月经周期规律，但每次月经经量较少，色淡，3～4 天干净，伴有少腹及腰骶部冷痛，平时无带下。末次月经 2017 年 10 月 12 日。既往史：外院诊断为卵巢功能早衰。舌质尚润，苔薄白，脉沉细。

中医诊断：月经过少。

证候诊断：冲任虚寒。

治法：温补冲任，养血调经。

处方：

鹿角霜 15 g	鸡血藤 15 g	阿胶 15 g（烊化）	淫羊藿 15 g
巴戟天 10 g	肉苁蓉 10 g	当归 10 g	熟地黄 15 g
赤芍 10 g	仙茅 10 g	川芎 10 g	艾叶 3 g
紫河车 10 g			

7 剂。

2017 年 10 月 28 日复诊：阴道湿润，时有少量带下，苔薄白，脉细。

处方：

鸡血藤 15 g	阿胶 15 g（烊化）	淫羊藿 15 g	巴戟天 10 g
当归 10 g	丹参 15 g	熟地黄 15 g	赤芍 10 g
仙茅 10 g	川芎 10 g	紫河车 10 g	

7 剂。

2017 年 11 月 10 日复诊：月经来潮，经量较前增多。

（按）闭经在临床上以虚证多见，多见虚中夹实，肾藏精，肝藏血，肝肾亏损则冲任、血海空虚，治疗时注重冲任二脉的调理。常用药有温补冲任的淫羊藿、仙茅、肉苁蓉、巴戟天、鹿角霜、紫河车、肉桂、菟丝子等；调养冲任的当归、丹参、白芍、熟地黄、鸡血藤等。

方中鹿角霜填髓生精，温通督脉；紫河车为血肉有情之品，既益肾气，又补精血；淫羊藿、仙茅、巴戟天、肉苁蓉等补阳温肾，调摄冲任；四物汤调冲任之气血；阿胶和血补阴，充盈血海；艾叶暖宫散寒；丹参、赤芍活血调经。诸药合用则肾气得温，冲任脉盛，血海复置，生化有源，经水自然得通。

四、盆腔炎

盆腔炎指女性上生殖道及其周围组织的炎症，最常见的是输卵管炎和输卵管卵巢炎，可分为急性和慢性盆腔炎。其属于中医"带下病"的诊断和治疗范畴，主要临床表现为反复发热、下腹及腰骶部疼痛、白带增多，好发人群为 30 ～ 50 岁，处于性活跃期、有月经的女性，常常反复发作，经久不愈，给患者带来焦虑、烦躁、忧郁等不良情绪，继发性冷淡、性厌恶，影响夫妻生活，甚至可导致不孕。

本病病位在胞宫、胞脉、胞络，可涉及前阴，伤及任、带脉，累及脾、肾。盆腔炎的发生和迁延不愈，主要有以下原因：①素体湿热或脾虚痰湿。广东地区气候炎热潮湿，易致湿热之邪壅滞体内，又因过食生冷或清热祛湿过度，导致脾胃虚寒，痰湿内生。湿性下趋，聚于下焦，胞脉受阻，若同房不当，则易出现盆腔炎。②湿热内盛，湿瘀互结，瘀热互结。湿热邪毒侵袭盆腔，则气血瘀滞。邪毒侵入胞脉后，与败血搏结，致使湿热进入血分，湿瘀、瘀热互结，故而病情复杂，缠绵难愈。③经期、孕期、盆腔炎未痊愈时同房。月经期内，血室大开，湿热之邪尤其容易向上侵入胞宫，与败血搏结而致病，加之广东民众多素体脾虚痰湿，脾气不足，正气抗邪无权，又痰湿恋邪，则常导致病程延长、病情反复。

盆腔炎的治疗，应以祛湿、清下焦湿热为主法，辅以理气活血、疏肝健脾之法。故以忍冬藤和红藤作为治疗急慢性盆腔炎的基础药对，配伍苦参、黄柏、牡丹皮等清热祛湿，以及白术、茯苓、山药等益气健脾、化湿固本。忍冬藤性寒，味甘，入肺、胃经，具有清热解毒、疏风通络的功效，可治疗温病发热、热毒血痢、痈肿疮疡、风湿热痹等症。《本草纲目》载其"治一切风湿气及诸肿痛，痈疽疥癣，杨梅恶疮，散热解毒"。红藤别名血藤、大血藤，味苦、平，无毒，归肝、大肠经，功效是活血通络、败毒散瘀、祛风杀虫，可治急慢性阑尾炎、月经不调、跌扑损伤等。两者同用，既可清热解毒，活血化瘀之效亦显著，对于湿热内蕴、湿瘀互结的盆腔炎甚至化脓性病变均可有良效；搭配苦参、牡丹皮、白术、茯苓等清热凉血、健脾祛湿之品，可标本兼治，祛邪而不伤正。但盆腔炎本身病程较长，病情缠绵难愈，用药疗程亦需延长，宜向患者详细解释，缓解其焦虑、烦躁感。

同时，盆腔炎患者要注意饮食调护、加强营养，服药期间宜食清淡、易消化饮食；注意经期卫生，避免经期性生活、游泳、盆浴，保持会阴部清洁、干燥，每晚用温清水清洗外阴，避免用肥皂或各种护理液等洗外阴，以免影响阴部的自身防御机制；避免过于劳累，做到劳逸结合、节制房事，以避免症状加重。

案例 1

宋某，女，40 岁。2015 年 9 月 17 日初诊。

主诉：白带量多，伴周身乏力半年。

现病史：半年多来，白带量多，色白，质稀薄，无特殊气味，伴身疲倦怠，周身乏力，四肢不温，纳少便溏，时感两足跗肿，面色萎黄，舌质淡胖，苔白腻，脉缓弱。妇科体格检查示宫体后位，大小正常，活动有压痛，双侧附件略增厚。白带常规检查未及异常。

中医诊断：带下病。

证候诊断：脾虚痰湿。

治法：健脾益气，化痰祛湿。

处方：完带汤加减。

白术 15 g	山药 30 g	党参 20 g	车前子 15 g
苍术 15 g	陈皮 6 g	白芍 15 g	柴胡 6 g
黑荆芥 10 g	炙甘草 5 g	白芷 10 g	白扁豆 30 g
红藤 30 g	忍冬藤 30 g		

2015 年 9 月 24 日复诊：觉乏力、倦怠感较前好转，白带量有所减少，色白，质稀，无特殊气味，四肢不温，纳少便溏，舌淡胖，苔白，脉缓。予上方加黄芪 15 g、墨旱莲 15 g，续服。

（按）素体湿热或脾虚痰湿，湿性下趋，聚于下焦，胞脉受阻，容易出现盆腔炎。要注意防止湿热内盛，湿瘀互结，瘀热互结。湿热邪毒侵袭盆腔，则气血瘀滞。忍冬藤和红藤是治疗急慢性盆腔炎的基础药对，可配伍苦参、黄柏、牡丹皮等清热祛湿，以及白术、茯苓、山药等益气健脾、化湿固本。

案例 2

李某，女，44 岁。2015 年 5 月 28 日初诊。

主诉：带下增多半年余。

现病史：带下色黄腥臭，量多，间中夹有血丝，月经尚正常，全身疲倦，乏力，胃纳减少，间中恶心，舌淡胖，苔微黄，脉细滑。

中医诊断：带下病。

证候诊断：脾虚痰湿，湿热互结。

治法：健脾清热，利湿止带。

处方：易黄汤加减。

山药 30 g	芡实 30 g	白果 10 g	黄柏 10 g
车前子 15 g	茵陈 20 g	茯苓 30 g	太子参 30 g
薏苡仁 30 g	益母草 15 g		

2015 年 6 月 6 日复诊：带下色黄，量较前减少，间中夹有血丝，月经尚正常，纳少，乏力，舌淡胖，苔微黄，脉细滑。上方改太子参为党参 20 g，加泽兰 15 g、白芷 15 g，续服。

（按）带下病，主要责之于脾虚、湿盛。本病带下黄稠臭秽，考虑脾虚兼湿热内阻，虚中有实。故在治疗用药时，应注意补虚不可过壅涩，以免留邪；清热不可过寒凉，以免伤脾；祛湿不可过温燥，以免助热。这是与脾虚证不尽相同，又与湿热下注的实证带下不能混淆的虚中夹实证。带下病多以湿邪为重，相对而言较为迁延难愈，除中药外，可配合针刺、艾灸、中药坐浴等传统治疗。

带下病治疗原则有三：一是健脾祛湿为治带之首；二是巧用"风"药为治带之要，因祛风能胜湿；三是内服外治为治带之常，尤其对于由病原体引起的带下病，在内服中药的同时，加用外治可望提高疗效。但本病易于反复，有配偶感染者，务必双方同治。

案例 3

司某，女，30 岁。2017 年 9 月 21 日初诊。

主诉：白带黄稠、外阴瘙痒半年余。

现病史：反复白带量多，色黄质稠，无明显积粉、臭秽、血带，无伴发热、腹痛腹胀等症，觉外阴瘙痒，曾在西医就诊，考虑念珠菌感染，予外用栓剂治疗，有好转，但反复不愈。月经基本正常。舌红，苔白，脉弦细滑。辅助检查：外院白带化验示念珠菌感染。

中医诊断：带下病。

证候诊断：脾虚为本，下焦湿热。

治法：健脾益气，祛湿止带。

处方：

| 黄柏 10 g | 党参 20 g | 黄芪 15 g | 白术 12 g |

| 白芷 10 g | 海螵蛸 30 g | 荆芥 10 g | 白芍 15 g |
| 牡丹皮 10 g | 熟地黄 20 g | 甘草 5 g | |

7 剂。

2017 年 9 月 28 日复诊：诉上药服用 1 剂其症即见好转，外阴瘙痒减轻，白带量较前减少，仍有黄稠。近日复有外感，鼻塞、咳嗽、咯黄痰。舌红，苔白，脉弦细滑。

处方：

黄柏 10 g	党参 20 g	白术 12 g	白芷 10 g
海螵蛸 30 g	荆芥 10 g	白芍 15 g	牡丹皮 10 g
甘草 5 g	桔梗 10 g	金银花 10 g	连翘 15 g
鱼腥草 30 g			

7 剂。嘱配合洁尔阴外洗，每日 2 次。

（按）患者白带多而黄稠，可参照《傅青主女科》中黄带的诊疗思路。书中认为黄带是由于津不入肾，任脉聚热聚湿、湿热互结所致，使用易黄汤治疗。有些医家使用健脾祛湿清热法治疗黄带效果不佳，是由于"凡带症多系脾湿，初病无热但补脾土兼理冲任之气其病自愈，若湿久生热必得清肾火而湿始有去路"，因此，下焦相火不入肾，是造成黄带的关键病机。故而方中选用黄柏、牡丹皮，清利下焦湿热，活血祛湿，清热止带，效果尤佳。

阴道炎，也属于中医带下病的范畴，主要病因就是湿邪，主要病机是任带二脉损伤，失约或失养。故其治疗上重在调理任带二脉。且由于带下病以湿邪为患，故其病缠绵，反复发作，不易速愈，治疗上要加强补益脾胃，防止长时间使用祛湿药物伤及正气，并加强日常摄生防护。

案例 4

王某，女，31 岁。2016 年 8 月 21 日初诊。

主诉：右侧小腹疼痛 3 月余。

现病史：反复右侧小腹疼痛，隐痛为主，局部有坠胀感，白带量多、色黄质稠。于外院服中药后腹痛好转，停药后，同房后腹痛再发。末次月经 2016 年 8 月 9 日，至今淋漓难尽，色红质稀，食用饼干等燥热食物即加重。舌红，苔黄厚腻，脉细滑数。

中医诊断：带下病。

证候诊断：湿热下注。

治法：清热祛湿止带。

处方：

| 苦参 15 g | 红藤 30 g | 忍冬藤 30 g | 白芍 20 g |

| 黄柏 15 g | 茯苓 20 g | 淡竹叶 15 g | 牡丹皮 15 g |
| 白术 16 g | 山药 30 g | 甘草 10 g | |

此方可长期服用。

（按）本例患者湿热证明显，白带黄稠、量多，舌红，苔黄厚腻，脉滑数等症均为湿热内蕴之象。然患者现月经淋漓难尽，色红质稀，且脉细，考虑正气亏虚，不能固涩。故在大量使用清热利湿药物的同时，加予白术、山药等健脾益气之品，既可培补正气，又有升提止带之用。长期服用亦无惧苦寒过度。

《傅青主女科》载，"凡带症多系脾湿。初病无热，但补脾土兼理冲任之气，其病自愈。若湿久生热，必得清肾火而湿始有去路"，点明了带下病的下焦相火不入肾的关键病机。故而方中选用黄柏、牡丹皮，清利下焦湿热，清泻下焦妄动之相火，令全方健脾、祛湿、清热、止带四效同奏，效果尤佳。

五、痛经

痛经为最常见的妇科症状之一，指行经前后或月经期出现下腹部疼痛、坠胀，伴有腰酸或其他不适，症状严重可影响生活质量。痛经分为原发性痛经和继发性痛经两类。原发性痛经指生殖器官无器质性病变的痛经，在青春期多见，占痛经的90%以上。西医认为其主要与月经时子宫内膜前列腺素（PGF2α）含量增高有关；PGF2α含量高可引起子宫平滑肌过强收缩，血管痉挛，造成子宫处于缺血、乏氧状态而出现痛经。部分原发性痛经的少女长大后，特别是婚后生育过后，痛经自然会缓解或消失，可不必治疗。继发性痛经指由盆腔器质性疾病引起的痛经，如子宫内膜异位症、子宫肌腺病、慢性盆腔炎、子宫畸形等。

（一）常见病因病机

中医称本病为"经行腹痛"。宋代陈自明在《妇人良方大全》中说"妇人经来腹痛，由风冷客于胞络冲任，宜用温经汤"，简要阐述了本病的病因和治法。而明代张景岳在《景岳全书·妇人规》中则认为："经行腹痛，证有虚实。实者或因寒滞，或因血滞，或因气滞，或因热滞；虚者有因血虚，有因气虚。然实痛者多痛于未行之前，经通则痛自减；虚痛者多痛于既行之后，血去而痛未止，或血去而痛益甚。大都可揉可按者为虚，拒按拒揉者为实。"临床上将痛经按虚实划分，可分为气滞血瘀、寒湿凝滞、气血虚弱、湿热下注四个证型。

（二）论治经验

痛经病因首先责之于肝肾，以实证或本虚标实为主。肾气不足，肝失调达，气机不畅，血不下行，而至经行腹痛。故治疗时以益肾补血、柔肝行气为主，再根据具体辨证分型，配合温阳、化瘀或补气养血等治法，进行相关药物的加减。另外，还需根据月经周期进行治法的调整，经前期宜行气通经、活血化瘀；经间期则应补充气血、益肾养肝，攻补兼施、标本兼治。同时，要重视心理治疗，帮助患者了解经期轻度不适是生理反应，使其消除紧张和顾虑。此外，保证足够的睡眠和适度的体育锻炼，戒烟酒，避免熬夜，改正不良的生活作息与习惯，对缓解疼痛均有一定的帮助。若考虑继发性痛经，应尽早前往妇科就诊，排除子宫内膜异位症等疾病。

案例 1

范某，女，18 岁。2015 年 7 月 16 日初诊。

主诉：经行腹痛 2 年。

现病史：每次经期第 2 天开始出现下腹剧烈疼痛，经色暗红，有血块，排出血块及腐肉片样物后腹痛减轻，伴面色苍白，汗出肢冷，恶心呕吐，经前乳房胀痛，心烦急躁。现为月经第 2 天，小腹疼痛剧烈难忍，舌暗、有瘀斑，苔薄白，脉弦细。

中医诊断：经行腹痛。

证候诊断：气滞血瘀。

治法：活血行气，祛瘀止痛。

处方：桃红四物汤加减。

桃仁 12 g	红花 10 g	赤芍 10 g	川芎 10 g
枳壳 12 g	郁金 12 g	香附 12 g	五灵脂 12 g
益母草 15 g	泽兰 12 g	牡丹皮 10 g	王不留行 12 g

7 剂。注意调情志，保持心情舒畅。

2015 年 7 月 23 日复诊：本次月经 6 天净，疼痛较前减轻，经色暗红，有血块，舌暗、有瘀斑，苔薄白，脉弦细。

处方：

党参 20 g	白术 12 g	黄芪 15 g	白芍 20 g
熟地黄 20 g	山茱萸 20 g	山药 15 g	女贞子 15 g
枸杞子 15 g	墨旱莲 15 g	香附 10 g	甘草 5 g

7 剂。

（按）本例患者为年轻女性，考虑气滞血瘀，故治疗以养血活血、行气化瘀为法。痛经首先责之于肾，肾气不足，肝失调达，气机不畅，血不下行，而致经行腹痛，故治疗时以益肾补血、柔肝行气为大法，再根据具体辨证分型，进行相关药物的加减。另外，还需根据月经周期进行治法的调整，经前期宜行气通经、活血化瘀，经间期则应补充气血、益肾养肝。

案例2

齐某，女，31岁。2015年10月22日初诊。

主诉：经行腹痛3年余。

现病史：经行腹痛，通常第1～3天疼痛明显，末次月经2015年10月6日，前次月经9月6日，量少，1天净，无血块，无肌瘤，D12子宫内膜厚8 mm，舌淡，苔薄，脉细，肾脉虚。

中医诊断：经行腹痛。

证候诊断：肾气虚，气滞血瘀。

西医诊断：痛经。

治法：益肾温阳，活血化瘀。

处方：六味地黄丸合艾附暖宫丸。

熟地黄20 g	山药15 g	山茱萸10 g	牡丹皮10 g
女贞子15 g	枸杞子15 g	菟丝子15 g	白芍15 g
鹿角霜10 g	艾叶10 g	附子10 g（先煎）	肉桂3 g（焗服）
甘草5 g			

2015年10月29日复诊：舌淡，苔薄，脉细，肾脉虚。现处于经前期，考虑瘀血，予加强活血通络祛瘀。

处方：

桃仁15 g	红花5 g	熟地黄20 g	白芍15 g
当归10 g	川芎10 g	白术12 g	山药15 g
路路通15 g	王不留行15 g	益母草15 g	甘草5 g

7剂。

另配蒲黄5 g、五灵脂10 g、延胡索15 g，2剂，来月经时将此方剂加入上方一并煎服。

2015年11月26日三诊：末次月经11月2日，行经6天，仍腹痛，经尽后10余天又出现下腹痛，经量少，舌淡，苔薄白，脉沉细稍弦。考虑气血不足致经血不通，治法宜补益结合温通，拟桃红四物汤。

处方：

桃仁15 g	熟地黄20 g	白芍20 g	当归10 g
川芎10 g	白术12 g	山药15 g	党参20 g
黄芪30 g	香附10 g	丹参30 g	甘草5 g

5剂。

若来月经，改下方连服3天。

处方：

蒲黄 5 g	五灵脂 10 g	延胡索 15 g	艾叶 15 g
附子 15 g（先煎）	川楝子 10 g	白术 12 g	山药 15 g
党参 20 g	黄芪 30 g	白芍 20 g	路路通 15 g
甘草 5 g			

3 剂。

以此法调理 2 月后再诊时称经行腹痛有所好转。

（按）年轻女性的痛经多为实证，以气滞血瘀、寒凝血瘀多见，故在月经前期，要加强行气活血化瘀、引血下行之效，路路通、王不留行、益母草等均为此用。在行经期间，可予失笑散和延胡索等，更加强行气化瘀之力，助经血下行，不至于困阻胞宫加重瘀血。待到经后期和经间期，则宜适当使用补肾温阳之法，从根源上解决气滞、寒凝的问题。

原发性痛经以青年女性居多，未生育的占大部分，而继发性痛经则以靠近更年期的女性为多。两者从症状特点、病因病机到治疗用药都不甚相同，宜明确后具体辨证论治。

案例 3

刘某，女，23 岁。2016 年 3 月 24 日初诊。

主诉：痛经 3 年余，进行性加重半年。

现病史：患者 3 年前无诱因出现痛经，疼痛程度较重，需服用止痛药。近半年痛经进行性加重，于月经前 1 天至经期前 3 天疼痛，且遇寒加重，伴手足冷。平素月经 24 ～ 25 日一行，本次月经推后 4 ～ 5 天，量不多，色暗，有小血块。末次月经 2016 年 2 月 29 日。现乳稍胀，白带量多，色白，无异味，舌暗红，苔白，脉弦涩。既往史：1 年前行双卵巢巧克力囊肿抽吸术，术后仍有痛经。辅助检查：妇科彩超示双卵巢肿物，考虑双卵巢巧克力囊肿。

中医诊断：经行腹痛。

证候诊断：寒凝血瘀。

治法：温经散寒，化瘀止痛。

处方：温经汤加减。

吴茱萸 10 g	乌药 10 g	没药 10 g	川楝子 10 g
细辛 3 g	柴胡 10 g	香附 10 g	当归 15 g
赤芍 15 g	丹参 15 g	牡丹皮 15 g	桃仁 15 g
红花 15 g	牛膝 15 g	蒲黄 15 g	五灵脂 15 g
益母草 30 g	延胡索 30 g		

7 剂。

2016 年 3 月 27 日复诊：服药 3 剂后月经来潮，痛经较前减轻，手足温，带下量少，舌暗红，苔白腻，脉弦。

处方：

鳖甲 15 g（先煎）	生牡蛎 30 g（先煎）	薏苡仁 30 g	夏枯草 30 g
浙贝母 15 g	丹参 15 g	赤芍 15 g	当归 15 g
细辛 3 g	肉桂 3 g（焗服）	没药 10 g	乌药 10 g
熟地黄 20 g	山茱萸 20 g	菟丝子 20 g	枸杞子 15 g
女贞子 15 g	墨旱莲 20 g		

月经后期于上方中加入淫羊藿、巴戟天各 15 g。

（按）月经以血为本，以气为用，若气血不足，脾胃虚弱，平时过分食用寒凉食物，经期受寒，使血瘀寒凝，滞于胞宫，塞而不通，则会形成"不通则痛"。对于寒邪阻碍气血所致的痛经，治疗方案应按照月经周期进行相应调整。经将届期，治以温经散寒，化瘀止痛。非经期当重视血瘀痰阻之病机关键，兼顾患者阳虚寒凝之体质特点，治以温经散寒、活血化瘀、软坚散结。同时月经后期血海空虚，酌加补肾填精之品以促进血海充盈。

巧克力囊肿在中医里称为"癥瘕"，多因脏腑失调、气血阻滞、瘀血内结引起，气聚为瘕，血瘀为癥。本例患者的治疗过程体现了"急则治标，缓则治本"的原则。经期活血化瘀、行气止痛来缓解痛经症状以治标。非经期针对癥瘕之形成，活血化瘀、软坚散结以治本。注意兼顾患者的体质状况及月经周期的气血阴阳变化规律灵活用药。

案例 4

龚某，女，18 岁。2016 年 7 月 14 日初诊。

主诉：经行腹痛 4 年，加重伴月经量少 1 年。

现病史：患者平素月经规律，14 岁初潮，月经周期 28 ～ 31 天，经期 6 ～ 7 天，量中，色红，无异味。4 年前初潮时经行腹稍痛，腹痛尚能忍受，1 年前经行腹痛加重，出现在经前 12 小时，以行经第 1 天疼痛最剧，持续 2 ～ 3 日缓解，疼痛呈痉挛性冷痛，伴月经量少，色淡红，偶夹血块，肢冷，头晕，乏力，严重时面色发白、出冷汗，偶服止痛药效果欠佳。末次月经 2016 年 6 月 25 日，经行 5 天，小腹冷痛，喜按喜温，得热痛减；月经量少，色淡，质清稀，伴腰酸，面色白，头晕，乏力，食欲差，经期喜食冷饮，纳眠可，二便调。舌淡红，苔白，脉沉涩。

中医诊断：经行腹痛。

证候诊断：寒凝血虚。

治法：温经散寒，养血调经止痛。

处方：艾附暖宫丸加减。

艾叶 15 g	香附 15 g	黄芪 30 g	当归 12 g
白芍 15 g	赤芍 12 g	肉桂 6 g（焗服）	续断 20 g
巴戟天 20 g	乌药 15 g	延胡索 15 g	白芷 12 g

4 剂，水煎服，2 日 1 剂，即日起连服 8 日。嘱注意保暖，禁食生冷。

2016 年 7 月 21 日复诊：服上方 4 剂后，经期小腹冷痛减轻，月经量略增多，无头晕，食欲好转，但有腰酸、经前腹胀，舌质淡红，苔薄白，脉略沉。

予上方加菟丝子 20 g、枳壳 15 g，4 剂，水煎服，2 日 1 剂，经前 5 日始服。嘱注意保暖，禁食生冷，保持心情舒畅。

2016 年 8 月 28 日三诊：服药后，8 月 25 日行经，经前乳房不胀，经期略微有些腹痛，月经量较前明显增多、色红，面色红润，舌红，苔薄白，脉微而滑。

（按）中医学认为痛经其病位在胞宫、冲任，以"不通则痛""不荣则痛"为主要病机。不通则痛是实，不荣则痛是虚，而虚实之证无外乎滞和瘀，又滞和瘀的根源在于肾，肾阴的濡养滋润和肾阳的温煦生化，直接影响冲任二脉。本病患者经行腹痛日久，伴有腹部冷痛、腰酸、经量减少等症状，故考虑其素体肾阳不足，阴血虚少，导致胞宫、冲任气血运行不畅，胞宫失于煦濡，不通、不荣而痛。故治疗上以固肾温阳为本，不可因其年轻，就忽略其肝肾不足之象。

患者素体亏虚，精血不足，经后血海空虚，子宫、冲任气血失于濡润；加之经期感受寒邪，寒克冲任，与血相搏，流注冲任，蕴结宫中，气血失畅，经前、经期气血下注，子宫、冲任气血壅滞更甚，虚实夹杂，使之经行腹痛。用艾附暖宫丸加减以温经散寒，养血调经止痛。

案例 5

张某，女，43 岁。2017 年 5 月 25 日初诊。

主诉：反复经行腹痛 10 余年。

现病史：经行腹痛、腹胀，乳胀，腰酸。前次月经 2017 年 3 月 22 日，末次月经 4 月 28 日，有子宫肌瘤病史。曾予中药治疗，服药后，经色较暗，有血块，量较前多。舌红，苔薄，脉细弱、无力。既往史：子宫肌瘤。

中医诊断：经行腹痛。

证候诊断：肝郁脾虚，痰瘀内阻。

西医诊断：痛经。

治法：疏肝健脾，行气化瘀。

处方一：丹栀逍遥散加减。

牡丹皮 15 g	栀子 10 g	枳壳 10 g	香附 10 g
白芍 20 g	路路通 30 g	王不留行 30 g	牛膝 15 g
泽兰 15 g	莪术 10 g	炙甘草 10 g	

共 5 剂（经前服用）。

处方二：

熟地黄 20 g	生地黄 20 g	党参 20 g	黄芪 20 g
白术 12 g	白芍 20 g	桑椹 15 g	山茱萸 15 g
大枣 15 g			

共 7 剂。

2017 年 6 月 22 日复诊：暂无月经来潮迹象，无明显小腹坠胀、乳房胀闷、疲倦乏力等症。舌尖红，苔薄，左脉弦，右脉濡。予上述处方一续服，若月经来潮则在方中加入蒲黄 10 g、五灵脂 10 g、川楝子 10 g、延胡索 15 g、白芍 20 g、炙甘草 10 g，共 3 剂。

2017 年 6 月 28 日三诊：末次月经 6 月 27 日，本次痛经较前减轻，伴头晕，月经色红，血块多，量较前减少。舌红，苔黄腻，脉细。

处方：

党参 20 g	黄芪 15 g	白术 12 g	山药 15 g
白芍 15 g	山茱萸 15 g	麦冬 15 g	天冬 15 g
仙鹤草 30 g	墨旱莲 15 g	甘草 5 g	

6 剂。

（按）《医宗金鉴》中提到：凡经来腹痛，在经后痛，则为气血虚弱；经前痛，则为气血凝滞；若因气滞血者，则多胀满；因血滞气者，则多疼痛。可见对于经行腹痛不同的临床表现，中医辨证会大有不同。本病患者经行时腹痛剧烈，伴乳胀、头晕，考虑当时有实证，且以气滞血瘀为主，故在经前健脾疏肝、理气清热的丹栀逍遥散中，还要加上活血行气化瘀之品，协助气血下行，减少血瘀胞宫导致疼痛。待经后，血室空虚，耗气伤阴，遂以益气养阴、健脾补肾之法为主。

痛经多因气血运行不畅或气血亏虚所致。临床常见证候有气滞血瘀、寒凝胞宫、气血虚弱、肝肾亏损、湿热下注等。其中肾气不足为其发病基础，寒邪为患是其主要病因，胞脉瘀阻是其主要病理机制。因此痛经的治疗，应当从三方面入手：一是补肾气，二是驱寒邪，三是化瘀滞。临床上三方面调治联合应用，可体现标本兼治的原则。

案例 6

甘某，女，40 岁。2016 年 1 月 21 日初诊。

主诉：经行小腹胀痛 10 年，加重半年。

现病史：患者 10 年前无明显诱因下开始出现月经期小腹胀痛，近半年胀痛逐渐加剧至难以忍受。末次月经 2015 年 12 月 20 日，行经期及经后 2 天腹胀痛难忍，需使用解痉镇痛药方可缓解，经色偏暗，夹少量血块。现月经将至，略感小腹胀闷不适，腰酸，乏力，胃纳、夜寐尚可，大便干结，小便无殊，舌暗红，脉细弦。辅助检查：B 超示子宫腺肌病。性激素、CA125、CA199、尿 HCG 均无异常。

中医诊断：经行腹痛。

证候诊断：气滞血瘀型。

治法：活血化瘀，行气止痛。

处方：

当归 10 g	川芎 10 g	桃仁 10 g	延胡索 10 g
川楝子 10 g	乳香 5 g	没药 5 g	枳壳 10 g
小茴香 5 g	续断 10 g	狗脊 15 g	木香 10 g
山药 15 g			

5 剂，水煎服。嘱其月经来潮，经量多如常，腹痛缓解后停药。

2016 年 1 月 25 日复诊：诉 1 月 21 日月经来潮，量中，3 天净，腹痛较前明显缓解，已无须西药镇痛。现仍感腰部酸软，自觉乏力，舌淡红，苔薄白，脉细。以填精养血、活血化瘀为法。

处方：

黄芪 15 g	菟丝子 15 g	女贞子 15 g	淫羊藿 15 g
杜仲 15 g	白术 10 g	茯苓 15 g	山药 20 g
红藤 15 g	延胡索 10 g	麦芽 30 g	山楂 10 g

14 剂，水煎服。

2016 年 2 月 12 日三诊：诉夜寐欠安，腰部酸软，舌质紫暗，苔薄，脉细缓。时值经前，治以温肾通络、养血活血之法。

处方：

鹿角霜 10 g	杜仲 15 g	桑寄生 15 g	当归 10 g
川芎 10 g	白芍 10 g	鸡血藤 15 g	延胡索 15 g
川楝子 10 g	陈皮 10 g	砂仁 3 g（后下）	夜交藤 20 g
川牛膝 15 g			

7 剂，水煎服。

后诉服药后经行小腹疼痛明显减轻，经色、经量正常。

（按）子宫腺肌病属瘀阻胞脉，不通则痛，更令新血无以归经。瘀滞日久，病久及肾，而肾虚又易致瘀，终致疾病愈演愈烈。在月经周期的不同阶段，随着冲任、胞宫的阴阳盛衰变化，证候属性也各有差异。

本案患者经行腹痛剧烈乃因瘀滞日久，损伤及肾，渐积而成。经期以通为主，重在活血化瘀、行气通络；经后以清化逐瘀为要，兼以补肾养血；经前温肾通络、养血活血。整个周期的治疗坚持补虚不留瘀，祛瘀不伤正，通补并用，标本兼顾，方能获效。

案例 7

刘某，女，20 岁。2016 年 2 月 4 日初诊。

主诉：经行腹痛 6 年。

现病史：患者自诉初潮 14 岁，周期 28～30 天，经期 5～6 天，量少，色淡红，少许血块，经行小腹隐痛，经行第 1 天痛甚，疼痛剧烈时感全身发冷，出冷汗，喜热敷、揉按，伴腰酸乏力，恶心呕吐。平素白带量少，色质正常。就诊时患者正值经前 1 周，诉平时纳、眠一般，易疲倦，口干不苦，怕冷，喜饮热水，伴脱发，心情烦躁，二便调。舌淡红，苔薄白，脉沉弦细。

中医诊断：痛经。

证候诊断：气滞血瘀，下焦虚寒。

治法：温经散寒，行气活血。

处方：艾附暖宫丸加减。

艾叶 15 g	制香附 15 g	黄芪 30 g	当归 12 g
川芎 12 g	白芍 15 g	巴戟天 15 g	桂枝 10 g
乌药 15 g	延胡索 15 g	鸡血藤 30 g	益母草 30 g

制何首乌 15 g

嘱经前 1 周开始服汤剂，每 2 日 1 剂。平时服中成药，注意经前、经期保暖，忌食生冷寒凉之品，并保持心情愉悦。

2016 年 2 月 21 日复诊：诉痛经较前缓解，腰酸，微感乏力，恶心欲呕，余无不适，舌淡红，苔薄白，脉弦细。上方去延胡索，加怀牛膝 15 g，加强补肾强腰膝功效，服法同前。

2016 年 3 月 20 日三诊：诉痛经较前明显减轻，无全身发冷、出冷汗、乏力、恶心呕吐等不适，感乳胀，纳、眠可，二便调，舌淡红，苔薄白，脉弦细。上方去制何首乌、怀牛膝，加郁金 10 g。

3 月后随访，诉月经按时来潮，痛经未再发作。

（按）艾附暖宫丸方药组成：艾叶（炭）、香附（醋制）、吴茱萸（制）、肉桂、生地黄、当归、川芎、白芍（酒炒）、黄芪（蜜炙）、续断。治则：理气补血，温暖子宫，调经止痛。方中艾叶、吴茱萸、肉桂为辛热之品，能温肾祛寒止痛；当归、生地黄、白芍、川芎可补血和血；香附、吴茱萸、白芍相配伍可疏肝理气、缓急止痛；续断助肉桂温阳补肾；黄芪补气，与当归相配又可补血。

本方加减运用：去吴茱萸加桂枝，桂枝温通经脉、通阳化气，具有明显的镇痛解痉作用；加乌药、延胡索行气止痛，温肾散寒；加巴戟天补肾助阳可治疗妇科宫冷不孕、少腹冷痛等症；加鸡血藤补血调经，活血通络，主治痛经；加益母草苦泄辛散，主入血分，善于活血调经，祛瘀通经，为妇产科要药；加制何首乌补肝肾，益精血，乌须发，强筋骨；加怀牛膝补肝肾，强筋骨，逐瘀通经；加郁金清心解郁，行气化瘀。通过随证加减，全方共奏补肾温通、理气活血止痛之功效。

六、先兆流产

先兆流产即孕妇出现了类似流产的表现，最常见的就是阴道出血，如果治疗及时有效可以保胎。

导致先兆流产的原因是素体虚弱、肾气不固，或跌扑外伤、损及冲任。常见的先兆流产病因有以下四种。

1. 肾虚型

主要症状为妊娠期阴道少量出血，色淡暗，腰酸，下腹坠痛，或伴头晕耳鸣、小便频数、夜尿多，或有自然流产史，舌淡苔白，脉沉滑，两尺脉弱。治宜补肾安胎。方用寿胎丸加减：菟丝子 15 g、枸杞子 15 g、桑寄生 15 g、覆盆子 15 g、续断 10 g、阿胶 10 g（烊化）、白术 10 g、仙鹤草 15 g、砂仁 3 g（后下）、山药 15 g、墨旱莲 15 g、甘草 5 g，每日 1 剂，分早、晚 2 次服用。

2. 气血亏虚型

主要症状为妊娠期阴道少量流血，色淡红，质稀薄，或腰腹坠胀疼痛，伴神疲气短、面色苍白、心慌失眠，舌质淡，苔薄白，脉细滑。治宜补气养血，固肾安胎。方用：熟地黄 20 g、山茱萸 10 g、山药 15 g、菟丝子 15 g、枸杞子 15 g、桑椹 15 g、白术 10 g、党参 15 g、白芍 15 g、生地黄 20 g、麦冬 15 g、甘草 5 g。患者同时要注意查孕激素，防止因孕酮低而导致流产。

3. 血热型

主要症状为妊娠期阴道下血，色鲜红，质黏稠，或腰腹坠胀疼痛，伴心烦、手足心热、口干咽燥、小便短黄、大便秘结，或午后发热，舌红，苔黄而干，脉滑数。治宜滋阴清热，养血安胎。方用：党参 15 g、白术 12 g、枳壳 10 g、山药 15 g、茯苓 25 g、黄柏 10 g、地骨皮 15 g、知母 5 g、生地黄 20 g、山茱萸 10 g、牡丹皮 10 g、炙甘草 5 g，每日 1 剂，分次温服。

4. 跌仆伤胎型

主要症状为妊娠外伤，腰酸，少腹坠胀，或阴道少量下血，血脉正常。治宜补气和血安胎。方用圣愈汤加味：党参 15 g、菟丝子 15 g、黄芪 20 g、熟地黄 15 g、续断 10 g、桑寄生 15 g、阿胶 10 g（烊化）、艾叶 15 g，水煎服，每日 1 剂，分早、晚 2 次服用。

临床上先兆流产多系气血虚弱，肾气亏损，胎元不固，以致气血失调，冲任不固，影响胚胎着床发育而致流产。故患者务必卧床休息，减少活动，避免胸腹牵拉，禁止性生活；当出现阴道出血时，积极进行中医调治，必要时可补充外源性孕酮，协助安然渡过孕期。切勿自行服用鹿茸、巴戟天、杜仲等中药，上述中药性温热，易致出血加重。若反复数日均有阴道出血，伴有下腹坠痛，甚至头晕眼花、疲倦乏力、四肢厥冷，务必前往妇科就诊，排除宫外孕等危急重症。

肾气不足的妇女常出现月经失调或不孕，即使通过中药调理怀孕后，也常常会因为肾气不能稳固胎元而出现滑胎迹象，故补肾、补气是治疗先兆流产的首要治则。同时，日常生活也要多休息，勿劳累。若有阴道出血要及早就医，大部分使用中药或中药结合外源性孕激素保胎的效果都比较理想。

案例1

李某，女，46岁。2016年6月2日初诊。

主诉：可疑妊娠1月余，阴道出血6天。

现病史：患者10余年前育有1子，近月备孕二胎，平素少许右下腹隐痛，未行具体检查治疗。末次月经2016年4月14日，5月份曾自行用验孕试纸检测尿液显示孕阳性，5月28日测孕酮4.5 nmol/L、HCG 133.24 U/L，当日下午开始出现阴道出血，血块较多，色暗，伴有小腹隐痛。5月30日再次复查，孕酮1.0 nmol/L、HCG 25.66 U/L，故今日前来就诊。舌淡红、中有裂纹，苔薄白，脉细。

中医诊断：滑胎。

证候诊断：肾精、肾阴不足。

治法：补肾益精，养阴助孕。

处方：六味地黄丸加减。

熟地黄20 g	山茱萸10 g	山药15 g	女贞子15 g
枸杞子15 g	菟丝子15 g	麦冬20 g	生地黄20 g
白芍15 g	桑椹15 g	甘草5 g	

注意事项：考虑患者5月28日已流产，本月宜避孕，注意调畅情志，勿悲伤、自责。

2016年7月14日复诊：诉2016年6月28日已来月经，量一般，7月11日B超监测示优势卵泡大小为21 mm×16 mm，近日均有同房。舌淡、中有裂纹，苔少，脉弦细。

处方：加味五子汤加减。

党参20 g	白术12 g	砂仁3 g（后下）	熟地黄20 g
鹿角霜10 g	紫河车3 g	女贞子15 g	枸杞子15 g

菟丝子 15 g   覆盆子 10 g   蛇床子 10 g   黄芩 10 g

甘草 5 g

2016 年 8 月 11 日三诊：末次月经 2016 年 7 月 27 日，8 月 7 日 B 超监测到优势卵泡，8 月 8 日监测到卵泡已排出。舌稍红，苔薄白，脉弦细数。续予五子汤加减，考虑患者虚热较显，予上方去鹿角霜、蛇床子，加生地黄 15 g、麦冬 15 g、桑寄生 15 g、黄芪 15 g。

（按）本患者近月一直在备孕二胎，但由于其年龄已近"七七"，肾气不足，天癸将绝，已非最佳生育状态，故首诊时诉 1 月余前曾有怀孕迹象，但监测孕酮、HCG 均不高，后腹痛、阴道出血后，孕酮、HCG 更加降低。因此，考虑其肾气不足，不能稳固胎元，可能当时已经滑胎，遂予六味地黄丸加减益肾填精，补充滑胎流失的气血。其后月经来潮，亦监测到优势卵泡，考虑其仍有生育机会，续予五子汤补肾益气、养血助孕，并根据其体内阴阳平衡状态调整用药加减。

案例 2

刘某，女，27 岁。2016 年 6 月 9 日初诊。

主诉：妊娠 2 月余，阴道出血半月。

现病史：妊娠 2 月余，阴道出血半月，现阴道流血已净。腰酸，小腹坠胀，体倦乏力，面色晦暗，舌淡暗，苔白，脉沉细滑尺弱。既往史：曾有流产 1 次。先天性肾缺如、纵隔子宫。辅助检查：2016 年 6 月 4 日 B 超检查示早孕活胎，孕囊下方见 2.3 cm×1.8 cm×0.5 cm 暗区。

中医诊断：滑胎。

证候诊断：肾虚不固。

治法：补肾健脾，益气安胎。

处方：

黄芪 30 g   太子参 30 g   党参 30 g   菟丝子 30 g

仙鹤草 30 g   续断 15 g   桑寄生 15 g   栀子 15 g

墨旱莲 15 g   白芍 15 g   黄芩 10 g   麦冬 10 g

阿胶 12 g（烊化）   甘草 3 g

7 剂。

2016 年 6 月 17 日复诊：无明显诱因下阴道少量出血 1 次，咖啡色，现阴道出血已净，精神转好，仍感腰酸，胃纳、夜寐尚可，舌淡，苔白，脉沉细滑、尺略弱。B 超检查示：宫内暗区已消，胎盘下缘覆盖宫颈内口；腹部闻及胎心，约 160 次/分。予上方去仙鹤草、栀子、阿胶，减菟丝子量为 15 g，加升麻 6 g、柴胡 5 g、桔梗 5 g、白术 10 g、当归 10 g、杜仲 10 g。

2016 年 6 月 24 日三诊：未见阴道出血，6 月 23 日 B 超检查示宫内暗区未见，胎盘下缘距宫颈内口 25 mm。依前方加减调护，患者未再见胎动之象，随访至患者孕 5 月，检查正常。

（按）患者先天子宫发育欠佳，肾气亏虚，又兼堕胎，胞络受损，肾虚胞损则系胎无力，故见孕后漏红淋漓；腰为肾之府，肾虚故见腰酸；胞络失养而见小腹坠胀。B 超检查提示宫内暗区。以黄芪、党参、白术益气健脾，桑寄生、菟丝子、续断补肾安胎，佐以黄芩清虚热安胎，墨旱莲、白芍滋阴潜降，仙鹤草、栀子凉血止血。二诊时出血得止，暗区已消，加用桔梗、升麻、柴胡升提阳气固胎，当归、白术、杜仲养血补血，使胞脉得固而胎儿得安。

案例 3

林某，女，27 岁。2015 年 9 月 6 日初诊。

主诉：流产 3 次，月经逾期未至半月。

现病史：4 年前行人工流产 1 次，2 年前剖宫产 1 女，后备孕二胎，4 月前自然流产，当时胎龄 1 月余，无自知症状。平素月经量、色、质、期均正常，末次月经 2015 年 7 月 23 日，舌红，苔薄黄，脉弦细。

中医诊断：早孕？

证候诊断：肾虚血热。

治法：补肾填精，固冲安胎。

处方：

熟地黄 20 g	山茱萸 10 g	黄芪 15 g	白术 10 g
山药 15 g	党参 15 g	白芍 15 g	女贞子 15 g
枸杞子 15 g	菟丝子 15 g	五味子 5 g	甘草 5 g

嘱测孕检二项，若 HCG 值未升高，月经来潮后 3 天内测性激素水平。

其后 2 月患者因个人原因未复诊，确认未怀孕后自行续服上方。

2015 年 12 月 3 日复诊：末次月经 10 月 29 日，D3 测性激素三项基本正常，复诊当日测 HCG 值轻度升高，疑有孕，无诉特殊不适。舌红，苔白，脉细滑数。

处方：

桑寄生 15 g	菟丝子 15 g	续断 10 g	枸杞子 15 g
黄芩 10 g	白术 10 g	紫苏梗 5 g	砂仁 3 g（后下）
山药 15 g	沙参 15 g	麦冬 10 g	甘草 5 g

5 剂。

2015 年 12 月 10 日三诊：诉从 5 天前开始出现少量阴道出血，色暗红，无血块，无诉腰痛、腹痛，舌红、中有裂纹，苔薄，脉细弦。

嘱勤监测 HCG，若 HCG 始终升高不明显，须尽早完善妇科 B 超检查，排除宫外孕等特殊情况。

处方：

桑寄生 15 g	续断 10 g	枸杞子 15 g	黄芩 10 g
白术 10 g	菟丝子 15 g	仙鹤草 15 g	砂仁 3 g（后下）
山药 15 g	沙参 10 g	麦冬 10 g	墨旱莲 15 g
甘草 5 g	阿胶珠 3 g（烊化）		

7 剂。

2015 年 12 月 17 日四诊：诉阴道出血渐少，监测 HCG 值稳定上升。予上方去墨旱莲，加党参 15 g，续服 7～14 剂。

（按）本患者既往行过 1 次人工流产及 1 次剖宫产，对胞宫及冲任气血均有损伤，肾阴渐亏，故而第三次怀孕时，肾气、阴血亏少，不足以养胎，导致自然流产。其后体内阴虚血少，虚热内扰，冲任空虚，经血无以按时而下，故月经迟至，予加味五子汤加黄芪、党参、熟地黄、白芍之属，补肾益气，养阴生血。当再次有孕时，虽服药后肾气有所恢复，但虚热仍困于内，扰动胎元，此时勿单独使用巴戟天、杜仲等温肾安胎之品，免温燥太过，易加重出血，而应继续以补肾益气为法，予桑寄生、菟丝子、续断、枸杞子等平和的补肾安胎药物，配合黄芩、沙参、麦冬等清热固冲的药物，共同达到益气止血、稳固胎元的效果。

故而，在治疗滑胎时，益肾固冲始终是大法，再根据具体辨证选用对症的药物及相应的安胎之品，不可为了补肾，一味选用温补或滋腻之品，导致胎元更加受扰，加重滑胎风险。

案例 4

薛某，女，26 岁。2015 年 8 月 20 日初诊。

主诉：腹痛 1 年余。

现病史：诉 2014 年行清宫术后出现反复左小腹隐痛，按则疼痛加重，同房后可诱发，现月经 D16，B 超监测已排卵，舌淡，苔薄腻，脉细滑。

中医诊断：腹痛。

证候诊断：气血不足，下焦湿阻。

治法：健脾养血，理气止痛。

处方：

白芍 20 g	女贞子 15 g	枸杞子 15 g	桑寄生 20 g
白术 12 g	党参 30 g	山药 15 g	菟丝子 15 g
黄芪 20 g	甘草 5 g	生地黄 20 g	熟地黄 20 g
忍冬藤 15 g			

7 剂。

后患者因工作原因未及时来诊。

2015年11月5日复诊：月经量少，末次月经10月6日，经行乳胀，小腹痛，腰酸，舌淡，苔黄腻，脉细滑，10月16日查B超示子宫内膜厚3 mm，卵泡大小12 mm×9 mm。

处方：

白芍20 g	女贞子15 g	枸杞子15 g	覆盆子10 g
党参30 g	山药15 g	菟丝子15 g	桑椹10 g
熟地黄20 g	甘草5 g		

7剂。

2015年12月17日三诊：已确认怀孕6周，查孕酮78.8 nmol/L，值稍低，嘱多食鱼、蔬果，勿食牛羊肉，舌淡，苔薄黄，脉细滑。

处方：

白术10 g	白芍15 g	山药20 g	熟地黄20 g
黄芩10 g	山茱萸10 g	女贞子15 g	枸杞子15 g
覆盆子10 g	菟丝子15 g	生地黄10 g	太子参20 g
炙甘草10 g			

7剂。

2015年12月24日四诊：孕7周，恶心呕吐重，但仍要少量频服上方，否则营养不足，舌淡，苔黄腻，脉弦细滑。若恶心呕吐重，考虑胎气太旺，忌辛热之品。

处方：

白术10 g	山药20 g	熟地黄20 g	黄芩10 g
女贞子15 g	枸杞子15 g	覆盆子10 g	太子参20 g
炙甘草10 g	白芍15 g	法半夏5 g	竹茹5 g

砂仁3 g（后下）

上方服7剂后，诉恶心减少，续予上方加减调理。

（按）患者素体气血不足，故月经量少、子宫内膜偏薄，卵泡发育欠理想，纵使受孕，亦出现胎元不固、孕酮偏低等情况。故以温补气血、益肾安胎为法，酌情予少量清热祛湿之品，以改善下焦湿阻化热之象。加之患者曾行清宫术，下焦留有瘀阻，湿瘀互结，故反复出现腹痛，不排除合并有盆腔炎。但由于患者气虚重，不宜使用过多苦参、红藤等苦寒之品，在受孕后，更不可利湿活血，此时，治病求本，加重补气血、补肾之力，使气血得续、肾精得充，纵有湿瘀热困于下焦，气血津液得以运行，就可逐步令诸邪得化，最终达到固肾安胎的效果。

七、产后诸病

产后病是指产妇在新产后及产褥期发生与分娩或产褥有关的疾病。由于产时用力汗出和产创出血，阴血骤虚，卫表不固，抵抗力下降；恶露排出，血室已开，胞脉空虚，此时若护理不当，将息失宜，每易引起疾病。产后最易出现的疾病有产后乳少、产后郁冒、大便难解、关节烦疼等。《金匮要略·妇人产后病脉证治》载："新产妇人有三病，一者病痓，二者病郁冒，三者大便难。"

产后病多是由于产后失血、失汗过多，气随血脱，气血两虚所致。如产后失血过多，汗出过多，营卫失调，腠理不固，气不固表，易感风邪；又因血虚则筋脉失养，复感风邪夹寒夹湿，便出现筋脉肌肉紧张、牵制活动，甚至痉挛抽搐等症状，发为产后痉病。此时治宜补气养血、温经散寒，祛风通络为主，予蠲痹汤加减。方药：羌活10 g、独活10 g、桂枝10 g、秦艽10 g、当归10 g、川芎10 g、炙甘草5 g、桑枝15 g、海风藤15 g、牛膝12 g、防风6 g；湿重者，加苍术10 g、薏苡仁30 g；关节痛剧者，加延胡索15 g、白芍15 g；恶露不畅者，加丹参10 g、益母草15 g。

产后郁冒也是产后病中最常见的疾病之一，包括产后头晕、大汗出、胸闷心慌、神疲乏力等诸多症状，是由于产后失血失汗过多，以致津血亏虚，气虚不固，又阳气偏亢，此时若复感外邪，郁闷昏冒，便发而为郁冒。治宜补气养血，祛风通络。此时补血治疗非朝夕之功，补阴敛阳、益气生津却是当务之急，故可用玉屏风散合生脉散，加强益气养阴之效，方药：黄芪20 g、太子参20 g、白术12 g、防风10 g、麦冬10 g、五味子10 g、川芎10 g、浮小麦30 g、牡蛎30 g（先煎）、龙骨30 g（先煎）、桂枝10 g、炙甘草5 g。

另外，临床上不少产妇诉有大便艰难，称为产后大便难，其可再分为血虚津亏和气虚失运两型。产后失血伤津，津亏液少，肠道失于濡养，导致产后大便数日不解、干燥、艰涩难下，腹无胀痛，治宜养血滋阴、润燥通便。素体虚弱，产时用力耗气，其气益虚，气虚大肠传送无力，导致大便不坚而难解，治宜益气养血、润燥导便。可予玄参10 g、麦冬10 g、生地黄10 g、大黄10 g、芒硝5 g、白芍20 g、火麻仁15 g，煎汤灌肠，每周2～3次。

对于产后诸病，陈小忆提倡应尽早介入中医中药治疗，可配合食疗进行调理。同时注意产后要坐好月子，注意保暖，避免吹风受凉，尤其是头部，不要接触冷水，洗头后要马上吹干，不宜用冷水洗澡；衣服应厚薄适宜，避免过热而导致出汗过多；注意休息，保持充足睡眠，不宜过早过度操劳；忌寒凉生冷的食物，多煎服黄芪大枣水等进行补养；另要注意产后心情舒畅，避免肝气郁结，加重气不达表、气不下行等症状。

在临床上，"产后风"，甚至产后抑郁的患者很多，程度有轻有重，但都给产妇的日常生活造成了很大的影响。因此，一定要重视坐月子，并且要科学坐月子，适当进补，尽量避免产后受风寒侵扰。

案例1

邓某，女，30岁。2017年7月13日初诊。

主诉：产后恶露不尽3月。

现病史：患者于3月前顺产1子，其后恶露持续不尽，色红，宫缩较弱，小腹坠胀痛，现稍干净2天，流少量黄水，自汗多，舌淡红、舌尖红，苔薄白，脉弦细。

中医诊断：产后恶露不尽。

证候诊断：气血不足。

治法：益气养血，活血祛瘀。

处方：

党参 20 g	白术 10 g	仙鹤草 30 g	墨旱莲 30 g
山药 15 g	黄芪 30 g	白芍 15 g	熟地黄 20 g
生地黄 20 g	炙甘草 10 g	山茱萸 10 g	

共7剂。

2017年7月20日复诊：仍有恶露，量较前减少，色黄，质稀，小腹微胀，舌淡红、舌尖红，苔薄白，脉弦细。予上方加益母草20 g。

（按）一般情况下，产后恶露分为3个阶段：①血性恶露。其色鲜红，量多，有时有小血块，持续3~4天。②浆液恶露。其色淡红，含多量浆液及少量血液，持续10天左右。③白色恶露。其质黏稠，色泽较白，持续3周左右干净。临床上，恶露持续的时间也会因人而异，与生产方式、产妇体质、产后调养等有关，平均约为21天，短者可为14天，长者可达2月。本患者产后恶露3月仍难收，即为"恶露不尽"，多与气虚不摄及瘀血不除有关。治疗上，如果恶露颜色、气味无异常，可根据辨证，辨别气虚与血瘀的轻重，用药以益气补血为主，或以活血化瘀为主，或二者兼用，进行治疗调理，常常可以达到较好的效果。

《胎产心法》云："由于产时伤其经血，虚损不足，不能收摄，或恶血不尽，则好血难安，相并而下，日久不止。"恶露不尽，久而会伤及气血，造成气随血脱，气血两虚，对产妇身体的恢复及哺乳都有极大的影响。

案例2

洪某，女，30岁。2015年5月28日初诊。

主诉：剖宫产后3月，自觉发热、咽痛1月余。

现病史：患者于 3 月前行剖宫产，未哺乳，产后 2 月恶露才尽，左少腹不适，腰痛，体型偏瘦，自觉发热，口干，多饮，二便正常，眠欠佳，咽痛，鼻痛，舌红苔薄，脉弦细。月经史：初潮 13 岁，月经周期 28～30 天，经期 5～7 天，量多，有痛经，偶有血块。辅助检查：B 超示左侧卵巢旁 10 mm×10 mm 低回声区，考虑巧克力囊肿。

中医诊断：产后发热。

证候诊断：气阴两虚。

治法：补血益气，养阴清热。

处方：

黄芪 15 g	当归 10 g	白芍 15 g	熟地黄 15 g
生地黄 15 g	墨旱莲 15 g	阿胶 15 g（烊化）	艾叶炭 6 g
黄芩 15 g	女贞子 15 g	桔梗 6 g	甘草 6 g

10 剂。

2015 年 6 月 18 日复诊：怕热，汗出不多，大便较干，仍觉咽干咽痛、鼻痛，舌红，苔薄，脉弦细。

处方：

黄芪 15 g	升麻 6 g	白术 10 g	当归 10 g
党参 15 g	远志 5 g	桔梗 5 g	柴胡 6 g
黄芩 15 g	知母 10 g	北沙参 15 g	玄参 15 g
甘草 6 g	莱菔子 15 g		

14 剂。

2015 年 7 月 2 日三诊：患者诉服药后发热减轻，夜寐尚可，但仍觉内热心烦，口干，鼻干，便秘，舌红，苔薄，脉弦细。

处方：

青蒿 15 g	白薇 15 g	生地黄 15 g	地骨皮 15 g
黄芩 15 g	枸杞子 15 g	菊花 15 g	制何首乌 15 g
决明子 15 g	知母 10 g		

7 剂。

2015 年 7 月 9 日四诊：患者自觉内热减轻，大便一到两日一行，口干，鼻干减轻。遵上方治疗 3 月，诸症消失。

（按）初诊治以补血益气，养阴清热，方用当归补血汤合胶艾汤和二至丸加减。复诊治以益气养阴，甘温除热，予补中益气汤加减。三诊治以滋阴清热，润肠通便。患者平素月经量多，长期处于阴血亏耗、阴液不足的状态，不能制约阳气，而处于阴虚内热之状况，再加之患者产后恶露 2 月才尽，失血过多则阴血骤虚，阴不敛阳，虚阳外浮而致发热。故用胶艾汤补血止血，二至丸清虚热。复诊用补中益气汤加黄芩、知母、玄参等养阴清热之品，补气养阴，甘温除热，养阴清热。"劳者温之，损者益之，盖温能除大热"，以甘温之剂，补其中，升其阳，甘寒以泄其火则愈。三诊以清虚热、通便为主。该病案的特别之处在于患者以发热咽痛为主诉就诊，但责其病因确是平素月经量多，故在治疗上以减少月经量为主，再加益气养阴清热之法。

第三节　内科杂病

以深厚的中医基础理论和细致的中药学知识为基础，陈小忆在治疗内科杂病上形成了特有的"扶正祛邪"的治疗理念。扶正为根本，祛邪为急则治标之法。除了辨证确是纯实证之外，在纯虚证或虚实夹杂证的治疗中，补益正气、顾护脾胃一直是选方用药的原则，通过培补气血、养阴助阳以匡扶正气、激起患者本身的抗邪能力，从而达到消除邪气、改善体质、改善症状的效果。纵然是急则治标者，亦配合山药、党参、白术等健脾益气之品，健运脾胃、改善胃肠功能，既可促进祛邪药物的吸收、增强药效，又可防止清热、行气、活血、祛痰等药物攻伐太过而损伤正气。

一、肿瘤康复

肿瘤，在中医里有肿疡、瘿瘤、恶疮、瘤、岩、癌等十几种名称，被认为是饮食不调、寒热不当、疲劳过度和情志不舒等引起脏腑经络失调、气血亏损，复感外邪，致气滞血瘀、痰凝湿聚、邪毒蕴热留阻而成。所谓"积之成也，正气不足而后邪气踞之"。中医学对肿瘤发病原因的认识，主要分为内因及外因两个方面。内因指人体气血亏虚、七情太过及脏腑气血功能失常；外因指邪毒入侵，蕴聚经络、脏腑，而致气滞、血瘀、痰凝、食积等。中医中药对恶性肿瘤中晚期、肿瘤术后、放化疗术引起的副反应等都有理想疗效。

面对不同肿瘤患者的不同疾病病程和身体状态，应选用相应的、有针对性的治疗原则，并据此选方用药。

（一）扶正培本，提高免疫力，祛邪抗癌

免疫力降低，可诱发恶性肿瘤或促使其复发转移。扶正培本是中医治疗的一大特色，亦是肿瘤治疗中的基石。扶正类中药往往是通过提高人体自身正气，即抗病能力来达到最终的治疗效果。在匡扶正气、提高人体免疫功能的同时，适当配合化痰化瘀、攻伐散结的中药，祛邪抗癌，可限制肿瘤扩散，甚至使瘤体缩小。具体的治疗原则有补气养血、养阴生津、健脾化痰、疏肝理气、活血化瘀、软坚散结、清热解毒、解郁止痛等。常用药物有党参、黄芪、白术、茯苓、山药、黄精、麦冬、白芍、鹿角霜、紫河车、龟板、鳖甲、玄参、生地黄、三棱、莪术、皂角刺、山慈菇、芒果核、荔枝核、法半夏、浙贝母、牡蛎、夏枯草、白花蛇舌草、野菊花、半边莲、半枝莲、蒲公英、败酱草、土鳖虫、全蝎、蜈蚣、水蛭等。要根据具体病程阶段辨证论治，若患者正气过于虚衰，不宜过用攻伐之品；若患者正气尚存，邪瘤实证明显，则以祛邪散结为要。

（二）配合西医治疗，增效减毒，促进机体功能恢复

由于手术、放疗、化疗等抗肿瘤治疗，都有不同程度的毒副作用或并发症，严重时会影响患者，甚至导致其不能按时、足疗程地完成抗肿瘤治疗计划。此时配合中药、针对不同情况辨证施治，有助于增强疗效、减轻毒副作用，有助于机体尽快恢复，配合完成手术或放化疗。如患者需行手术治疗，术前应平衡阴阳、调和气血、补气养血、健脾益气、滋补肝肾，多以四君子汤、八珍汤、十全大补汤、保元汤、六味地黄汤加减等方为底。术后早期，手术、麻醉、出血、禁食、胃肠减压造成的胃肠功能紊乱，治以六君子汤加理气化滞之品；术后营卫不固产生的虚汗、疲倦气短，治以玉屏风散加太子参、五味子、白芍、乌梅等；术后并发感染、发热，治以四君子汤合清热解毒之品；术后晚期，则标本兼顾、扶正与祛邪并用，在调节阴阳气血的同时，配合消癥、散结、祛痰化瘀之品，辅助消除残余癌细胞，减少复发和转移概率。若患者在行放、化疗后出现毒副反应，多考虑正气耗损、抵御无权，并可兼有热毒、虚火、痰瘀互结等病邪特点，应以益气生津、补气养血、清热解毒、活血化痰瘀为法。

案例 1

李某，女，55 岁。2015 年 7 月 4 日初诊。

主诉：发现卵巢癌半年余，盆腔转移 4 月。

现病史：患者 2014 年底诊断左侧卵巢癌，在外院行左侧卵巢切除术，其后化疗 3 次，2015 年 3 月复查，白细胞正常，CA125 升高 600～3000 倍，PET-CT 提示盆腔转移。再行化疗 6 次，化疗后双膝关节以下关节疼痛、麻木，双手末端麻木，平素怕冷，口干，纳眠可，舌淡胖，苔黄白厚，脉细滑。

中医诊断：癌症并盆腔转移。

证候诊断：气虚，痰瘀内阻。

治法：益气健脾，化痰通络。

处方：

黄芪 30 g	党参 20 g	白术 10 g	山药 10 g
白芍 20 g	地龙 6 g	丹参 10 g	牛膝 15 g
桃仁 15 g	肉桂 6 g（焗服）	甘草 6 g	

14 剂，每日 1 剂，分次温服。

（按）肿瘤术后，特别是化疗后的患者，出现各种症状的主要病机多倾向于气虚，以阳气亏虚为主，故中医治疗以益气健脾、培补正气为总体治则，再根据具体虚实、痰瘀辨证进行用药加减。本患者化疗后出现关节疼痛、肢麻、畏寒，是较典型的阳气虚弱、阴血耗伤表现，故予黄芪、党参、白术、肉桂等补气温阳之品，配合白芍、丹参等补血活血之品。因补气亦能生血，而活血可促进气血运行，防止补益后气血郁滞，使气血同补而不怕滋腻困脾，亦可使气血顺利到达四末，缓解畏寒、麻木之症状。另外，本患者有盆腔转移，考虑下焦有痰瘀内阻，故佐以桃仁、牛膝等活血下血之品，以活血行血、祛瘀消癥。

肿瘤后期的患者，特别是行手术治疗或化疗后的患者，多为"本虚标实"或"气血两虚"体质，表现为四肢倦怠、容易疲劳、胃纳不佳等。中医调理应侧重补益脾胃，增强其生化之源，气血足则可提高机体的自主抗病能力，达到扶正祛邪的目的。

案例 2

张某，女，62 岁。2016 年 8 月 13 日初诊。

主诉：发现乳腺癌 3 年，腹泻 1 周。

现病史：患者 3 年前诊断为左侧乳腺癌，在我院乳腺外科行左乳肿物切除术，其后口服药物化疗，复查未及肿瘤转移及复发。诉平素易疲倦乏力，胃纳欠佳，进食后胃脘胀闷疼痛。1 周前在外不洁饮食后开始出现泄泻，每日排 10 余次水样便，色黄，臭秽，伴寒战、低热，脐周胀痛，胃纳差，反酸嗳气，口干口苦，全身疲倦乏力，间中左胁肋部疼痛，右膝关节疼痛，眠差，小便常，舌淡暗、有瘀斑，苔白稍黄，脉弦细。

中医诊断：癌症，泄泻。

证候诊断：脾气虚，湿热内郁。

治法：益气健脾，利湿和中。

处方：

党参 30 g	白术 12 g	茯苓 15 g	桂枝 15 g
白芍 20 g	木香 10 g	诃子 10 g	乌梅 10 g
石菖蒲 10 g	白豆蔻 6 g（后下）	甘草 6 g	

5 剂，每日 1 剂，分次温服。

2016 年 8 月 20 日复诊，患者诉腹泻止，腹痛缓解，胃纳好转，仍易疲倦乏力，舌淡暗、有瘀斑，苔白，脉弦细。

处方：

黄芪 30 g	党参 30 g	白术 12 g	茯苓 15 g
陈皮 10 g	法半夏 15 g	白芍 15 g	砂仁 6 g（后下）
丝瓜络 15 g	木香 10 g	石菖蒲 10 g	甘草 6 g

予上方加减 21 剂，乏力、腹痛低热等症均见缓解。

（按）患者有乳腺癌术后病史，气血耗伤较多，形成目前脾胃虚弱、气血不足的体质状态，一旦摄生不慎，则容易出现脾不升清、胃不受纳的临床表现。初诊时患者虽有湿热内郁的实象，却不宜清热太过，以免更伤气血，故予四君子汤之党参、白术、茯苓益气健脾、补益中气，配合行气宽中、缓急止痛的桂枝、木香、白芍，以缓解腹胀腹痛症状，并予祛湿和中、涩肠止泻的石菖蒲、白豆蔻、诃子、乌梅等，化中焦之湿，止湿热之痢。待泄泻止，腹痛缓解，实邪得除，则续予陈夏六君子汤健脾化湿、培土和胃，调整肿瘤术后脾气亏虚之状。

案例 3

陈某，男，79 岁。2015 年 3 月 26 日初诊。

主诉：发现前列腺癌 10 余年，反复咳嗽气促多年。

现病史：患者有慢性阻塞性肺病史多年，10 余年前诊断为前列腺癌，在我院行切除术，其后未行放、化疗。诉容易外感，自汗出，精神一般，行走双下肢乏力，小便频、短数，夜间 2～3 次，平素时有咳嗽、活动后气促，咯较多白稀痰，面色白，语声低弱，舌淡，苔薄黄，脉弦，左肾脉虚，右脾脉虚。

中医诊断：癌症，肺胀。

证候诊断：肺肾阳虚。

治则：补肺益肾，纳气止喘。

处方：

黄芪 30 g	地龙 6 g	白术 15 g	山药 20 g
苏子 15 g	五味子 10 g	厚朴 10 g	远志 10 g
党参 20 g	熟地黄 20 g	陈皮 10 g	丹参 20 g

7 剂，每日 1 剂。

2015 年 4 月 2 日复诊：仍有小便频数，疲倦乏力，咳嗽，咯痰黄黏，间中气促、咽痒，舌淡，苔腻，脉弦，重按无力。

目前宜治以清热化痰。上方去山药、白术、五味子、熟地黄、丹参，加连翘 10 g、玄参 20 g、鱼腥草 20 g、桔梗 10 g、百部 10 g、炙麻黄 5 g、地龙 5 g、神曲 20 g。

7 剂。

2015 年 4 月 9 日三诊：现咳嗽，无痰，咽痒，纳差，夜尿多，眠差，口干，精神疲倦，舌淡红，苔白，脉细数稍弦。

处方：沙参麦冬汤加减。

玄参 20 g	桔梗 10 g	地龙 6 g	神曲 20 g
黄芪 30 g	防风 10 g	沙参 20 g	麦冬 20 g
生地黄 20 g	细辛 3 g	蒲公英 20 g	党参 20 g
薄荷 6 g（后下）			

7 剂。

待外邪得除，阴液得复，即转为匡扶正气、培补脾胃。

处方：

黄芪 20 g	白术 15 g	山药 20 g	地龙 6 g
神曲 20 g	牛膝 15 g	厚朴 10 g	远志 10 g
党参 20 g	熟地黄 20 g	陈皮 10 g	丹参 20 g
白花蛇舌草 20 g			

常服。

（按）患者为老年男性，反复咳嗽、气喘、咯痰，语声低弱，纳差，夜尿多，肾脾脉虚，综合四诊特点，考虑肺脾肾俱虚，以肺肾气虚为主。且其有肿瘤病史，更耗损正气，出现运化无权，痰饮内生，阻碍经络，而更加重气机运行障碍，肺气不降，肾气不敛，故而反复喘咳。治疗上以苏子降气汤补益下虚、缓解上实，佐以麻杏石甘汤清里之郁热、解表之风邪。待外感风邪已解，即转为益气养阴、化痰止咳之沙参麦冬汤，补养肺肾气阴，阴阳双调，可配合天灸穴位贴敷培补肾元及正气，抑制肿瘤反复。

二、慢性咳嗽

冬日三九，天气寒冷，寒邪侵袭，遏制阳气，素有肺病基础的患者很容易出现病情反复，其中以咳嗽反复迁延不愈为多见且最难治疗。病程超过 8 周以上的咳嗽即可称为慢性咳嗽，属中医学"久咳""久嗽""顽固性咳嗽"范畴，因病程较长、病机复杂而容易被误诊、误治。清代徐灵胎云："诸病之中唯咳嗽之病因各殊而最难愈，治或稍误，即贻害无穷，余以此证考证四十余年，而后始能措手。"无论是日间咳、夜间咳、干咳无痰、痰多咽痒、胸闷气促，还是喉中哮鸣、咯血盗汗消瘦等症，均存在复杂的中医病因病机。且《素问·咳论》云："五脏六腑皆令人咳，非独肺也。"慢性咳嗽的病位主要在肺，但与胃、肾、肝、脾、心等脏腑功能失调密切相关，需根据患者的年龄、性别、既往病史、咳嗽特点、伴随症状等多方面因素综合辨证，找出引起肺气上逆的根本原因，方可获得良效。因此，辨证准确、抓住重点，是中医治疗咳嗽的基础。而慢性咳嗽更需标本兼顾，除需考虑肺脾肾功能失常、津液代谢失司导致的肺不宣肃、脾不运化、肾不纳气、痰饮内生等基本病因病机外，还需兼顾寒热虚实程度、病变脏腑的具体偏重、有无夹瘀、有无伤阴动血等，同时顾护正气、改善体质，以减少病情反复、减缓病情加重。

小儿方面，因小儿素为纯阳之体，生长发育旺盛，其阳气当发，生机蓬勃，同时稚阳未充、稚阴未长，脏腑娇嫩，形气未充，若喂养不当，反复感受外邪或伤于乳食，均可出现慢性咳嗽。陈小忆认为小儿在生长过程中，最易出现肺热、阴津损伤，或饮食积滞导致的中焦不运，因此不宜使用过多温阳药物，主要治以健脾益气、化痰止咳，兼予疏风祛邪之品。

案例 1

李某，女，85 岁。2017 年 7 月 21 日初诊。

主诉：反复咳嗽、活动后气促 10 余年。

现病史：患者 10 余年前开始无明显诱因出现咳嗽，咽痒，咯黄白色黏痰，间中咯痰量多，每于天气变化时出现，伴有活动后气促，快走或上 2 层楼即开始气促，无发热、头晕、消瘦、胸闷胸痛、咯血丝痰等。西医诊断"慢性阻塞性肺疾病"，经抗感染、解痉平喘、雾化祛痰等治疗后病情好转，但仍间中发作。10 天前患者再次出现咳嗽咯痰，咽痛咽痒，夜间加重，平躺则咳甚、气促，口干，少许下肢浮肿，头痛，畏寒，关节疼痛，下肢易抽筋，食欲一般，睡眠良好，二便常。查体示双肺呼吸音粗，闻及大量干湿啰音。舌淡胖，苔白，脉细滑。

中医诊断：肺胀。

证候诊断：气虚痰阻。

治法：益气养阴，化痰平喘。

处方：沙参麦冬汤加减。

沙参 10 g	麦冬 10 g	淡竹叶 15 g	瓜蒌皮 15 g
竹茹 15 g	胆南星 10 g	桔梗 10 g	全蝎 5 g
地龙 5 g	甘草 5 g		

7 剂。

2017 年 8 月 4 日复诊：咳嗽较前减少，活动后气促减少，肢肿症状基本消失，肺部啰音较前减少，仍间中夜间咳嗽，咯白黏痰。续予益气养阴、止咳化痰治疗，注意顾护胃阴。上方去胆南星、桔梗，加太子参 15 g、山药 20 g、神曲 20 g、苏子 15 g。

7 剂，服完各症基本缓解。

（按）患者反复咳嗽咯痰、胸闷、活动后气促，符合中医肺胀中咳痰喘满的临床表现，考虑体内痰湿壅盛，使肺气不宣，又困阻脾阳，导致津液输布异常，三焦水道不通，而出现下肢浮肿。同时患者病久，肺脾虚弱，又痰湿盛，气机受阻，肺胃阴液生成无权，导致气阴两虚、痰浊内阻的虚实夹杂状态，此时宜标本兼治，既祛痰宣肺止咳，又益气养阴护胃，防止祛痰平喘伤及正气。待咳嗽、气促、肢肿等急性症状缓解后，夜间咳嗽、痰白黏均表现出气阴不足的情况，则将祛痰止咳效力较峻的胆南星等药去除，加太子参、山药等健运脾胃，协助祛除痰湿。

案例 2

林某，女，80 岁。2017 年 9 月 21 日初诊。

主诉：反复咳嗽、胸闷 10 余年。

现病史：患者 10 余年前开始无明显诱因出现咳嗽，胸部闷痛，受凉时多发，痰白黏稠，难咯出，活动尚可，无明显发热、气促、喘鸣等症。外院西医诊断考虑"慢性支气管炎"，间中服用止咳化痰药物控制病情。近 1 周患者再次出现咳嗽咯痰，口干眼干，间中腰腿酸痛，胃纳一般，眠差，时有腹泻，小便频，舌淡、有瘀斑，苔少干，脉弦、重按无力。另诉有"胃下垂"病史。

中医诊断：咳嗽。

证候诊断：肺脾气虚，痰湿内阻。

治法：健脾益气，宣肺化痰。

处方：沙参麦冬汤加减。

党参 20 g	玄参 20 g	沙参 15 g	杏仁 10 g
麦冬 20 g	川贝母 2 g	石斛 10 g	黄芪 15 g
地龙 5 g	山药 20 g	白术 12 g	甘草 5 g
牡丹皮 10 g			

7 剂，每日 1 剂，水煎服。

2017 年 9 月 28 日复诊：咳嗽程度较前减轻，痰少难咯出，仍有胸闷，腹部隐痛，大便欲排而难排出，自觉全身疲倦不适，口干，纳眠一般，小便频，舌淡、有瘀斑，苔少干，脉弦、稍缓。予上方去地龙，加栀子 5 g、枳壳 5 g，加强通腑泻热之力。

2017 年 10 月 12 日三诊：咳嗽减轻，咯痰减少，现诉胸闷，腹胀，喉中痰阻，间中恶心欲呕，腹泻，每日排烂便 2～3 次，夜眠差，舌淡、有瘀斑，苔少，脉弦。予初诊方去玄参、杏仁、川贝母、石斛，加厚朴 5 g、桔梗 5 g、射干 5 g、黄连 3 g、山茱萸 10 g、枳壳 5 g。

2017 年 10 月 26 日四诊：咳嗽胸闷等症好转，现无腹泻，大便干结，间中腹部绞痛，尿赤，眠差，舌淡、有瘀斑，苔少，脉弦。考虑素体肝郁脾虚，予下方。

处方：

党参 15 g	黄芪 15 g	枳壳 10 g	素馨花 6 g
黄连 3 g	山药 15 g	陈皮 5 g	熟地黄 20 g
杏仁 10 g	白术 12 g	麦冬 20 g	柏子仁 10 g
合欢皮 30 g	炙甘草 10 g		

上方续服 2 周后复诊，诉咳嗽明显缓解，疲倦减轻，可应对天气变化。

续予上方加减调理。1 年后随访诉咳嗽发作次数较前明显减少。

（按）本病患者年老，肺脾之气虚弱，同时肝木横克脾土，出现肝郁脾虚、肝失疏泄，体内气机升降异常，气机上逆，肺气宣肃功能受阻，故见咳嗽咯痰；气机降而不敛，则脾气不得升提，气机敛而不降，则大肠腑气不通，故见腹胀腹痛、大便干稀不调。故以补脾益肺、益气化痰为法，配合行气和中、柔肝解郁。综合而言，辨证要点始终在于脾虚、气机不畅，脾虚为其关键病因，故党参、黄芪、山药、白术等健脾益气、顾护胃阴的药物始终不变，是以治病必求于本也。再根据咳嗽咯痰、胸闷腹胀、大便干稀等情况，抓住主要矛盾，进行药物的调整。待脾气渐长，肝气得柔，肺气得降，中气稳固，则咳嗽可减少复发。

案例 3

何某，女，45 岁。2018 年 4 月 9 日初诊。

主诉：反复咳嗽半年余，加重 1 月。

现病史：自觉胸骨后气上冲咽则咳，少痰，痰阻喉中，间中胸闷，腹胀，无咽痒、咽痛、气促、哮鸣。外院予化痰止咳、抗感染等药物，均无明显效果；后予"黛力新"调节心境。诉平素易紧张焦虑，头晕头痛，烦躁易怒，胃纳一般，眠差，二便常，舌淡，苔薄黄腻，脉细弦。

中医诊断：咳嗽。

证候诊断：肝火犯肺。

治法：清肝理气，宣肺止咳。

处方：泻白散合泻肝汤加减。

桑白皮 20 g	百部 10 g	地骨皮 10 g	鱼腥草 15 g
苏子 10 g	龙胆 5 g	牡丹皮 10 g	桔梗 5 g
杏仁 15 g	川芎 5 g	甘草 5 g	黄芩 10 g

7 剂。

2018 年 4 月 16 日复诊：诉咳嗽好转，气上冲咽感减轻，头晕头痛减轻，仍间中胸闷、腹胀，胃纳一般，睡眠差、难入睡，大便偏烂，小便常，舌淡，苔薄黄，脉细弦。予上方去龙胆、川芎，加瓜蒌皮 15 g、枳壳 10 g、合欢皮 15 g。服药半月后诉各症减轻，可逐渐停用止咳及调节心境类药物。

（按）本病患者年近七七，肾气不足，肝失于柔养，肝气不得调达，肝火犯肺，木火刑金，故反复咳嗽；肝失疏泄，气机郁结，故头晕头痛、焦虑烦躁。虽舌质淡，脉细，有正气不足之象，然其主要症状均以实证、热证为主，因此使用泻肝火、清肺热之方药，可快速缓解其临床症状，减轻其焦虑状态，待邪热得清，则可加强宽胸行气解郁，调畅中焦气机。

案例 4

何某，男，2 岁。2015 年 10 月 29 日初诊。

主诉：反复咳嗽 1 月余。

现病史：患儿反复咳嗽逾 1 月，时咳甚气急，痰多、色白，鼻流清涕，无明显发热、汗出、喘鸣等症，纳可，夜眠不安，二便调，舌淡红，苔薄白，指纹紫。

中医诊断：咳嗽。

证候诊断：风痰内阻。

治法：宣肺化痰，清热止咳。

处方：桑白皮汤加减。

桑白皮 10 g	黄芩 10 g	连翘 5 g	杏仁 5 g
蝉蜕 3 g	射干 5 g	法半夏 5 g	桔梗 5 g
竹茹 5 g	甘草 10 g	神曲 10 g	地骨皮 10 g

7 剂。

2015 年 11 月 12 日复诊：咳嗽减轻，间中夜间咳嗽，咯痰，流清涕，纳差，夜间咳，汗多，大便溏，舌淡红，苔薄，脉浮，指纹稍紫。考虑风证明显，予加强祛风化痰。

处方：

桑白皮 10 g	黄芩 10 g	连翘 10 g	百部 10 g
杏仁 5 g	白术 6 g	防风 6 g	守宫 3 g
桔梗 5 g	鱼腥草 15 g	甘草 10 g	神曲 10 g
白芍 10 g			

7 剂。

2015 年 11 月 19 日三诊：咳嗽、流清涕等症均减轻，偶咯白痰，胃纳一般，舌淡红，苔薄，指纹稍紫。

外方：

黄芩 10 g	山楂 10 g	谷芽 15 g	麦芽 15 g
白术 6 g	山药 10 g	甘草 10 g	蝉蜕 3 g

布渣叶 10 g

14 剂。

（按）小儿素体阳热有余，易上犯、侵袭肺脏，且易饮食失调，出现肺热、食滞之证。本病患儿咳嗽病程虽久，症状仍以急咳、痰多、躁动不安为主，考虑风邪夹痰内扰，上犯于肺，郁而化热，扰动心神。故先予桑白皮、连翘等药以清热、泻肺、祛风、宁神，配合杏仁、桔梗等止咳化痰之品，待风痰得除，内热得安，转法为健脾益气、健运中焦，使脾胃得以顾护。其中，布渣叶是广东道地药材，味甘、淡，性微寒，归脾、胃经，可清暑、消食、化痰，用于感冒、中暑、食滞、消化不良、腹泻等疾病，对于小儿脾胃积热、肺热咳痰，尤有良效，民间也常用于制作凉茶。

案例 5

梁某，男，3 岁。2018 年 11 月 26 日初诊。

主诉：反复咳嗽 1 月余。

现病史：反复咳嗽，间断发热，低热为主，汗多，鼻涕黄黏，大便干结，纳可，眠差，近期住院诊断为支原体肺炎，已规范使用抗生素 2 周，病情仍迁延不愈，舌红，苔黄腻，指纹紫，达气关。

中医诊断：咳嗽。

证候诊断：痰热内阻。

治法：清肺化痰，宣肺止咳。

处方：

杏仁 5 g	瓜蒌仁 10 g	黄芩 10 g	僵蚕 5 g
白术 6 g	百部 10 g	山药 10 g	桑白皮 10 g
地骨皮 10 g	淡竹叶 5 g	生地黄 10 g	甘草 4 g

7 剂。

2018 年 12 月 3 日复诊：咳嗽、流清涕等症均减轻，偶咯白痰，胃纳一般，舌红，苔薄，指纹稍紫。予上方去地骨皮、淡竹叶，加谷芽 15 g、麦芽 15 g、陈皮 10 g、枇杷叶 10 g，7 剂。

（按）小儿长期咳嗽，肺气不降，体内气机运行不畅，久则累及脾胃中焦气机，加之治咳之药久服多耗伤正气，故久咳小儿宜加强补益脾土，以稳固中焦，润肺、平肝、利胆，肺脏得养，肝胆横逆之气得降，则肺气自降，其咳自止。成人久病、脉虚咳嗽、服降肺药不愈者，亦可从此法论治。

三、胃肠功能紊乱

胃肠功能紊乱又称功能性胃肠病、胃肠神经官能症，是一种功能性的消化系统疾病，主要诱因多为精神因素，如情绪紧张、焦虑、生活与工作压力大、烦恼、突发意外事件等。因肝主疏泄、调畅情志，肝气盛则疏泄太过，木郁克土，横逆犯脾，导致中焦气机不畅，脾不运化、胃失和降，故而同时出现焦虑紧张、烦躁易怒、胸胁胀闷、善太息、咽喉不适、月经不调、心烦、失眠等肝郁气滞症状，以及疲倦乏力、腹胀纳呆、胃脘隐痛、嗳气返酸、肠鸣矢气、大便溏泄等脾胃运化失司表现。此时，因脾胃及肠腑并无实际器质性病变，亦未受六淫邪气侵扰，故单纯的养阴护胃、祛湿和胃、健脾和胃等治疗方法均效果一般，唯需疏肝理气、调畅中焦气机。

若气机郁滞已影响津液代谢和输布情况，导致痰浊内生，形成痰核，阻于经络，会反向加重局部经气运行的阻碍，而引起咽中异物感，痰多，腹胀满闷不舒，按之有硬结、时消时现等症，治疗上需巧用化痰散结之品，既行气消痰，又不至于因行气药物芳香温燥过度而伤及脾阳。当肝气得舒，气机运行有常，脾胃得以健运，则胃肠相关症状自可不治而解；若患者长期受情志所困，气机郁滞日久，诸症缓解不力，则需对症酌加药物，以求气机上调下达。另外，素体脾胃本虚之人，若出现虚实并见，则治疗难度较大，且经常反复发作，容易影响进食，化源不足，导致正气日衰，形体消瘦，此时当以健脾益气为主、疏肝理气为辅，先将脾胃之气稳固，再行调理气机之治，以免土虚木乘，使病情日趋复杂。

案例 1

麦某，男，85 岁。2016 年 8 月 29 日初诊。

主诉：反复腹痛、腹泻 1 年余。

现病史：腹痛、腹胀以脐下明显，伴腹泻，里急后重，每日排稀烂便 8 ～ 10 次，多为黄绿色软便，间中排可疑黑便，曾有一过性排白色黏液便，自行口服"黄连素"，后未再排黏液便，但腹泻无明显缓解，进食后症状易反复，精神状态较差，口干口苦，食欲一般，睡眠良好。曾查胃肠镜未及特殊异常。无发热恶寒、胸闷心悸、反酸嗳气、肠鸣消瘦等不适。舌淡，苔厚腻，脉细弱。

中医诊断：泄泻。

证候诊断：脾虚湿盛。

治法：健脾燥湿止泻。

处方：木香顺气丸加减。

木香 10 g	砂仁 5 g（后下）	陈皮 10 g	党参 15 g
茯苓 15 g	白术 15 g	甘草 5 g	石榴皮 15 g
败酱草 15 g	诃子 10 g	云芝 3 g	

7 剂。

2016年9月8日复诊：服用上药7剂后，精神好转，腹痛缓解明显，现排黄色软便，每日2～3次，间中嗳气、矢气、口干口苦、舌淡、苔黄腻，脉细弱。予上方去石榴皮、诃子，加枳壳10 g、黄连3 g。

（按）本病患者年迈，饮食劳倦，损伤脾气，脾失健运，不能运化水谷，气滞湿阻，故而出现少腹胀、肠鸣矢气、便溏不爽等症。辨证考虑脾虚合并内生水湿，并无明显肝郁气滞、抑郁焦虑等情绪因素，故治以健脾为主，佐以祛湿止泻。陈小忆多予陈夏六君子汤健运中焦，多配合黄芪、山药、薏苡仁、芡实、麦芽等行气化湿之品。其中，党参、白术、黄芪、麦芽重用，以达益气健脾、燥湿止泻之效。本病使用木香顺气丸，亦是由香砂六君子汤化裁而来。

关于泄泻之病，根据其脾虚湿盛、脾失健运的病机特点，治疗应以运脾祛湿为原则。急性泄泻以湿盛为主，重用祛湿，辅以健脾，再依寒湿、湿热的不同，分别采用温化寒湿与清化湿热之法。兼夹表邪、暑邪、食滞者，又应分别佐以疏表、清暑、消导之品。慢性泄泻以脾虚为主，当予运脾补虚，辅以祛湿，并根据不同证候，分别施以益气健脾升提、温肾健脾、抑肝扶脾之法，久泻不止者，尚宜固涩。应注意急性泄泻不可骤用补涩，以免闭留邪气；慢性泄泻不可分利太过，以防耗其津气；清热不可过用苦寒，以免损伤脾阳；补虚不可纯用甘温，以免助湿。若病情处于寒热虚实兼夹或互相转化时，当随证而施治。

案例2

刁某，男，48岁。2017年3月29日初诊。

主诉：腹痛2月余。

现病史：反复出现腹部疼痛，呈游走性刺痛、胀痛，偶有胁肋部及腰背部牵拉痛，发作时间无明显规律，与饮食无明显相关，间中伴有胸闷，喜太息，纳眠可，二便常，舌红，苔白，脉弦细。查体腹软，腹部压痛不明显。

中医诊断：腹痛。

证候诊断：肝郁脾虚。

治法：疏肝理气，健脾和胃。

处方：丹栀逍遥散加减。

牡丹皮15 g	栀子10 g	柴胡10 g	枳实10 g
白芍15 g	茯苓15 g	白术15 g	薄荷5 g（后下）
当归15 g	川楝子10 g	延胡索15 g	甘草5 g

5剂。

2017年4月6日复诊：诉上药服用5剂后，腹痛、胸闷程度减轻，间中仍觉胁肋部疼痛，喜太息，纳眠尚可，二便常，舌红，苔白，脉弦细。予上方改枳实为枳壳10 g，加素馨花15 g、香附10 g。续服5剂。其后复诊诉各症均缓解明显。

（按）丹栀逍遥散，多用于肝郁脾虚日久，肝血不足、肝气逆上，生热化火，单用逍遥散已不足以平其火热，故加牡丹皮以清血中之伏火，栀子清肝热并导热下行。其临床虽多用于肝郁血虚有热所致的月经不调、经量过多、经期吐衄等妇科病症，实则只要辨证为肝郁脾虚有热者，如见阴虚发热、自汗、盗汗、失眠多梦、怔忡不宁、面赤咽干、小腹作痛、小便涩痛及内热烦渴等症，均可使用。

《医宗金鉴》言："肝为木气，全赖土以滋培。"本病患者饮食排便未及特殊异常，唯平素情志不达，肝气不疏，喜善太息，久则肝木乘脾，影响脾胃运化，故而出现腹痛腹胀、胸胁闷痛。由于脾胃并非过虚，仅因肝气郁结，困阻脾气，胃气失于和降，故选用丹栀逍遥散，以疏肝解郁、清热平肝为重，配合健脾固本，即可得效；若是脾胃本虚，肝气失于脾土滋养，气逆而横克脾土，则可选用六君子汤之类，以健脾益气、养血柔肝为主，以免丹栀逍遥散中栀子等药过于苦寒降逆，更伤脾阳肝血。因而，选方用药的基础始终为准确的辨证，同一病因，若侧重点不同，需使用不同的治法。

案例3

崔某，男，71岁。2016年8月11日初诊。

主诉：胃脘隐痛2月余。

现病史：胃脘部隐痛、胀闷，少许嗳气，头痛，耳部生疮，口苦，口腔溃疡，大便常，舌红，苔薄白，脉弦细。查体胃脘部轻按痛。

中医诊断：胃脘痛病。

证候诊断：肝火犯胃。

治法：疏肝泻热，理气和胃。

处方：龙胆泻肝汤加减。

龙胆15 g	柴胡15 g	赤芍15 g	白芍15 g
栀子15 g	厚朴15 g	泽泻15 g	茯苓15 g
瓜蒌皮20 g	枳实10 g	川楝子10 g	白蒺藜10 g
夏枯草10 g	王不留行10 g	车前子10 g	

每天1剂，水煎服。

服上药3剂后，龙胆、栀子、夏枯草减半，再服3剂，以免苦寒过度伤胃。

2016年8月18日复诊：诉胃脘痛、头痛、口苦程度减轻，腹部胀闷感好转。继予上药加四君子汤加减调和肝脾。

（按）肝郁气滞型胃脘疼痛可分为两种类型：①肝气犯胃证。症见胃脘胀满，攻撑作痛，脘痛连胁，胸闷嗳气，喜长叹息，大便不畅，得嗳气、矢气则舒，遇烦恼郁怒则痛作或痛甚，苔薄白，脉弦。治宜疏肝理气、和胃止痛，方药可予四逆散或柴胡疏肝散，如：柴胡 10 g，川芎 10 g，白芍 15 g，枳壳 10 g，陈皮 10 g，木香 10 g，香附 15 g，砂仁 5 g（后下），白术 12 g，茯苓 15 g，炙甘草 5 g。若素体本虚，脾胃不足，可予四君子汤合四逆散，加强补气和胃，行气止痛。②肝胃郁热证。症见胃脘灼痛，痛势急迫，喜冷恶热，得凉则舒，心烦易怒，泛酸嘈杂，口干口苦，舌红少苔，脉弦数。治当疏肝理气、清热和中，予丹栀逍遥散合左金丸，或龙胆泻肝汤加减，如：柴胡 10 g，当归 10 g，白芍 15 g，薄荷 5 g（后下），牡丹皮 15 g，栀子 5 g，黄连 5 g，白术 12 g，茯苓 15 g，吴茱萸 10 g，甘草 5 g。此类患者在治疗时，要以疏肝理气、调畅气机为要，胃脘疼痛自会在气机得畅后缓解消除。若患者长期受情志所困，气机郁滞日久，诸症缓解不力，则需对症酌加药物，以求气机上调下达。

案例 4

谢某，男，32 岁。2015 年 10 月 22 日初诊。

主诉：胃脘灼热疼痛 6 天。

现病史：6 天前患者与友人聚餐，连续饮酒 3 天后，即觉胃脘部灼热疼痛，未就诊，自服"藿香正气丸"等药治疗，上症未见减轻，反觉加重而来我院就诊。诉胃脘灼热疼痛，口干口苦，口渴不欲饮，头重肢困，纳呆恶心，小便色黄，大便不畅，舌苔黄腻，脉象濡数。平素嗜食辛辣、饮酒（每天至少喝白酒 250 g 以上）。

中医诊断：胃脘痛病。

证候诊断：湿热中阻。

治法：清热化湿，理气和中。

处方：清中汤加减。

黄连 10 g	栀子 10 g	白豆蔻 6 g（后下）	制半夏 10 g
茯苓 15 g	海螵蛸 15 g	木香 10 g	郁金 15 g
陈皮 6 g	甘草 6 g		

7 剂。

2015 年 10 月 29 日复诊：胃痛基本缓解，间中觉腹胀，口干，胃纳一般，大便干结，小便常，舌红，苔黄腻，脉濡数。

处方：陈夏六君子汤加减。

陈皮 6 g	法半夏 10 g	党参 15 g	白术 12 g
浙贝 15 g	茯苓 15 g	海螵蛸 15 g	木香 10 g
郁金 15 g	甘草 6 g		

7 剂。

（按）患者平素嗜食辛辣、长期饮酒，而致脾胃损伤，湿浊内生，蕴而化热，加上因连续喝酒 3 天，更伤脾胃，湿热壅阻于胃，气机不利而导致胃痛。患者胃脘灼热疼痛、口干口苦、口渴不欲饮、头重肢困、纳呆恶心、小便色黄、大便不畅、舌苔黄腻、脉象濡数，属湿热中阻证。由于湿热壅阻于胃，气机不利，故胃脘灼热疼痛。湿热上蒸，则口苦。湿热内蕴，津不上承，则口渴而不欲饮。湿热中阻，清气不升，浊气不降，故肢倦乏力，纳呆恶心。湿邪外犯肌表，上蒙清窍，故头重肢困。湿热下注，故小便色黄、大便不畅。舌苔黄腻、脉象濡数均为湿热内盛之象。

患者急性起病，有饮酒史。酒为肥甘厚腻之品，过量饮酒，可导致胃内湿热壅滞，阻碍气机，引起胃脘灼痛。治疗宜清泄胃火，行气止痛。酒者，味辛、甘，性温，可和血通脉、驱寒宣导，若长期饮酒、饮酒过多，温行过度，气机上逆、肝气不疏、肝火上犯，则可导致脾失运化、胃腑不通、反酸疼痛，并有情志不遂、口苦目赤、大便难解等症。治疗时，需以疏肝理气、清热柔肝为法，肝气得降，肝火得清，气机得畅，则胃脘疼痛自除。注意：当气机郁滞已影响津液代谢和输布情况，导致痰湿内生，阻于经络，会更阻碍局部经气运行，则需巧加化痰祛湿之品。

案例 5

高某，女，29 岁。2017 年 1 月 22 日初诊。

主诉：胃脘疼痛 1 年余。

现病史：反复诉胃脘隐痛、胀痛，进食后胀闷明显，嗳气多，间中反酸，痰多、色白，咽喉不适，口干，大便干结难解，间中胸闷心悸、眠差、头晕，易焦虑，舌淡红、有齿痕，苔少，脉细。

中医诊断：胃脘痛病。

证候诊断：脾虚、肝胃不和。

治法：疏肝健脾，和胃消痰。

处方：四逆散加减。

柴胡 5 g	白术 12 g	白芍 20 g	枳壳 10 g
玄参 15 g	党参 20 g	山药 20 g	竹茹 10 g
黄连 3 g	吴茱萸 5 g	甘草 3 g	厚朴 5 g
旋覆花 5 g	熟地黄 15 g		

7 剂。

（按）患者思虑过多，七情致病，引起肝气不舒、气机郁滞，故胃脘疼痛、嗳气频发；咽喉不适，似有痰阻，考虑气滞痰凝之梅核气；舌淡胖、苔少、脉细为其素体脾虚、胃阴不足之象。故治以疏肝健脾、和胃消痰。方中柴胡、枳壳、吴茱萸行气疏肝，开导气机；白术、党参、山药健运中焦，健脾益气；熟地黄、玄参配合黄连滋养胃阴，清泻胃火；竹茹、厚朴化痰散结；佐以旋覆花平调中焦气机，降逆止嗳。

四、失眠

失眠，中医称之为不寐，以不易入睡，睡后易醒，醒后不能再寐，时寐时醒，或彻夜不寐为其证候特点，并常伴有日间精神不振、反应迟钝、体倦乏力，甚则心烦懊恼，严重影响身心健康及工作、学习和生活。七情内伤为主要病因，其涉及的脏腑包括心、脾、肝、胆、肾等。阴阳失调为病之本，或阴虚不能纳阳，或阳盛不得入阴。

卫气"昼日行于阳二十五周，夜行于阴二十五周，周于五脏"，营卫相互协调，脏腑安和，则可目瞑而寐。《灵枢·大惑论》曰："卫气不得入于阴，常留于阳。留于阳则阳气满，阳气满则阳跷盛；不得入于阴则阴气虚，故目不瞑矣。"可见，阴阳失和、营卫之气不相顺接是不寐的关键病机所在。睡眠可看作是阴阳消长平衡的一个过程。白天阳胜于阴，阴气内守，阳气运行于外，支持脏腑日常功能运作及人体生命活动；夜间阴胜于阳，阳气收敛入阴，阴气运行周身，化生阴血荣养脏腑百骸。此为正常的阴阳消长。若邪气客于脏腑，阳气不能入阴，或脏腑功能失调，阴阳不和，阴阳消长不循常规，营卫之气不相顺接，则夜寐不安。外邪可为火、热之邪，导致脏腑阴阳失衡、气血壅塞，干扰卫气的正常运行；或内伤情志，五脏气机失常、气血不和，阴阳失调而致失眠，病理因素多为气、血、痰、瘀、火、郁、湿、食等。心主神志，肝主情志，脾志为思，若情志不舒，思虑过度，不仅影响肝之疏泄，出现肝郁气滞，化火扰神，而且进一步耗伤心血，阻碍脾运，甚至耗损真阴真元，心肾失交，神志不宁，致使五脏俱虚，病情虚实胶结，缠绵难愈。

失眠在治疗上，一应注重调整脏腑阴阳气血，以"补其不足、泻其有余、调其虚实"为总则，通过补益心脾、滋阴降火、交通心肾、疏肝养血、清热化痰、化滞和胃、活血通络等治法，使气血和调，阴阳平衡，脏腑功能得以恢复正常；二应安神定志，通过养血安神、清心安神、重镇安神等法，使心神得安，夜间神有所依；三应加强情志的调畅和精神因素的缓解，消除顾虑和紧张，保持心情愉悦，可协助治疗不寐。

另外，针对"胃不和则卧不安"这一理论，陈小忆作出了自己的解释。一是由于睡前进食，饮食入于胃，脾胃阳气需再次振奋，以运化水谷，导致阳气无以入阴休敛，阴阳消长无度、不相顺接，自然夜寐不安。二是由于睡前进食，饮食存于胃腑，或素有痰饮困阻脾胃，阻碍了中焦气机的升降，卫气运行不畅，阳入阴的过程不顺，或导致心火不得下降至肾水，肾水不能上承滋养心火，均可出现体内阴阳平衡失调，而致夜不能寐。因此"胃不和则卧不安"这一理论，除了可以提醒人们不要在夜间、睡前过量进食外，还从中医的气机升降、阴阳协调等方面，阐述了中焦脾胃在调节全身阴阳平衡中的重要作用。

不寐有虚实之分，但都归属于心主神明功能的异常。虚者，心血不养神明；实者，阻碍心主神明。故无论补虚还是泻实，关键在于调心，可多用归心经的药物。

案例1

王某，女，31岁。2015年4月17日初诊。

主诉：眠差2周。

现病史：难入睡，多梦，易醒，间中乏力，易心悸，平素工作压力大，月经正常，胃纳可，二便常，舌红，苔黄，脉细。既往史：甲亢病史，停药半年。

中医诊断：不寐。

证候诊断：心肝火旺。

治法：清心泻火，柔肝助眠。

处方：

白术18 g	山药20 g	枳壳10 g	柏子仁15 g
黄连5 g	牡丹皮15 g	栀子10 g	熟地黄30 g
白芍20 g	生地黄20 g	甘草5 g	

7剂。

2015年4月24日复诊：感觉情绪较前轻松，睡眠较前有所改善，舌淡红，苔薄黄，脉细。原方去栀子、枳壳，加黄柏15 g、牛膝15 g、酸枣仁15 g，7剂。

再诊诉睡眠有所改善。

（按）患者反复眠差、多梦，并有心悸症状，考虑心肝火旺，循经上炎，扰乱心神。其既往有甲亢病史，为肝火夹痰，阻滞经络所致，现肝火、心火夹杂并行，心藏神，肝藏魂，心肝火旺则神不内固，魂不守舍，夜卧不宁，故心悸易惊多梦。另患者思虑过多，肝血暗耗，其脉细、乏力、易惊悸等症已可见一斑，幸而目前尚未达到肝血不足之状，故月经尚未受影响。但治疗时在清泻火热的同时，需注意补养阴血，故使用熟地黄、白芍、山药等，益气养血，使心神有所依归，并防止阴血继续暗耗，而出现月经失调、量少、后期等症。

临床治疗上，虚实务必辨清，当患者阳热明显时，勿忽略其已表现出的阴虚之象，用药时要适当兼顾。中医药方中很多都是寒热并用、补泻同施，便是有避免偏颇之意。失眠之证可虚可实，应滋阴养血和清热安神斟酌选用，方可奏效。

案例2

向某，女，53岁。2017年12月3日初诊。

主诉：眠差1月。

现病史：既往左后枕部放射样刺痛数年，近1月眠差，多梦，汗多，间中头面部烘热感、忽冷忽热感，现需服用思诺思、佳乐定助眠，易烦躁，疲倦，腰痛，今年月经已收，舌淡，苔黄厚腻，脉细濡。

中医诊断：不寐。

证候诊断：肝肾亏虚，心肝火旺。

治法：清心泻火，益肾助眠。

处方：二仙汤加减。

仙茅10 g	淫羊藿10 g	牛膝10 g	川芎5 g
巴戟天10 g	白术12 g	山药15 g	熟地黄20 g
知母10 g	黄柏10 g	合欢皮30 g	柴胡10 g
沙参20 g	白芍15 g	炙甘草5 g	

7剂。

2017年12月10日复诊：头痛有好转，忽冷忽热症状好转，但仍诉眠差、难入睡，间诉外阴瘙痒，舌淡胖，苔白腻，脉细，右尺弱。

处方：

仙茅10 g	淫羊藿10 g	牛膝15 g	川芎5 g
巴戟天10 g	夜交藤30 g	酸枣仁10 g	知母10 g
白芍15 g	炙甘草10 g	柏子仁10 g	黄柏10 g
麦冬10 g	合欢皮30 g	大枣15 g	

14剂。

2017年12月24日三诊：失眠较前好转，潮热多，全身骨痛，考虑肝肾不足、气机郁滞，舌淡，苔黄腻，脉濡细。

处方：

仙茅10 g	淫羊藿10 g	牛膝15 g	杜仲15 g
补骨脂15 g	夜交藤30 g	酸枣仁10 g	丹参15 g
黄柏5 g	合欢皮30 g	麦冬20 g	大枣15 g
炙甘草10 g			

14剂。

（按）绝经期女性出现不寐，以七情内伤为主要病因，其涉及的脏腑包括心、脾、肝、胆、肾等；阴阳失调为病之本，或因阴虚不能纳阳，或因阳亢不得入阴。本病患者处于阴液亏虚、阳气不守、阴阳失调的阶段，以肝肾不足为本，心肝火盛上炎为标，故需标本同治，既以二仙汤加减调补肝肾，平衡阴阳，又配合知母、合欢皮等以清热泻火，寒温并用，上下同治，取其中阴阳互根互用、从阳治阴、从阴治阳之意。其中，夜交藤、酸枣仁、合欢皮等均为滋阴养血、清热助眠的佳品，在肝阴、肝血不足，导致肝阳上亢，扰动心神，使心火亢盛不能下交肾水的病症中，可起到引气血归于肝、引心火归于肾的作用，均可配合选用。

案例 3

黄某，女，63 岁。2020 年 4 月 21 日初诊。

主诉：眠差 10 余年。

现病史：自觉寒热往来 2 月，难以入睡，精神紧张、急躁，情绪不稳定，疲倦乏力，稍食寒凉或受寒则失眠加重，近 2 月有忽冷忽热的表现，发冷时伴有寒战，自觉发热时全身汗出，但测体温正常，夜间盗汗，胃纳欠佳，二便排出不畅，舌暗，苔黄腻，脉滑。

中医诊断：不寐。

证候诊断：心肾不交，气机郁滞。

治法：调整阴阳，疏肝理气。

处方：小柴胡汤加减。

柴胡 10 g	法半夏 10 g	党参 20 g	大枣 10 g
炙甘草 10 g	黄芩 15 g	白术 12 g	茯苓 30 g
荆芥 10 g	黄柏 10 g	黄连 5 g	淡竹叶 15 g
三七 10 g			

5 剂。

2020 年 4 月 28 日复诊：寒战、汗出症状较前减轻，胃纳、排便好转，仍有眠差，易焦虑烦躁，口干，舌暗，苔黄腻，脉滑。

处方：

| 阿胶 10 g（烊化） | 猪苓 10 g | 茯苓 30 g | 泽泻 10 g |
| 滑石 15 g | 黄芩 15 g | 白芍 20 g | 升麻 5 g |

7 剂。

2020 年 5 月 12 日三诊：诉眠差较前缓解，汗出减少，未再出现忽冷忽热感。舌暗，苔黄，脉滑。予上方加酸枣仁 15 g、合欢皮 15 g，续服 7 剂。

后复诊诉诸症减轻，夜间可入睡。

（按）患者平素性情急躁，易紧张焦虑，思虑劳神太过，肝气疏泄失常，气机郁滞，郁而化火，引动君火、相火炽盛，加之素体阴亏血少，阴阳不调，心火不能下交于肾，心神受扰，故而心烦失眠、烦躁汗多。就诊之时患者寒热往来症状明显，并有饮食不佳、二便不畅等中焦气机不畅之象，故先予小柴胡汤加减和解少阳、调畅中枢气机，加茯苓、白术泻三焦之水、健脾稳定中焦，黄柏、黄连、淡竹叶清心胆之热，荆芥祛风固表、避外邪风寒，三七温通补血、匡扶正气。待气机和顺，中土稳固，三焦道路通畅，心火下交肾水的通路无邪气阻滞，自然心肾得交，气定神安。故当患者寒热往来、纳差等症减轻，即可予阿胶、白芍等敛阴养血之品，猪苓、泽泻等泻热降逆之品，助心火下达，心肾交通，治疗可得佳效。

案例 4

吕某，女，47 岁。2018 年 6 月 21 日初诊。

主诉：眠差 1 月余。

现病史：入睡困难，易醒、醒后难再入睡，夜间睡眠时间约为 2 小时，伴心慌、胸闷、气短、头晕、疲倦乏力，纳差，胃胀，反酸。曾在心理科就诊，予乐友、优菲、舒眠胶囊等口服治疗，效果欠佳。口干，大便干，间中排黑便，小便常，舌红，苔白厚，脉弱。

中医诊断：不寐。

证候诊断：脾肾两虚。

治法：温肾健脾，养血助眠。

处方：金匮肾气丸加减。

熟地黄 30 g	山茱萸 15 g	山药 15 g	泽泻 10 g
茯苓 30 g	牡丹皮 10 g	附子 10 g（先煎）	肉桂 3 g（焗服）
牛膝 15 g	车前子 15 g	黄连 5 g	酸枣仁 30 g

5 剂。

2018 年 6 月 28 日复诊：睡眠较前改善，仍有反酸、嗳气，舌淡红，苔白，脉细弱。考虑中焦不足，肝气温升，却无脾土固护，故予加强补气健脾，行气柔肝。

处方：

柴胡 10 g	枳实 5 g	白芍 30 g	佛手 10 g
香附 10 g	党参 15 g	茯苓 15 g	山药 30 g
谷芽 30 g	麦芽 30 g	乌梅 15 g	阿胶 10 g（烊化）
炙甘草 10 g			

7 剂。

（按）患者年近七七，肾气亏虚，以肾阳不足为主，累及脾阳不足，故而平素疲倦乏力、纳差腹胀。肾为元阳之本，是人体一切机能活动的原动力，脾阳温腐水谷、化生气血、荣养他脏，脾肾阳虚，气血生化无权、运行动力不足，心肝失于荣养，故可出现眠差、易醒、心悸、气短等症。通过金匮肾气丸温补肾之元阳，兼可温养脾阳、健运脾气，益火之源，助火生气，振奋阳气，提升中焦运化能力。待中焦温煦启动，气血得生、心神得养，自可减轻眠差症状。然此时脾阳方启，肝气受阳气鼓动，却无脾土固护，故而气机上逆，反酸嗳气，继予党参、茯苓、山药、谷芽等健脾益气之品，配合四逆散疏肝理气，减轻症状。注意此时肝阴仍亏，酌加乌梅、阿胶敛阴养血柔肝，可加强助眠之力。

案例5

邓某，女，69岁。2016年2月21日初诊。

主诉：反复眠差10余年。

现病史：诉绝经后即开始睡眠差，入睡难，易醒、醒后难再入睡，多梦，头胀痛、头晕，口干口苦，腰痛，四肢畏寒，尿少，舌淡红，苔黄，脉弦细。

中医诊断：不寐。

证候诊断：肝阴不足。

治法：养阴柔肝，清热助眠。

处方：

石斛20 g	天花粉20 g	麦冬20 g	沙参15 g
鸡血藤30 g	桂枝15 g	牡丹皮10 g	合欢皮30 g
白术12 g	五味子5 g	夜交藤30 g	牛膝30 g
陈皮10 g			

7剂。

2016年2月28日复诊：睡眠较前改善，可入睡，仍有多梦，头胀头晕，舌淡红，苔白，脉细弱。

予上方去麦冬、鸡血藤、桂枝、白术，改沙参为20 g、合欢皮为15 g，加生地黄20 g、蒺藜15 g、山药30 g、栀子10 g、黄柏10 g。7剂。

（按）"肝藏魂，肝血虚则魂不藏。"患者肝肾亏虚，天癸竭，阴精耗竭，肝阴不足，肝不藏血，久而魂无藏身养身之所，虚阳上越，故而眠差难寐、头晕头痛。予石斛、天花粉、麦冬、沙参、牡丹皮等养阴清热之品，安抚肝阳，引火下行；配合夜交藤、鸡血藤、五味子养血柔肝，固敛肝血；佐以桂枝温经通脉，助肝气通行疏泄，白术顾护中土，健脾益气。全方共达养肝柔肝、清热助眠之效。

五、男性不育症

男性不育指夫妇同居未采取避孕措施2年以上，而因男方原因所致的无生育现象。本处仅讨论少精症、弱精症、精液不液化、畸形精子增多、精液酸碱度改变、精液量不正常等男性相对不育症。中医认为男性不育与肾、脾及任脉、冲脉的元气精血不足相关。陈小忆认为此病缠绵难愈，病情复杂，病因繁多，临证论治当察其形气阴阳盛衰、脏腑寒热虚实，各求其因分而治之。

最常见的男性不育症病因如下。

（一）肝肾阴虚，精血不足

禀赋不足、素体虚弱、房事劳伤、少年早淫、大病久病伤及肝肾等皆可致男性精血不足，阴精亏损，化气生精乏源而致不育。临床表现为精液量少、少精症，或精液液化不良，性欲亢进，射精过快，遗精滑精，腰膝酸软，头昏耳鸣，两目干涩，神疲乏力，心悸健忘，心烦盗汗，舌质红或淡，苔少或薄，脉沉细。治当补肾益精，方选五子衍宗丸、左归饮。药用党参、肉苁蓉、桑椹、鹿角霜、枸杞子、覆盆子、菟丝子、车前子、五味子、熟地黄、山茱萸、山药、茯苓等。

（二）肾阳虚，命门火衰

命门之火乃一身阳气之根本，对各脏腑组织具温煦生化之力，若纵欲房劳，频繁手淫，精室亏虚，则命门火衰，肾之阳气虚衰，精室虚寒，不能煦蒸温化肾阴生精气，久则可致性与生殖机能减退、体虚衰弱诸症。临床表现为精液清稀而冷，精子数量减少、活动率低或活动力弱，或伴有阳痿早泄，形寒肢冷，腰膝酸冷，面色晦暗或淡，头晕耳鸣，尿频便溏，阴部湿冷，舌质淡，苔薄而润，脉沉弱无力。治宜温补肾阳，方选右归饮。药用熟地黄、山药、山茱萸、枸杞子、巴戟天、杜仲、牛膝、菟丝子、当归、淫羊藿、艾叶、附子等。

（三）痰湿阻络

素体脾虚，或过食生冷肥甘，伤及脾阳，脾胃失健，痰湿留滞，流注下焦，内蕴精室窍道，气血运行受阻，碍于精液之化生、贮藏、施泄，则难以融育成胎。临床表现为精子密度增加，或精液量过多，或精液液化不良，伴性欲低下，或阳痿早泄，形体肥胖，脘腹胀闷，疲乏困倦，体重痰多，阴囊潮湿，股间汗多，舌体胖大或淡，舌苔滑腻，脉濡数。治宜泄湿浊、除痰饮，方选涤痰汤加减。药用苍术、香附、川芎、半夏、胆南星、枳实、茯苓、石菖蒲、白术、山茱萸、菟丝子、巴戟天、沙苑子、枸杞子等。

（四）血瘀阻络

瘀血阻滞脉络，滞于下焦肝肾精室窍道，肝肾经脉失畅，精室失其血之荣养，以致生精不利或难以生精而致不育。本证型多见于精索静脉曲张，或有慢性腺体炎症，日久不愈者。临床表现为精子畸形率高或死精过多，少精或精液不液化，常伴有少腹会阴坠胀，或阴囊、睾丸刺痛，射精不畅，或精稠、有块状物，面色暗或紫，胸胁胀痛，性急易怒，大便不爽，舌质暗红或有瘀斑，苔白，脉沉涩或弦。治当活血通络、滋补肝肾，方选血府逐瘀汤、当归补血汤合六味地黄丸加减。药用桃仁、红花、黄芪、当归、熟地黄、川芎、牛膝、柴胡、枳壳、续断、枸杞子、黄精、山茱萸等。

综上所述，男性不育的病因病机总体归纳为虚实二类，虚者责之于肝肾精血不足，实者则多由痰瘀阻络所致。治疗上，应重视补肾益精，佐以疏肝通络、祛痰化瘀，同时加强言语开导，缓解焦虑、自卑之感，帮助患者调节好心理状态、建立信心，会令治疗事半功倍。另外，长期坐位可导致精索静脉曲张，从而加重病情，应指导患者日常生活中注意。

案例1

邹某，男，30岁。2016年4月9日初诊。

主诉：婚后不育2年。

现病史：婚后夫妻正常同居2年，未避孕而妻子未怀孕，夫妻双方查性激素、生殖系统B超未及特殊异常。妻子无特殊不适，患者自觉疲劳，易困倦乏力，无排精障碍及精液异常，易咽痛，睡眠较差，夜尿多，舌淡红，苔薄白，脉沉细。

中医诊断：男性不育症。

证候诊断：肾虚，气虚。

治法：补益肝肾，益气助阳。

处方：五子衍宗丸加减。

补骨脂20 g	菟丝子20 g	蛇床子15 g	车前子10 g
覆盆子15 g	五味子10 g	黄芪20 g	党参20 g
熟地黄20 g	山茱萸15 g	山药15 g	肉苁蓉15 g
甘草5 g			

7剂，水煎服。

2016年4月13日复诊：疲倦乏力感好转，睡眠稍差，梦多，咽痛，舌尖红，苔薄白，脉沉细。予上方去肉苁蓉，加麦冬10 g，以免温燥过度，热扰心神。

续服五子衍宗丸合六味地黄丸加减。

（按）五子衍宗丸是著名的补肾良方，是治疗阳痿不育、遗精早泄等肾虚精亏病症的代表方剂之一。尤其对男性不育症有较好疗效，被誉为"古今种子第一方"，以及"补阳方药之祖"，有"五子壮阳、六味滋阴"之说。在临床上，陈小忆以此方为基础进行化裁，配合六味地黄丸中的"三补"药组熟地黄、山茱萸、山药以益肾补髓、扶阴助阳，以及鹿角霜、白术等以充先后天之本、培补元气，阴阳同调、阳中求阴，有补肾助阳、健脾固本之效，对于肾阳不足、阴寒内盛、元气虚亏的男女患者，均有促进孕育之功。

案例2

戴某，男，32岁。2015年5月11日初诊。

主诉：不育 3 年。

现病史：结婚 3 年来未避孕而妻子一直未怀孕。妻子行相关化验、检查皆无异常。患者外院查精液动态分析：精子活动率 7.75%，精子密度 19.18 × 10^6/mL。口臭纳差，多梦盗汗，大便干，小便黄，舌质红，苔黄厚，脉弦细。

中医诊断：男性不育症。

证候诊断：肾精不足，脾失健运。

治法：益肾填精，健脾益气。

处方：五子衍宗丸加减。

黄芪 20 g	蛇床子 15 g	菟丝子 15 g	车前子 15 g
覆盆子 15 g	五味子 10 g	淫羊藿 30 g	酸枣仁 30 g
夜交藤 30 g	巴戟天 10 g	肉苁蓉 10 g	远志 10 g
石菖蒲 10 g			

7 剂。

2015 年 5 月 18 日复诊：服上方食纳增，汗出减少，睡眠好转，仍口臭，大便干，舌质红，苔黄厚少津，脉细。

处方：香砂六君子汤加减。

木香 10 g	砂仁 5 g（后下）	党参 20 g	茯苓 20 g
白术 10 g	浮小麦 30 g	淫羊藿 30 g	五味子 10 g
巴戟天 10 g	肉苁蓉 10 g	苍术 10 g	杜仲 15 g
菟丝子 15 g	鸡内金 15 g		

10 剂。

2015 年 6 月 2 日三诊：口臭缓解，食纳增多，大便好转，睡眠较前好转，舌尖红，苔黄，脉细。

处方：五子衍宗丸加减。

黄芪 20 g	蛇床子 15 g	菟丝子 15 g	女贞子 15 g
覆盆子 15 g	五味子 10 g	淫羊藿 30 g	夜交藤 30 g
巴戟天 10 g	杜仲 15 g	远志 10 g	石菖蒲 10 g

因患者家住外地就诊不便，嘱守服上方，服药期间若有不适，当地医院随诊。3 月后随访诉其妻子已怀孕。

（按）五子衍宗丸以性温味甘的菟丝子和性平味甘的枸杞子为君药，以补肝肾之阴，为化生精血提供物质基础；覆盆子、五味子为臣药，均属性温味甘而酸之品，覆盆子滋精，五味子生血，两药虽温但不热不燥，共起温和泌精滋肾之协同作用；车前子是该方中唯一味甘性微寒之品，为佐药，起利尿固精之效，同时泻肾中之虚火，以微寒之性对方内他药的温性略起制约作用。因药方配伍恰当，切中病机，故效佳。该方原治男子阳痿早泄，遗精不育，精冷精少，尿后余沥不尽，腰膝酸软，精神萎靡者。

此例患者精子密度低、活动度不正常是导致其不育的主因，加之其纳差、口臭、大便干，一派脾虚失运之象。因此，考虑其脾肾两虚，尤以肾虚为主，治疗重在补肾，不忘健脾。方选五子衍宗汤加淫羊藿、巴戟天、肉苁蓉、杜仲滋补肝肾，填精益髓；辅以香砂六君子汤健脾补气，以助气血生化之源。精血同源，相互滋生、转化，而使肾精得补。多梦盗汗则加酸枣仁、浮小麦、夜交藤、远志、石菖蒲、五味子等，以安神定志，滋阴止汗。

案例3

钟某，男，39 岁。2018 年 9 月 9 日初诊。

主诉：不育 2 年。

现病史：婚后夫妻正常同居 2 年，未避孕而妻子未怀孕，妻子查性激素、生殖系统 B 超未及特殊异常。患者查精子存活率 20%，A + B 类、B 类共 3%，畸形率 35.5%；测睾酮正常偏低，孕酮高。诉精神易疲倦，夜尿多，尿中结晶多，外阴酸胀不适，无腰酸，胃脘易胀闷，皮肤有白斑，房事正常，次数偏少，舌红，苔白腻，脉细稍数。

中医诊断：男性不育症。

证候诊断：肾气虚。

治法：益肾健脾，温阳祛湿。

处方：六味地黄丸加减。

熟地黄 20 g	黄柏 10 g	山茱萸 10 g	泽兰 10 g
锁阳 10 g	山药 15 g	泽泻 10 g	牡丹皮 10 g
茯苓 15 g	蛇床子 15 g	车前子 10 g	肉苁蓉 15 g
甘草 5 g			

7 剂，水煎服。嘱勿久坐，以免下腹气血壅滞。

2016 年 4 月 13 日复诊：疲倦乏力感好转，睡眠稍差，梦多，咽痛，舌尖红，苔薄白，脉沉细。

予上方去肉苁蓉，加麦冬 10 g，服 7 剂，以免温燥过度，热扰心神。

续服五子衍宗丸合六味地黄丸加减。

（按）患者神疲乏力、精神不振，胃脘胀闷，考虑气虚、脾阳不足；水湿运化不利，湿邪内郁，故外阴酸胀、皮肤白斑；夜尿多、精子畸形率高，为肾虚、气化不利之象。因而辨证考虑脾肾亏虚，以肾气虚、脾阳虚为主，方选六味地黄丸平补肾之阴阳，加予锁阳、蛇床子、肉苁蓉温阳益精，佐以泽兰、黄柏、车前子清泄相火、祛湿通利。

《景岳全书》云："命门为元气之根，为水火之宅。五脏之阴气非此不能滋，五脏之阳气非此不能发。"肾气不足，命门火衰，而元气系于命门，根之于肾而行于任督，肾气不足，则元气亦损。需益火之源，少火生气，补充和鼓舞肾阳，助阳气完成其温煦、推动、转化等生理功能，从而改善肾脏主生殖的功能。六味地黄丸中的"三补"药组熟地黄、山茱萸、山药，不仅可调补肾气、充填肾精，并可补益脾胃、柔养肝阴，使肾阴、肾精由此得充。若脾气亏虚明显，可加予黄芪、党参、白术、紫河车等甘温之品，益气健脾、固本培元，有脾气助行，可充分发挥肾气主推动生长发育生殖的内在动力。

参 考 文 献

[1] 肖志，夏天，赵志梅.从"肾主生殖"论卵巢储备功能降低所致不孕 [J].天津中医药大学学报，2017，36（5）：341-343.

[2] 范小雪，王烨，魏绍斌.排卵障碍性不孕症中医治疗思路探析 [J].四川中医，2017，35（11）：35-37.

[3] 夏叶，高秀梅，付姝菲，等.更年期潮热从阳论治探微 [J].上海中医药杂志，2011，45（5）：13-16.

[4] 连方，郭颖，刘丹琪，等.二至天癸颗粒对高龄肾气阴两虚 EVF-ET 患者 Mfn2 表达的影响：随机对照研究 [J].中国中西医结合杂志，2020，40（2）：171-175.

[5] 丁青，张青，尹艳华，等.右归丸联合激素替代治疗卵巢早衰肾虚型临床研究 [J].中华中医药杂志，2014，29（12）：4056-4058.

[6] 韩延华，刘晓芳，韩延博，等.龙江韩氏妇科对卵巢早衰的诊治策略及预防 [J].中华中医药杂志，2018，33（8）：3433-3435.